歯科衛生士のための口腔内科

全身と口腔をつなぐオーラルメディシン

編著
山根源之
酒巻裕之
里村一人
野村武史

医歯薬出版株式会社

This book is originally published in Japanese
under the title of :

SHIKAEISEISHI NO TAMENO KOKU-NAIKA——ZENSHIN TO KOKU WO TSUNAGU ORARU MEDHISHIN
（Oral Medicine for Dental Hygienist——Are Hygienists interested in the oral-systemic disease connection?）

Editors:
YAMANE Gen-yuki （Editor in Chief）
　Professor Emeritus of Tokyo Dental College.
SAKAMAKI Hiroyuki
　Professor, Department of Dental Hygiene, Faculty of Health Care Sciences, Chiba Prefectual University of Health Sciences.
SATOMURA Kazuhito
　Professor, Department of Oral Medicine and Stomatology, School of Dental Medicine,Tsurumi University.
NOMURA Takeshi
　Professor, Department of Oral Oncology, Oral and Maxillofacial Surgery, Tokyo Dental College.

© 2019　1st ed

ISHIYAKU PUBLISHERS, INC.
　7-10, Honkomagome 1 chome, Bunkyo-ku,
　Tokyo 113-8612, Japan

はじめに
── これからの歯科に求められる口腔内科的視点 ──

　医学・医療の幅広い分野を基盤で支え，横の連携の織り糸になっているのは内科学である．歯科医学・歯科医療にはこの内科学的な領域がないため，それぞれに発達した分野が都心のビル群のようにそびえているが，相互の交流に乏しいのが現状である．このような中で，口腔内科学（オーラルメディシン）は，歯科の内科学分野を担当する．
　すなわち口腔内科（オーラルメディシン）は，現在そして将来の歯科臨床において中核となる分野である．

　世界的にはオーラルメディシンの歴史は70年を超えたが，わが国では歯科大学に最初に講座が開設されたのは1985年と日が浅い．しかし，全国の歯科大学には続々と口腔内科（オーラルメディシン）を担当する講座や外来診療科が開設され，歯科医師，歯科衛生士の国家試験にも口腔内科関連の問題の出題が増えている．これらのことは，歯科界のみならず国民，社会においても，従来の治療主体の歯科だけでなく，全身の健康の維持・向上に寄与する歯科への期待が高まっていることを示すものであろう．
　超高齢社会のわが国では，全身的に多くの問題を抱えた高齢者も多数の歯を有している．すなわち全身疾患を有する患者が，口腔の諸問題のため歯科外来を受診する事実も忘れてはならない．

　歯科衛生士は，う蝕と歯周病の予防と初期対応を主たる業務として活動してきた．最近では周術期管理の口腔領域を担当し，口腔健康管理を中心に，歯科衛生士と医科との連携も進んでいる．これからの歯科衛生士は，口腔内だけに眼を向けず広く全身の状態を視野に入れ，口腔と全身の健康および口腔疾患と全身疾患の関係を常に考える必要がある．

　口腔内科は，すべての歯科診療のベースであるとともに，歯科と医科の窓口ともなる．本書は歯科衛生士のために書かれた口腔内科の成書である．歯科衛生士が歯科各分野の臨床で遭遇する問題に対して，また全身の中の口腔を考えるときに役立つものと確信する．座右に置いて日々の臨床に役立てていただきたい．

2019年9月

編集委員 （順不同）
山根源之 （代表）　　酒巻裕之
里村一人　　　　　野村武史

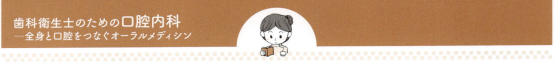

目 次

はじめに——これからの歯科に求められる口腔内科的視点 ……………………………………… iii

序論　口腔内科（オーラルメディシン）総論 …………………………… 山根源之　2
1. 口腔内科（オーラルメディシン）とは ………………………………………… 2
2. 歯科衛生士業務に必要な口腔内科 ……………………………………………… 3

1章　患者情報の把握——診断と治療において歯科衛生士に必要な情報

1　歯科衛生士としての患者へのアプローチおよび対応 ……………… 山根源之　6
1. 患者へのアプローチ ……………………………………………………………… 6
2. 歯科衛生士が行う全身状態の把握と全身疾患の推察 ………………………… 7
   1) 患者の姿勢と歩行状態…7 ／ 2) 体格…8 ／ 3) 栄養状態…8 ／ 4) 顔貌と健康状態…8 ／ 5) 顔色と健康状態…9 ／ 6) 眼…9 ／ 7) 頸部と四肢…9 ／ 8) バイタルサイン…9

2　病歴の取り方，照会状や返書などの読み方 ………………………… 片倉　朗　10
1. 患者の病歴を正しく記録することの重要性 …………………………………… 10
2. 初診患者の対応 …………………………………………………………………… 10
   1) 患者の様子と問診票の確認…10 ／ 2) 初診における医療面接の基本的流れ…10
3. 再診患者への対応 ………………………………………………………………… 11
4. 照会状や診療情報提供書の読み方 ……………………………………………… 12
   1)「照会状」「診療情報提供書」とは…12 ／ 2)「照会状」「診療情報提供書」の読み方…12

3　「歯科衛生士業務記録簿」の記載と「診療録（カルテ）」の読み方
………………………………………………………………………………… 片倉　朗　15
1. 歯科衛生士業務記録簿の記載 …………………………………………………… 15
2. 診療録（カルテ）の読み方 ……………………………………………………… 15
   1) 診療録を読むときにまず確認すること…15 ／ 2) 診療経過を読むにあたって…16

4　全身の診かたと口腔顎顔面の診かた ………………………………… 片倉　朗　17
1. 患者観察と全身的症候 …………………………………………………………… 17
2. 各臓器に関連した主要症候 ……………………………………………………… 19
3. 口腔顎顔面の診察方法 …………………………………………………………… 19
   1) 口腔顎顔面の診察のポイント…19 ／ 2) 口腔粘膜に認められる主要な症候…20 ／ 3) 触診の方法…20

5　検査の意義と種類 ……………………………………………………………… 21
Ⅰ　臨床検査 ……………………………………………………………… 吉岡　泉　21

1. 検体検査 ‥‥‥ 21
1）血液学的検査…21 ／ 2）尿検査…23 ／ 3）肝機能検査…23 ／ 4）腎機能検査…25 ／
5）免疫学的検査…25 ／ 6）病理組織学的検査…26

2. 生体検査（生理機能検査）‥‥‥ 27
1）心電図検査…27 ／ 2）血圧検査…27 ／ 3）呼吸機能検査…27

3. 画像検査 ‥‥‥ 28
1）エックス線検査…28 ／ 2）磁気共鳴画像（MRI）検査…29 ／ 3）超音波検査…29 ／
4）核医学検査…29

Ⅱ 口腔・顎機能の検査 ‥‥‥ 伊賀弘起 29
1. 口腔・顎機能検査 ‥‥‥ 30
1）唾液・唾液腺検査…30 ／ 2）咀嚼機能検査…30 ／ 3）摂食嚥下機能検査…31 ／
4）味覚検査…31

2. 口腔機能低下症の検査 ‥‥‥ 32
1）オーラルフレイルと口腔機能低下症…32 ／ 2）口腔機能低下症の症状と検査…33

2章 全身疾患に関連する口腔顎顔面疾患

1 全身疾患と口腔顎顔面疾患 ‥‥‥ 里村一人 38
Ⅰ 口腔顎顔面にみられる症状 ‥‥‥ 38
1. 眼にみられる症状 ‥‥‥ 38
2. 鼻にみられる症状 ‥‥‥ 38
3. 口腔粘膜・顔面皮膚にみられる症状 ‥‥‥ 39
1）色調の変化…39 ／ 2）表面性状の変化…40 ／ 3）腫脹・腫瘤形成…41

Ⅱ 口腔顎顔面病変 ‥‥‥ 42
1. 口腔粘膜の構造 ‥‥‥ 42
2. 代表的口腔粘膜病変 ‥‥‥ 42
1）びらん・潰瘍形成を主徴とするもの…42 ／ 2）水疱を主徴とするもの…43 ／
3）白色病変を主徴とするもの…44 ／ 4）腫瘍性病変…44 ／ 5）舌の病変…45

Column リンパ節腫脹 ‥‥‥ 43

3. 顎関節疾患 ‥‥‥ 45
4. 神経性疾患 ‥‥‥ 46
5. 唾液腺疾患 ‥‥‥ 46

2 口腔粘膜疾患 ‥‥‥ 47
Ⅰ 色調変化を伴う疾患 ‥‥‥ 山根源之 47
1. 白色を主症状とする疾患 ‥‥‥ 47
1）口腔白板症…47 ／ 2）口腔扁平苔癬および口腔苔癬様病変…48 ／ 3）ニコチン性
口内炎…49 ／ 4）口腔カンジダ症…50 ／ 5）エイズによる口腔カンジダ症，毛状白板
症…51

2. 紅色を主症状とする疾患 ‥‥‥ 51
1）紅板症…51

3. 色素沈着を主症状とする疾患 ‥‥‥ 52
1）メラニン色素沈着…52 ／ 2）アジソン病…53 ／ 3）ポイツ・ジェガース症候群…
53 ／ 4）マッキューン・オルブライト症候群…53 ／ 5）フォン レックリングハウゼ
ン病…54 ／ 6）外来性色素沈着…54 ／ 7）黒毛舌…54

Ⅱ びらん・潰瘍を伴う疾患 ‥‥‥ 55
1）カタル性口内炎…55 ／ 2）多形滲出性紅斑，スティーブンス・ジョンソン症候群，
中毒性表皮壊死症…55 ／ 3）全身性エリテマトーデス（全身性紅斑性狼瘡）…55 ／

4）再発性アフタ…55 ／ 5）ベーチェット病…56 ／ 6）梅毒…56 ／ 7）結核…57

Ⅲ 水疱・膿疱を伴う疾患 57
1）ヘルペス性歯肉口内炎, 口唇ヘルペス…57 ／ 2）帯状疱疹…58 ／ 3）ヘルパンギーナ…58 ／ 4）手足口病…59 ／ 5）麻疹…59 ／ 6）天疱瘡（尋常性天疱瘡），類天疱瘡（粘膜類天疱瘡）…59 ／ 7）掌蹠膿疱症…59

Ⅳ 口腔乾燥を伴う疾患 .... 中村誠司 60
1. 口腔乾燥症の原因 60
2. 口腔乾燥症の症状 60
    1）シェーグレン症候群…61 ／ 2）放射線性口腔乾燥症…61 ／ 3）神経性あるいは薬物性の口腔乾燥症…61 ／ 4）貧血による全身代謝性口腔乾燥症…61 ／ 5）心因性のもの（歯科心身症）…61
3. 口腔乾燥症の診断 62
4. 口腔乾燥症の治療 63
    1）日常生活における注意点および口腔健康管理…63 ／ 2）口腔乾燥症に対する治療…63

Ⅴ その他 64
1. 性感染症 64
2. 移植治療に伴う疾患 65
3. 抗がん治療に伴う疾患 66

3 顎関節疾患 .... 山田耕治・森田章介 67
Ⅰ 顎関節症 67
1. 顎関節症の原因 67
2. 初期治療 67
    1）スプリント療法…67 ／ 2）スプリントの装着…67
Ⅱ 顎関節脱臼 69
1. 顎関節脱臼の原因 69
2. 顎関節脱臼患者の観察のポイント 69
    1）自覚症状…69 ／ 2）顔貌所見…69 ／ 3）画像所見…70
3. 顎関節脱臼への対応 70
    1）脱臼整復法…70 ／ 2）再脱臼の防止…70 ／ 3）外科的治療…71

4 歯科（口腔）心身症 .... 安彦善裕 72
1. 歯科（口腔）心身症とは 72
2. 歯科心身症の症状 72
    1）痛みを主症状とする歯科心身症…73 ／ 2）痛み以外を主症状とする歯科心身症…73
3. 歯科衛生士としての歯科心身症患者への対応 74
    Column 認知行動療法 75

5 睡眠時無呼吸症 .... 外木守雄・佐藤貴子 76
1. 睡眠とは 76
    1）睡眠のリズム…76 ／ 2）睡眠障害…77
2. 閉塞性睡眠時無呼吸症と歯科 77
    1）閉塞性睡眠時無呼吸症の検査法…77 ／ 2）閉塞性睡眠時無呼吸症の診断…78 ／
    3）閉塞性睡眠時無呼吸症の治療法…79

3章　歯科診療に関連する全身的疾患

1　循環器疾患患者の歯科診療 ································ 山根源之 82
- I　循環器疾患とは ······································ 82
- II　高血圧症患者の歯科診療 ······························ 83
- III　心疾患患者の歯科診療 ······························· 85
  - 1. 各種心疾患と歯科診療 ····························· 86
    - 1）狭心症…86 ／ 2）心筋梗塞…86 ／ 3）不整脈…87 ／ 4）心不全…88
  - 2. 抗血栓療法と歯科診療 ···························· 89
    - 1）抗血栓療法とは…89 ／ 2）出血を伴う歯科治療に際しての休薬期間…89

2　脳血管疾患（脳卒中後遺症）患者の歯科診療 ············ 松野智宣 91
- I　脳血管疾患とは ······································ 91
- II　脳血管疾患の特徴 ···································· 93
  - 1. 脳梗塞（脳血栓，脳塞栓） ························· 93
    - 1）脳血栓と脳塞栓…93 ／ 2）脳梗塞…93 ／ 3）脳血管障害の治療…94
  - 2. 脳内出血 ······································ 95
  - 3. くも膜下出血 ··································· 95
  - 4. 一過性脳虚血発作（TIA） ·························· 96

3　代謝・内分泌疾患患者の歯科診療 ···················· 酒巻裕之 97
- I　代謝・内分泌疾患とは ································· 97
- II　代謝性疾患の特徴と歯科診療における留意点 ··············· 97
  - 1. ビタミン欠乏症 ································· 97
  - 2. 骨粗鬆症 ······································ 98
    - 1）薬剤関連顎骨壊死（MRONJ）について…99
  - 3. 糖尿病 ·· 100
    - 1）糖尿病の治療（薬物療法について）…100 ／ 2）糖尿病の合併症…100
- III　内分泌疾患の特徴と歯科診療における留意点 ··············· 102
  - 1. 甲状腺機能亢進症・機能低下症 ····················· 102
    - 1）甲状腺機能亢進症…103 ／ 2）甲状腺機能低下症…104
  - 2. 副腎皮質機能亢進症・機能低下症 ···················· 104
    - 1）副腎皮質機能亢進症…104 ／ 2）副腎皮質機能低下症…105

4　消化器疾患患者の歯科診療 ························ 髙田　訓 107
- 1. 胃腸・食道疾患 ································· 107
  - 1）胃潰瘍および十二指腸潰瘍…107 ／ 2）胃食道逆流症…107 ／ 3）潰瘍および食道炎の治療薬…108
- 2. 肝疾患 ·· 108
  - 1）肝炎…108 ／ 2）肝硬変…108 ／ 3）肝炎や肝硬変の合併症…109

5　泌尿器疾患患者の歯科診療 ························ 岩渕博史 110
- I　泌尿器疾患とは ······································ 110
- II　腎臓病とは ·· 110
- III　腎臓病患者の歯科診療 ······························ 111
  - 1. 慢性腎臓病（CKD） ······························· 111
  - 2. 腎不全と人工（腎臓）透析 ························· 113
    - 1）腎不全保存期…113 ／ 2）末期腎不全（透析期）…113

vii

6 周産期患者の歯科診療 ……………………………… 重石英生・杉山　勝 115

I 妊婦の歯科診療・口腔管理の留意点 …………………………………………… 115
　1. 妊娠による口腔の変化 ……………………………………………………… 115
　　　1) 妊娠性歯肉炎…115 ／ 2) 妊娠性エプーリス…116
　2. 妊娠経過と歯科診療 ………………………………………………………… 116
　　　1) エックス線撮影…118 ／ 2) 局所麻酔…118 ／ 3) 投薬について…118 ／
　　　4) 仰臥位性低血圧症候群…120
　3. 妊婦の口腔管理 ……………………………………………………………… 120
　　　1) 妊娠中の口腔衛生管理…121 ／ 2) う蝕や智歯周囲炎に対する対応…121 ／
　　　3) 抜歯などの口腔外科処置…122
II 新生児の口腔管理 …………………………………………………………………… 122
　　　1) 新生児期の口腔清掃…122 ／ 2) 妊婦母親教室…123

7 アレルギー性疾患患者の歯科診療 …………………………… 野村武史 124

I アレルギー性疾患とは ……………………………………………………………… 124
　1. 免疫応答について …………………………………………………………… 124
II アレルギー性疾患の特徴と歯科診療における留意点 ……………………… 125
　1. 薬物アレルギー ……………………………………………………………… 125
　　　1) 固定薬疹…125 ／ 2) 苔癬型薬疹（扁平苔癬様病変）…125 ／ 3) 多形滲出性紅斑
　　　…126 ／ 4) スティーブンス・ジョンソン症候群（皮膚・粘膜・眼症候群）…126 ／
　　　5) 中毒性表皮壊死症…127
　2. 接触性アレルギー …………………………………………………………… 127
　　　1) 接触性口唇炎…127 ／ 2) 食物アレルギー…127 ／ 3) ラテックスアレルギー…127
　　　／ 4) 歯科金属アレルギー…128
　3. 掌蹠膿疱症 …………………………………………………………………… 129
　4. 血管性浮腫 …………………………………………………………………… 129
　　　1) クインケ浮腫…129 ／ 2) 遺伝性血管性浮腫…130
III アレルギー検査 …………………………………………………………………… 130
　　　1) 血清免疫学的検査…130 ／ 2) パッチテスト…130 ／ 3) LST（リンパ球刺激試験）
　　　…131 ／ 4) 皮内テスト，スクラッチテスト，プリックテスト…131

8 自己免疫疾患患者の歯科診療 …………………………………… 野村武史 132

I 自己免疫疾患とは …………………………………………………………………… 132
　1. 自己免疫疾患の発症 ………………………………………………………… 132
　2. 自己免疫疾患の種類 ………………………………………………………… 132
　3. 自己免疫疾患の治療 ………………………………………………………… 133
　　　1) 副腎皮質ステロイド薬…133 ／ 2) 免疫抑制薬…133
II 自己免疫疾患の特徴と歯科診療における留意点 …………………………… 133
　1. 口腔に症状を表す臓器特異的自己免疫疾患 …………………………… 133
　　　1) 天疱瘡…133 ／ 2) 類天疱瘡…134 ／ 3) その他…135
　2. 全身に症状を表す自己免疫疾患 ………………………………………… 135
　　　1) 関節リウマチ…135 ／ 2) 全身性エリテマトーデス（全身性紅斑性狼瘡）…136 ／
　　　3) シェーグレン症候群…137
　3. その他の免疫系の異常 ……………………………………………………… 137
　　　1) クローン病…137

9 呼吸器疾患患者の歯科診療 ……………………………………… 池邉哲郎 138

I 呼吸器疾患とは ……………………………………………………………………… 138
　1. 呼吸器機能検査 ……………………………………………………………… 139

1）パルスオキシメーター…139 ／ 2）スパイロメトリ…139

Ⅱ 呼吸器疾患の特徴と歯科診療における留意点 ……………………………… 140
1. 気管支喘息 …………………………………………………………………… 140
2. 慢性閉塞性肺疾患（COPD）………………………………………………… 141
    1）COPD の治療…142

10 血液疾患患者の歯科診療 ……………………………………… 山根源之 145
Ⅰ 血液疾患とは ……………………………………………………………………… 145
Ⅱ 血液疾患患者の歯科診療 ………………………………………………………… 145
1. 赤血球の疾患と歯科診療 …………………………………………………… 145
    1）再生不良性貧血…145 ／ 2）巨赤芽球性貧血（悪性貧血）…146 ／ 3）鉄欠乏性貧
    血…146 ／ 4）溶血性貧血…147
2. 白血球の疾患と歯科診療 …………………………………………………… 147
    1）白血病…147 ／ 2）顆粒球減少症（好中球減少症）…148
3. 出血性素因と歯科診療 ……………………………………………………… 149
    1）血管壁の異常による出血性素因…150 ／ 2）血小板の異常による出血性素因…150
    ／ 3）血液凝固の異常による出血性素因…150 ／ 4）血液凝固と血小板機能の異常…
    151 ／ 5）線溶系の異常…152
Ⅲ 造血幹細胞移植患者の口腔管理 ………………………………………………… 152

11 精神・神経疾患患者の歯科診療 ……………………………………………… 153
1. うつ病 ……………………………………………………………… 安彦善裕 153
2. 統合失調症 …………………………………………………………………… 155
3. 認知症 ……………………………………………………………… 枝広あや子 156
    1）認知症とは…156 ／ 2）認知症の人への支援の視点…157 ／ 3）認知症の治療…159
4. セネストパチー …………………………………………………… 安彦善裕 162

12 感染症患者の歯科診療と院内感染対策 ……………………………… 北川善政 163
Ⅰ 感染症患者の歯科診療 …………………………………………………………… 163
1. 感染症の種類 ………………………………………………………………… 163
    1）感染症とは…163 ／ 2）感染が成立するための条件…163 ／ 3）感染症の種類…163
    ／ 4）なぜ歯科診療で院内感染に気をつけなければならないのか…164
2. ウイルス性肝炎 ……………………………………………………………… 164
    1）B 型肝炎…164 ／ 2）C 型肝炎…165
3. HIV 感染症と後天性免疫不全症候群（エイズ）…………………………… 166
4. 梅毒 …………………………………………………………………………… 168
5. 結核 …………………………………………………………………………… 168
Ⅱ 院内感染対策とスタンダードプリコーション ………………………………… 168
1. 院内感染対策 ………………………………………………………………… 169
    1）ZONE の概念について…169 ／ 2）スタンダードプリコーションの 2 つの要素と
    具体的な対応…169 ／ 3）スタンダードプリコーションに必要な個人的準備…170 ／
    4）器具・器材の対応…170 ／ 5）持ち込まない，持ち出さないを実行するための WHO
    の提案（患者に接するときに行う，5 つの手洗いの機会）…170
2. 針刺し事故対策 ……………………………………………………………… 170
    1）日頃の準備…170 ／ 2）針刺し事故を起こした場合（ステップごとの対応）…171
    ／ 3）受診先の医療機関…171

4章 老年（高齢）者および要介護者への対応

1 老年（高齢）者への対応 ……………………………………… 渡邊 裕 174
Ⅰ 老年（高齢）者を理解する ………………………………………………… 174
1）わが国の高齢化の状況…174 ／ 2）老化による身体機能の変化…174
Ⅱ 老年歯科診療の注意点 …………………………………………………… 174
1. 全身的な加齢変化 …………………………………………………… 174
1）循環器系…174 ／ 2）呼吸器系…175 ／ 3）消化器系…175 ／ 4）精神神経系…175
／ 5）代謝・内分泌系…176 ／ 6）血液・免疫系…176 ／ 7）筋・骨格系…176 ／ 8）
感覚器系…177
> **Column** 75歳以上を"高齢者"とする老年医学会の提案 …………………… 175
2. 口腔・咽頭領域の加齢変化 ………………………………………… 177
1）歯・歯周組織の変化…177 ／ 2）顎骨の変化…178 ／ 3）顎関節の変化…178 ／ 4）
口腔，咽頭，喉頭の変化…178 ／ 5）摂食嚥下機能の変化…179 ／ 6）口腔がん発症の
増加…179

2 要介護者への対応 ……………………………………………… 渡邊 裕 180
Ⅰ 要介護者とは ……………………………………………………………… 180
1. 要介護とは ……………………………………………………………… 180
1）"要介護"の諸定義…180 ／ 2）要介護認定の手順…180 ／ 3）ADLとIADL…181
2. 要介護者と口腔健康管理 …………………………………………… 181
1）介護が必要となる原因…181 ／ 2）要介護高齢者への口腔健康管理の重要性…182
Ⅱ 要介護高齢者の歯科診療上の注意点 ………………………………… 183
1）問診内容の把握…183 ／ 2）認知機能低下者に対する対応…183 ／ 3）口腔清掃自
立度の把握…184 ／ 4）口腔周囲の感覚異常の確認…184 ／ 5）非経口摂取患者の口腔
健康管理の留意点…184

3 フレイル，オーラルフレイルおよび口腔機能低下症 ……… 渡邊 裕 185
Ⅰ フレイル，オーラルフレイル，口腔機能低下症とは ……………… 185
1. フレイル …………………………………………………………………… 185
2. オーラルフレイルおよび口腔機能低下症 ………………………… 185
Ⅱ フレイル，オーラルフレイル，口腔機能低下症の予防にかかわる歯科の役割
187

4 在宅歯科医療・訪問歯科診療における歯科衛生士の役割と注意点
飯田良平 188
1. 在宅歯科医療・訪問歯科診療とは ………………………………… 188
1）在宅医療とは…188 ／ 2）訪問歯科診療（歯科訪問診療）とは…188 ／ 3）要介護
高齢者の歯科的対応の必要性と社会的背景…189
2. 訪問歯科診療と歯科の役割 ………………………………………… 189
1）一般治療…189 ／ 2）居宅療養管理指導…189 ／ 3）周術期口腔機能管理…189 ／
4）摂食嚥下機能評価と摂食機能療法…189 ／ 5）退院時カンファレンス…190
3. 訪問歯科診療の流れと歯科衛生士の役割 ………………………… 190
1）訪問診療の依頼…190 ／ 2）準備…190 ／ 3）訪問診療…190 ／ 4）訪問診療後の
作業…192

5章　チーム医療・連携医療および周術期口腔機能管理

1 チーム医療・連携医療における歯科衛生士の役割 …………… 山内智博 **194**
1. 歯科衛生士制度 ……………………………………………………………… 194
2. チーム医療の推進 …………………………………………………………… 194
　1）チーム医療における歯科衛生士…194 ／ 2）歯科疾病構造の変化と歯科衛生士…195
3. 歯科衛生士がチーム医療を進めるためには ……………………………… 196

2 周術期における（ICU を含む）口腔機能管理 ………………… 吉岡昌美 **198**
1. 周術期口腔機能管理とは ………………………………………………… 198
2. 周術期口腔機能管理の留意点 …………………………………………… 199
　1）アセスメント時の留意点…199 ／ 2）専門的口腔清掃時の留意点…200
3. 周術期口腔機能管理に関連する合併症 ………………………………… 201
　1）誤嚥…201 ／ 2）白血球減少症，血小板減少症，貧血…202
4. ICU における気管挿管のトラブルと誤嚥性肺炎予防のためのケア ……… 202

3 化学療法・放射線療法中の口腔機能管理 …………………… 池上由美子 **204**
1. 口腔粘膜炎の発生と機序 ………………………………………………… 204
2. 化学療法のリスク管理・感染予防 ……………………………………… 205
　1）骨髄抑制と口腔衛生管理…205 ／ 2）出血…206 ／ 3）肺毒性・循環器障害…207
　／ 4）末梢神経障害…208 ／ 5）血管外漏出時…209 ／ 6）皮膚障害…210 ／ 7）ボ
　ディダメージに対する配慮と精神的サポート…210
3. 頭頸部への放射線療法のリスク管理と口腔衛生管理 ………………… 211
　1）放射線療法時の口腔のケアの実際…211

4 緩和ケア ……………………………………………………………… 佐藤美由紀 **213**
1. 終末期がん患者の全身状態 ……………………………………………… 214
2. 終末期がん患者の口腔状態 ……………………………………………… 215
　1）口腔乾燥…215 ／ 2）口腔カンジダ症…215 ／ 3）口臭…216
3. 終末期がん患者とのコミュニケーション ……………………………… 216
　1）言語的コミュニケーション…216 ／ 2）非言語的コミュニケーション…217
4. 最期まで食べるということ ……………………………………………… 217

6章　口腔疾患の早期発見と予防および生活指導

1 口腔粘膜健診（口腔がん検診） ……………………………………… 山根源之 **220**
1. 口腔がん発生の現状と口腔がん検診の意義 …………………………… 220
　1）口腔がんは全部のがんの中では発生頻度は低いが，死亡率が高い…220 ／ 2）口腔
　がん検診で早期発見し，初期がんの状態で治療を行えば死亡率は下がる…220
2. 口腔粘膜観察のポイント ………………………………………………… 221
　1）診療のつど，歯肉だけでなく，舌，口唇，頬粘膜，口底，蓋など口腔全体の観察
　を行うことを習慣とする…221 ／ 2）口腔粘膜疾患をすべてアフタに代表される口内
　炎とまとめない…221 ／ 3）その他の留意点…221
3. 口腔粘膜の診かたの実際 ………………………………………………… 222
　1）何を診て，何を触るのか…222 ／ 2）歯肉の診かた・触り方…222 ／ 3）舌の診か
　た・触り方…223 ／ 4）頬粘膜および口唇の診かた・触り方…223 ／ 5）蓋の診か
　た・触り方…223

2 全身の健康を考えた口腔疾患の予防と指導 ········· 小原由紀 224

1. 口腔疾患予防と歯科保健指導 ·· 224
   1）歯科衛生士が行う予防的対応…224 ／ 2）歯科保健指導の重要性…225
2. 歯科保健指導の実際 ··· 225
   1）長期的視点に立った保健指導計画の立案…225 ／ 2）口腔機能の維持向上を目指した歯科保健指導…225
3. 地域における健康増進のかかわり ······································ 226
   1）ポピュレーションアプローチとハイリスクアプローチ…226 ／ 2）ポピュレーションアプローチのあり方…227

3 栄養の重要性と歯科衛生士の役割
——栄養指導に必要な栄養学（栄養素）の基本 ················· 中屋 豊 228

1. 栄養管理に必要な栄養素の知識 ·· 228
   1）糖質…229 ／ 2）タンパク質…230 ／ 3）脂質…231 ／ 4）ビタミン…231 ／
   5）無機質（ミネラル）…232
2. 栄養状態の評価 ·· 232
3. 栄養補給 ··· 233
   1）経腸栄養…234 ／ 2）静脈栄養…234

索引 ··· 235

付録　全身疾患の治療薬一覧 ··· 別冊

編著者・執筆者一覧

● **編著者**（順不同．＊：代表）

山根　源之＊	Yamane Gen-yuki	東京歯科大学 名誉教授
酒巻　裕之	Sakamaki Hiroyuki	千葉県立保健医療大学健康科学部 歯科衛生学科 教授
里村　一人	Satomura Kazuhito	鶴見大学歯学部 口腔内科学講座 教授
野村　武史	Nomura Takeshi	東京歯科大学 口腔腫瘍外科学講座 教授

● **執筆者**（編著者を除く．執筆順）

片倉　朗	Katakura Akira	東京歯科大学 口腔病態外科学講座 教授
吉岡　泉	Yoshioka Izumi	九州歯科大学 生体機能学講座 口腔内科学分野 教授
伊賀　弘起	Iga Hiroki	徳島大学 名誉教授
中村　誠司	Nakamura Seiji	九州大学 名誉教授，九州大学大学院歯学研究院 特任教授
山田　耕治	Yamada Koji	大阪歯科大学 口腔外科学第1講座 講師
森田　章介	Morita Shosuke	大阪歯科大学 名誉教授
安彦　善裕	Abiko Yoshihiro	北海道医療大学歯学部 生体機能・病態学系 臨床口腔病理学分野 教授
外木　守雄	Tonogi Morio	亀田総合病院 顎変形症治療センター センター長 日本大学歯学部付属歯科病院
佐藤　貴子	Sato Takako	日本大学歯学部 口腔外科第Ⅰ講座 講師
松野　智宣	Matsuno Tomonori	日本歯科大学附属病院 口腔外科 教授
髙田　訓	Takada Satoshi	奥羽大学歯学部 口腔外科学講座 教授
岩渕　博史	Iwabuchi Hiroshi	国際医療福祉大学病院 教授，歯科口腔外科部長
重石　英生	Shigeishi Hideo	広島大学大学院医系科学研究科 公衆口腔保健学研究室 講師
杉山　勝	Sugiyama Masaru	広島大学 名誉教授 宝塚医療大学保健医療学部口腔保健学科 教授
池邉　哲郎	Ikebe Tetsuro	福岡歯科大学 口腔・顎顔面外科学講座 口腔外科学分野 教授
枝広あや子	Edahiro Ayako	東京都健康長寿医療センター研究所 自立促進と精神保健研究チーム 認知症と精神保健研究室 研究員
北川　善政	Kitagawa Yoshimasa	北海道大学大学院歯学研究院 口腔病態学講座 口腔診断内科学 教授
渡邊　裕	Watanabe Yutaka	北海道大学大学院歯学研究院 口腔健康科学分野 高齢者歯科学教室 准教授
飯田　良平	Iida Ryohei	鶴見大学歯学部 高齢者歯科学講座 非常勤講師
山内　智博	Yamauchi Tomohiro	がん・感染症センター都立駒込病院 歯科口腔外科 指定医長 がん・感染症センター都立駒込病院 患者サポートセンター センター長
吉岡　昌美	Yoshioka Masami	徳島文理大学保健福祉学部 口腔保健学科 教授
池上由美子	Ikegami Yumiko	がん・感染症センター都立駒込病院 看護部 主任歯科衛生士
佐藤美由紀	Sato Miyuki	東北労災病院 歯科口腔ケアセンター
小原　由紀	Ohara Yuki	東京都健康長寿医療センター研究所 非常勤研究員
中屋　豊	Nakaya Yutaka	徳島大学 名誉教授，東都春日部病院 内科

序論

口腔内科（オーラルメディシン）総論

山根源之

1 口腔内科（オーラルメディシン）とは

　口腔内科（オーラルメディシン）とは，「歯科患者の口腔だけに視点を向けず，大局的立場に立ち，全身的背景を考慮した口腔疾患の診断と治療を目的とし，外科的なアプローチを主体とせずに口腔の医療にあたるもの」と定義されている（日本口腔内科学会）．

　歯科ではう蝕と歯周病の患者が多く，それらのために歯を喪失した場合の補綴治療で咀嚼機能を回復することに重点が置かれてきた．そのため患者の苦痛は大きいにもかかわらず，う蝕と歯周病以外の口腔疾患，なかでも口腔粘膜疾患は軽視されてきた．口腔内科は口腔粘膜疾患などこれらに正面から取り組んでいる．

　口腔乾燥に代表される唾液腺疾患や味覚の問題も口腔粘膜に症状を現す．"口内炎"としてひとくくりにされやすい口腔粘膜疾患であるが，実は多彩である．口腔に原発するものだけでなく，内科疾患，皮膚科疾患などに関連する口腔症状であることも多い．このためにも，後述するように口腔だけに目を向けず，全身状態を常に頭に入れたうえで歯および口腔を診る必要がある．

　また，超高齢社会のわが国では，医学的に問題のある患者（medically-complex/medically-compromised dental patient）が増加しており，これらの患者に対して安全かつ有効な歯科医療を提供しなければならない．このため，歯科衛生士も医学の基本的な知識を学び，患者の全身を理解したうえで歯科医師とともに歯科・口腔疾患の治療にあたり，口腔衛生管理および指導を行う．

　歯科は外来診療が中心であり，全身的な問題で歯科外来を受診できない患者は過去には歯科受療の機会が少なかった．しかし，医学的管理の進歩や家族および社会の支援によって，車椅子や介護者に抱えられながらも歯科外来を受診できるようになった．それだけでなく入院患者，施設入所者などの要介護患者には，訪問診療も盛んになっている．これらは口腔内科がないところでは，口腔外科，老年歯科（高齢者歯科），障害者歯科，歯科麻酔科などが協力して対応してきた分野である．しかしこれからは，病院の歯科・口腔外科の充実のために，また地域の一般歯科クリニックが患者と社会の期待に応えられるように，歯科衛生士は口腔内科をしっかり学ぶ必要がある．

　口腔内科の臨床範囲を表に示す．

　2019年4月現在，全国の4つの歯学部にはオーラルメディシン講座または口腔内科学講座があり，それら以外にも4つの歯学部附属病院にオーラルメディシン外来

表　口腔内科の臨床範囲

❶口腔疾患の診断と治療【特に口腔粘膜疾患，唾液腺疾患など】

❷医学的に問題がある患者（medically complex dental patient）の歯科治療【全身を考えた歯科治療】

❸口腔（歯科）心身症やペインクリニック【顎関節症，舌痛症，口腔乾燥症】

❹老年歯科医学【高齢者歯科医療】

❺障害者，要介護者の歯科診療【病院，施設，居宅での診療】

❻口腔機能の評価と維持管理，機能訓練【口腔機能管理と維持，摂食嚥下リハビリテーション，栄養サポートチーム〈NST〉への参加】

❼連携医療【多職種との連携，地域連携，病診連携】

または口腔内科外来が設置され，学生教育と診療および研究を行っている．

2 歯科衛生士業務に必要な口腔内科

　歯科衛生士の業務としては，①歯科予防処置，②歯科診療の補助，③歯科保健指導の3つが法律で定められている．口腔内科は，以下のように，これら3つの業務を安全かつ適正に遂行するための基本的な役割をもっている．

　①歯科予防処置は，う蝕と歯周病の2大歯科疾患の予防業務である．フッ化物塗布やプラークおよび歯石の除去などに専門的な医療技術を駆使して国民の健康に寄与している．これらの歯科疾患や口腔の汚染が口腔機能障害だけを起こすのではなく，誤嚥性肺炎や糖尿病悪化の要因になることなどが明確になっていることからも，全身との関係を常に考えて予防処置を進める必要がある．肺炎や糖尿病を理解するためには口腔内科を学ばなければならない．

　②歯科診療の補助は，単に歯科診療時の技術的な補助だけではない．高齢者や医学的に問題を抱えた患者に対しては，彼らが有している基礎疾患やその日の体調を十分に知ったうえで臨むべきである．疾患の種類や病歴に応じて歯科診療時の対応を考えなければならない．治療前からその日の状態をチェックし，治療中は生体監視モニターの取り扱いに習熟しておき，データを正確に読めなければならない．いち早く患者の変化に気づくことが安全な診療に直結する．当然，患者の状態が急変した場合には救急救命に参加する一員として知識と技術を求められる．

　外来での諸検査も多種類となり，歯科衛生士が直接担当する機会が多い．う蝕や歯周病での炎症症状や歯の欠損は口腔機能を低下させるため早期の治療対象となる．これらの疾患に対する検査は日常化しているが，これ以外にも歯科衛生士が直接実施する検査項目が増加している．オーラルフレイルに始まる，口腔機能低下症を予測する種々の検査のほとんどは歯科衛生士が実際に担当する．口腔粘膜疾患ではカンジダ菌などの微生物検査，口腔がんを疑った場合の細胞診，手術標本の取り

序論　口腔内科（オーラルメディシン）総論　　3

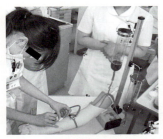
❶上肢注射訓練模型を使用した静脈路確保実習

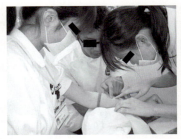
❷歯科医師の指導下での相互実習（血管の位置を確認）

扱いなどがある．口腔乾燥症では唾液分泌量と性状検査を，味覚障害にも味覚検査と唾液分泌量の検査を行う．また，静脈内鎮静法や全身麻酔を行う場合は，血液検査などの全身的な検査を行う．検査を実施したらその結果を担当医と共有し，管理することが重要であり，基準値を逸脱した結果については速やかに担当医に報告しなければならない．

　③歯科保健指導は急激に変化し，拡大している部分である．う蝕と歯周病への指導だけでなく，全身状態を視野に入れ，口腔の健康維持と向上が全身の健康へ影響することを理解したうえでの歯科保健指導が求められている．

　最近，歯科衛生士の業務が拡大しており，周術期の口腔衛生管理，摂食嚥下機能訓練，矯正治療患者などの育成医療における口腔周囲筋・舌のトレーニング，その他口腔機能管理についての専門的な役割を求められている．日本歯科衛生士会や関連学会ではこれらの業務に関しての研修会や認定制度を整えて歯科衛生士の知識と技術を向上させ，これらに対応する担保としている．

　また，採血，点滴注射のための静脈路確保，点滴注射への処方薬の注入と点滴速度の調整などを歯科衛生士が実施することへの取り組みもある．これらは法的には問題ないが，厚生労働省は，①歯科医師の指示のもとで行っていること，②十分な知識と経験，技能があること，③患者の不利益になっていないことなどを実施条件として求めている．

　教育担当者の不在や実習に使用する上肢注射訓練模型が常備されていないことなどから，歯科衛生士学校・養成所においてこれらの実習はほとんど行われていない．しかし，歯科衛生士が勤務する総合病院などでは，新人看護師に対して医師および先輩看護師が行っているように，歯科医師およびこれらに習熟した歯科衛生士が教育と実習（❶，❷）を担当し，十分な知識と技能を習得したと認められた歯科衛生士がこれらの業務を行っている施設もある．

＊　　＊　　＊

　このように歯科衛生士は，国民の歯と口腔の健康を支えることにより全身の健康を増進させて健康長寿に寄与する重要な役目をもっている．最近では口腔と全身の密接な関係が明らかになり，医科との連携だけでなく多職種連携が必要になっている．このような状況の中で，歯科衛生士が本来の業務を円滑に，かつ安全に実施するためには，本書にまとめられた口腔内科の知識が基盤となる．

1 章

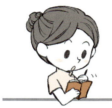

患者情報の把握
―― 診断と治療において歯科衛生士に必要な情報

歯科衛生士としての患者への アプローチおよび対応

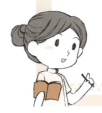

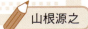

1 患者へのアプローチ

(1) 患者に接する前の心構え

　歯科衛生士は，診察のため患者の口腔や顎および顔面部などに直接触れ，さらに患者の心や生活にも立ち入る．そのため，患者から清潔感と専門家としての信頼を得なければ仕事を始めることができない．

(2) 初対面で患者に好印象を与えるために

　外観（髪型，爪，化粧），目線，言葉づかい，接遇態度などに気をつける．優しく相手の目を見て話すことが大事である．そうすれば質問に対する患者の反応を見逃さない．

(3) 患者から信頼される雰囲気をもつために

　専門家としての知識があれば，患者の質問にも的確に答えられる．患者は自分のことなのでインターネットなどで情報を得ている．それらの情報には間違いもあるので，専門的知識と立場で解説すると，いっそう患者の信頼を得ることができる．そのためには日頃の勉強が重要である．新聞やテレビでの健康に関する記事に興味をもち，患者と情報を共有する．

(4) 患者の観察は受付から

　受付での患者の呼び出しから，診療椅子に着席するまでの患者の動きを観察する．聴力，視力，歩き方，外観，表情などから患者の全身像が把握できる．付き添い人の有無を確認し，その人の患者との関係や責任度を判定する．

(5) 担当医への報告は密に行う

　口腔および全身の所見で気がついたことは些細なことでも報告し，自分でもカルテに記載する．担当医への報告前に患者に伝えてよいことと悪いことがあるので，自己判断で動かない．

(6) 触診や器具などの口腔内挿入は説明してから行う

　触診を行う際や検査器具などを口腔内に入れる場合は，必ず何をするかを患者に説明してから実施する．嘔吐反射の強い患者では器具の挿入を拒否する場合があるので，そのときは担当医に報告して指示を受ける．

② 歯科衛生士が行う全身状態の把握と全身的疾患の推察

1）患者の姿勢と歩行状態

　患者が外来受付から診療室内へ移動し，診療椅子に座るまでの姿勢と歩行状態を観察して得られる情報から患者の全身状態や背景にある全身的疾患を推察する．

（1）脳血管障害の後遺症患者（片麻痺や言語障害）

　麻痺側の前腕を前腹部におき，その腕と同側の下肢を引きずるように歩く【←1章-4：18頁の図1-a参照】．足が上がっていないので，床の突起物などにつまずかないように注意する．また，患側の顔面神経麻痺症状や流涎（りゅうぜん）など顔貌を確認する．

（2）大腿骨骨折術後の患者

　杖を使用し，手術側の足を引きずるように歩く．大腿骨骨折で人工骨頭置換手術を受けた患者のリハビリ期にみられる．つまずきや再転倒に注意する．杖の置き場を指定する．

（3）パーキンソン病患者【←1章-4：18頁の図1-b参照】

　やや前傾姿勢で小刻みに歩き，前に突っかかるような姿勢になる．症状により頭部を含め全身の振戦（しんせん）（細かい震え）がみられる．手先の振戦で含嗽用コップの把持や含嗽が上手にできない．急がせずなるべく患者自身でできるようにサポートする．

（4）脊柱後彎症，骨粗鬆症患者

　強い前傾姿勢（亀背（きはい））は，骨粗鬆症に伴う脊柱後彎症である．一般的な水平位診療は困難で，背中にタオルケットやバスタオルを入れての補正が必要である．

（5）白内障，緑内障などでの視力低下や視野狭小および聴力低下のある患者

　暗い環境では非常に見えにくく，問診票の記入もできない．比較的早くから症状が発現している人もいるが，人間ドックなどで眼科検診を受けていないと診断されず，本人も自覚していないこともある．

　聴力の低下は高齢者では非常に多く，歯科衛生士の指示や説明がよく聞こえない．患者は聞こえた範囲がすべてのことと思い込むため，説明をしたとする歯科衛生士に対し，聞いていないと反論されることがある．患者の自尊心を傷つけることなく，大事なことは文字に書いて理解していただく．

（6）精神発達遅滞患者，精神・神経疾患患者，歯科恐怖症患者

　最初から落ち着きのない様子で，視線が定まらず体動もみられる．会話もスムーズでなく，言葉づかいもおかしい．精神発達遅滞患者は精神・神経疾患患者ではないので，対応には気をつける．

　精神・神経疾患患者は専門医の管理を受けていれば外観では特徴はないが，歯科受診というストレスで変化を見せることもある．歯科衛生士は言葉づかいを優しく，ストレスを和らげる対応が必要である．これは，歯科恐怖症患者にも共通する．自分のことだけでなく周囲の診療風景もストレスを増強するので，診療椅子の場所選択も考える．

　うつ病は多い疾患なので遭遇する機会は頻繁にある．外観では判定しにくいが，歩行に勢いがなく，無口で会話が進まないことがある．躁うつ病の躁状態では口数も多くなり，元気そうに見える．しかし，この状態での歯科衛生士の説明は，軽く

1　歯科衛生士としての患者へのアプローチおよび対応　　**7**

流されることがある.

　認知症患者は増加しており要介護者となる原因のトップになっている．認知症の初期は本人だけでなく周囲も気がつかないので，患者との会話に何か変だなと感じた場合は担当医に相談する．大事なやりとりはカルテに記載しておくと，「言った」「いや聞いていない」と患者との水掛け論になった際に参考になる.

（7）心身症患者

　外観では変化をとらえにくいが，診察に入ると会話で気になることが出てくる．特に，これまで治療を受けた他の歯科医院の対応についての不満や，自分の症状についての家族や友人の反応を訴える場合は，要注意である．すぐに担当医に報告し，指示を受ける.

（8）呼吸器疾患患者（気管支喘息，慢性閉塞性肺疾患（COPD），肺炎）

　マスクをしている，手を口元に置く，前頸部を伸展せずやや前屈で歩く，肩で呼吸をしているなどが特徴である．慢性閉塞性肺疾患（COPD）の患者は多く，歯科外来受診者の多くは酸素療法中で，酸素ボンベを携行し鼻腔カテーテルを装着している．歯科診療では開口して処置中の息こらえに注意する．患者周囲での火気使用は避ける.

2) 体格

　体格とは，骨格，筋肉や脂肪などによる肉付きと太り具合から判断した身体の形である．体格検査では身長，体重，胸囲などを測定する．最近は体格指数BMI（body mass index）で表す傾向にある．BMIは体重（kg）÷身長（m）÷身長（m）で計算する．日本肥満学会では，BMI 18.5未満を"やせ，るいそう"，18.5以上～25.0未満を"ふつう"，25.0以上を"肥満"としている.

　患者の体格は，次の栄養状態とも関連し，歯周病の予防と治療中の指導，また要介護者の全身状態の把握に必要である．生活習慣病の予防には，日本人はBMI 22前後がもっともよいとされている.

3) 栄養状態

　栄養状態の把握は歯科衛生士として重要である【←6章-3：232～233頁参照】．栄養評価は，既往歴，身体所見，身体測定（体格検査），BMI，検査結果などから総合的に判断する．体重減少や食欲減少は栄養状態の指標となる．さらに現症，皮膚や爪の状態，筋肉量なども参考になる.

4) 顔貌と健康状態

　特徴的な顔貌とそれに関係する疾患は次のとおりである．これらの顔貌の場合は担当医に報告する.

　①無欲様顔貌，無表情：長期にわたる発熱などで体力を消耗した場合.

　②苦悶状顔貌：痛みのため顔をしかめている状態.

　③ヒポクラテス顔貌：がん終末期や極度の栄養失調など悪液質の場合にみられる．表情は乏しく，頰がくぼみ，眼光が鋭い.

④満月様顔貌（ムーンフェイス moon face）：顔は赤く多毛になる．ネフローゼなどで副腎皮質ホルモン薬投与の副作用．またクッシング病でみられる．

⑤有熱顔貌：高熱が続くと赤ら顔になり，ポーッとした顔貌になる．

⑥筋無力性顔貌：重症筋無力症で顔の表情が乏しくなり，眼瞼下垂がみられる．

⑦仮面様顔貌：仮面をかぶったような無表情で，パーキンソン病でみられる．

⑧バセドウ病様顔貌：バセドウ病（グレーブス病）は眼球突出がみられる．

⑨粘液水腫顔貌：クレチン病などの甲状腺機能低下症

⑩テタヌス顔貌：破傷風顔貌

5）顔色と健康状態

顔色は歯科患者では最も目につく所見である．再診の患者では初診時と比較する．

①蒼白：高度の貧血（ヘモグロビン減少）があるか，精神的緊張で末梢血管が収縮したとき．

②チアノーゼ：口唇，鼻先，頬，爪に青藍色としてみられる．呼吸器疾患，循環器疾患，異常ヘモグロビン症などがある．

③顔面紅潮：皮膚の血液量の増加で，発熱，興奮，運動後，クッシング症候群などでみられる．

④黄疸：肝炎などで血清ビリルビン濃度が過剰になったときにみられる．眼球結膜や皮膚が黄染する．ミカン，ニンジンなどの過食で皮膚が黄色くなるのは違う．

6）眼

①眼球結膜，眼瞼結膜：蒼白は貧血を，黄染は黄疸を疑う．

②結膜下出血：結膜下の小血管の破綻で白眼部が赤変する．血液の吸収を待つ．

③ドライアイ：涙の分泌低下が原因．口腔乾燥合併は Sjögren 症候群を疑う．

7）頸部と四肢

①皮膚：発疹・疱疹（ウイルス性疾患，アレルギー），紫斑・点状出血（出血性素因）

②爪：貧血色，スプーン爪（鉄欠乏性貧血）

③下肢・顔面：浮腫（心機能や腎機能障害）

8）バイタルサイン

バイタルサインとは生命徴候のことで，人間が生きている状態を表している．歯科衛生士は診療室内では常に患者のバイタルサインを監視しなければいけない．バイタルサインは，脈拍，呼吸，体温，血圧，意識レベルの5つが基本である．

バイタルサインは体温計，血圧計，時計があればチェック可能であるが，変化をいち早く知るためには，バイタルサインモニター，生体情報モニターなどとよばれる機器を使用する．

【⬆上記 2〜8) については 1 章 -4：17〜19 頁，2 章 -1：38〜42 頁を参照のこと】

2 病歴の取り方，照会状や返書などの読み方

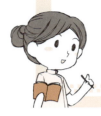

片倉　朗

1 患者の病歴を正しく記録することの重要性

　患者の過去から現在に至る健康状態や病気の経験について適切かつ正確な情報を得ることは，これから始める検査・診断・治療や予後予測をするための情報収集として最も重要なことである．また医療面接は，「診察に入る前の医師と患者のコミュニケーションを目的として，詳細な問診をすること」と定義されているが，この場面での医療面接は患者と初めて会い，話のやりとりを通じて患者と医療者の信頼関係を構築する目的も大きい．したがって，身なり・ふるまい・言葉づかいも含めて患者に信頼される態度で接したうえで，これから行われる診察や検査，診断に参考になる情報を患者から得なくてはならない．

　一般の歯科診療所では，歯科衛生士が患者を診療室に案内し，歯科医師の診察に先立って問診票の内容を確認することも多い．そのため歯科衛生士も，いつも一定の手順で患者の病歴を聞きとる技能を身に着ける必要がある．

2 初診患者の対応

　初めて診療所を訪れた患者の場合は，以下の順で医療面接を進める．

1）患者の様子と問診票の確認

　患者を診療室に誘導する前に患者が記入した問診票の内容を確認するとともに，1章-2（7〜9頁）で述べたように，患者の歩き方，姿勢，会話などから，医学的問題点があるかどうかを予測しておく．もし問題点がある場合は，医療面接において追加して問診を行い，それらに関する情報（病歴・治療内容など）を集めておく．

　また，問診票に健康診断などで異常がないと記載されていても，1年以上経過している場合は，新たな疾患や投薬が発生していることもあるので，手順どおりに問診を行うべきである．特に高齢者では注意が必要である．

2）初診における医療面接の基本的流れ

（1）患者の確認

　患者をチェアに誘導後，自分の職種と名前を名乗った後に，まず患者に名前と生年月日を言ってもらう．その際には「恐れ入りますが，確認のためお名前と生年月日を教えてください」など丁寧な表現に心がける．

患者とカルテが一致していることが確認できたら，次の順序で医療面接を行う．

（2）主訴

患者が来院する動機となった症状である．「今日はどうしましたか」などの質問によって患者が受診した理由を尋ねる．患者が話した内容を整理して，専門用語ではなく，患者自身が用いた表現で記録用紙に記載する．

（3）現病歴

主訴となった症状の経過のことである．次の点に注目してまとめるとよい．

- 症状がいつから始まったか，また始まってからの経過：記載は「○年○月○日」などとし，「○年前」などの表現は用いない．
- 顎口腔領域の症状：特徴的な症状と程度の変化を時間の経過に沿って記載する．
- 全身的な症状：発熱，倦怠感，皮膚などの症状，体重の増減などを時間の経過に沿って記載する．
- これまでの治療経験：今回の症状が以前にもなかったか確認する．その症状に対して治療経験があれば，それらの内容についても記載する．

（4）既往歴

これまでにかかった病気のことである．胎生期，幼児期，小児期，思春期，青年期，成人期といった時期ごとの，疾患と治療法や健康状態をまとめたものといえる．大きな病気だけでなく，薬の副作用やアレルギー，外傷，出産経験なども含む．既往歴は，現在の病気の診断や治療法の選択に重要な手がかりとなる．

患者が問診票に既往歴について記載していない場合もあるので，問診票の項目に沿って患者自身に確認するとよい．また，治療が継続されている場合は医療機関と治療内容も記載しておくべきである．

薬が処方されている場合，患者は大抵薬局が発行する『お薬手帳』をもっているのでそれを確認するとよい．コピーを取る場合は必ず患者の了解を得る必要がある．処方されている薬による影響で口腔に症状が現れる疾患，止血困難になる疾患，歯科の処方薬による相乗作用の惹起などがあるため薬の内容を確認しておくことはきわめて重要である．

（5）家族歴

祖父母，父母，兄弟姉妹，子供が罹患した疾患，またこれらの親族が病気で亡くなっている場合にはどのような疾患で亡くなったのかを明らかにする．糖尿病，アレルギー，血液疾患，先天性疾患などの場合，診断のための大切な情報となる．

（6）生活習慣，嗜好品

日常生活の状態，喫煙歴，飲酒歴は口腔環境に大きく影響する．日常のストレスや睡眠時間，喫煙・飲酒をする場合はその量を聞いておく．特に口腔の乾燥，口腔粘膜の異常を主訴とする場合は，診断を進めるうえで重要な情報である．

❸ 再診患者への対応

すでに診療が行われている患者の場合は，前回までの対応でどのような症状にどのような変化があったかを聞くことが大切である．前回あった症状とそれに対して

どのような対処が行われたかをあらかじめ確認して患者に接する．単に「その後，どうですか」ではなく，「前回は口の渇きに対して飲み薬を出しましたが，飲んで変化はありましたか，何か問題がある症状はなかったですか」などと具体的に尋ねる．行われたことに対する評価はその後の治療方針を大きく左右する．

4 照会状や診療情報提供書の読み方

1）「照会状」「診療情報提供書」とは

「照会状」とは相手に対して疑問点や不明点などを問い合わせるもので，質問状と同じ意味をもつ．医療現場においては，医師・歯科医師などが患者の病状や治療内容を他の医師・歯科医師などに問い合わせる文書で，「対診状」ともよばれる．原則として回答を求める文書なので，受け取った場合は相手が患者についてどのような情報を得たいのかを読み取ることが大切である．

一方，「診療情報提供書」は照会状への回答，あるいは医療支援の要請のための文書である．提供された医療情報（現在の病状，治療内容など）は，自分が行う医療行為が安全かつ適切に行われるための参考にする．

2）「照会状」「診療情報提供書」の読み方

実際の照会状と診療情報提供書のやりとりを例に，何を読み取るべきかを示す．

> ■ 疾患の概要
>
> 患者：80 歳の男性
>
> 主訴：⑦⑥部歯肉の腫脹
>
> 現病歴：3 年前から⑦⑥の動揺をきたし，1 年前から同部の歯肉に腫脹をきたすようになった．今回，咬合痛があるため自分で歩いて来院した．
>
> 現症：167 cm，58 kg．血圧 165/92 mmHg．
>
> 既往歴：50 歳時から糖尿病で，血糖降下薬を服用中．68 歳時から心房細動により降圧薬と抗血栓薬（抗凝固薬）を服用している．
>
> 予定する処置方針：全顎のスケーリング，⑦⑥の抜歯．

（1）医師への照会

この患者は独歩で来院し，ADL（activities of daily living：日常生活活動）は良好である．血圧はやや高めで糖尿病，心房細動の既往があり，血糖降下薬と抗凝固薬が投与されていることが医療面接でわかった．したがって，抜歯時には血圧のコントロール，止血処置，感染予防に考慮する必要がある．

内科主治医への照会によって，糖尿病ならびに高血圧症のコントロール状態，抗凝固療法のコントロール状態に関する情報を入手して，自院での処置の可否，処置を行う時間，鎮静法の適応とバイタルサインのモニター，止血床の準備，感染予防のための抗菌薬の投与について検討を行って治療計画を立案する必要がある．

このように必要事項を端的に記載し，相手の先生が何を回答したらよいかを具体

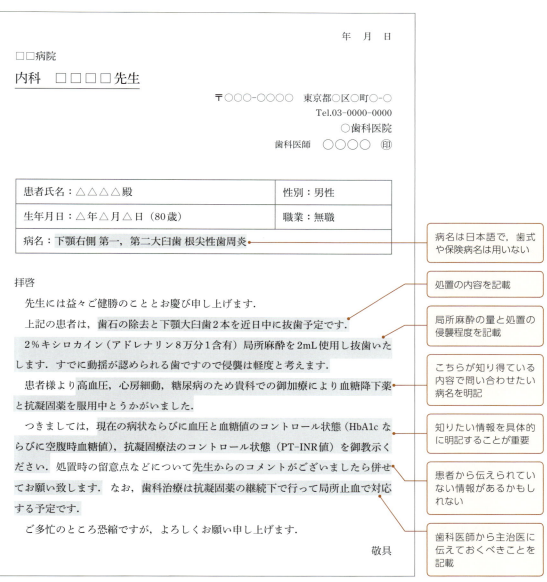

図1 照会状の例

的に記載した照会状を作成する（図1）．上記に対する医師からの返事の内容を確認したうえで自院の設備・スタッフ・自身の技術的な力量を鑑みて，担当する歯科医師が処置の可否を決定する．処置の可否を照会先の医師に委ねてはならない．

(2) 医師からの診療情報提供

図1のような照会状に対し，図2のような返書が戻ってくることが一般的だが，その内容は治療を担当する歯科医師側が解釈する必要がある．

本症例では血圧，血糖値とHbA1c値，PT-INR値がスケーリングや抜歯の問題になるかどうかを判断する．したがって，内科などで扱われる疾患とその基本的な症状と治療方針，ならびに血液検査データに関する知識も必要となる．歯科で行うべき治療が可能である条件を満たしていたとしても，歯科衛生士は患者の不安や緊

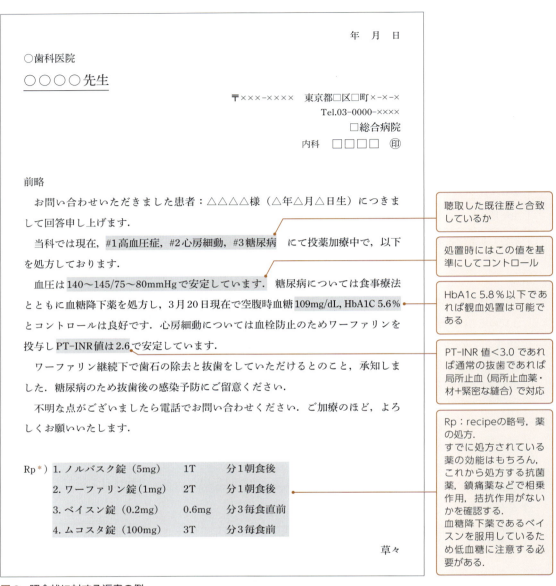

図2 照会状に対する返書の例

張，診療環境などによって状況は異なってくることも視野に入れた患者対応と準備が必要である．

たとえば，本症例では血糖降下薬を食前に服用している．このため午前11時に抜歯の予約を入れて処置を行うと，朝に服用した血糖降下薬により血糖値が低下しているうえに，患者は昼食を摂ることができず，さらに血糖値が下がって低血糖を発症することが危惧される．血糖降下薬を使用している患者には，食事の後，また次の食事に影響が出ない時間帯に治療を行うべきである．このような点も，戻ってきた返書の内容から考慮しなければならない．

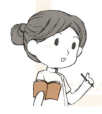

3 「歯科衛生士業務記録簿」の記載と「診療録（カルテ）」の読み方

1 歯科衛生士業務記録簿の記載

　歯科衛生士法施行規則には，「記録の作成及び保存」として「第18条　歯科衛生士は，その業務を行った場合には，その記録を作成して3年間これを保存するものとする.」と定められている．この「歯科衛生士業務記録簿」は診療録ではないが，診療録に歯科医師が記載した指示内容に従い，実際に歯科衛生士が行った具体的な内容を記録するものである．1996年保険改定で歯科衛生士が実地指導を行うことが保険に導入されたが，その必要条件には以下のことが定められている．

・歯科医師は歯科衛生士に患者の療養上必要な指示を十分に行うとともに，指示内容等の要点を診療録に記載する．
・指導等の内容，プラークの付着状況結果，指導の開始及び終了時刻，保険医療機関名，当該指導に係る指示を行った歯科医師の名前，当該指導を行った歯科衛生士の署名が記載されている文書を患者へ交付する（図1）．
・指導が終了した後に主治の歯科医師に報告を行い，患者に交付した文書の写しを歯科衛生士業務記録簿に添付する．

　したがって，歯科衛生士が行った内容については，歯科衛生士にも診療録に付帯する文書ならび同様に扱われる業務記録簿に記載の義務がある．
　また，歯科医師の口述内容を歯科衛生士が診療録に代筆する場合があるが，その場合は必ず歯科医師が記載内容を確認する必要がある．

2 診療録（カルテ）の読み方

1）診療録を読むときにまず確認すること

　歯科衛生士は歯科の診療録はもちろん，病院・在宅医療・介護施設における口腔機能管理（口腔ケア）では医科の診療録を読む機会も多い．いずれの場合も診療録を参照する場合は，まず以下の点に留意する．
　①その患者の診療録であるか：診療録が当該患者のものであるかを名前と生年月日で確認する．
　②部位と傷病名：現在どのような疾患でどんな治療がいつから行われているかを確認する．
　③現病歴，既往歴：主訴とその経過，医療面接などで得られている情報を確認する．特に既往歴で歯科治療上問題となる医学的問題点や投薬，過去の歯科治療での

図1 歯科衛生実地指導説明書

歯科衛生実地指導説明書

患者氏名 △△△△ (ID：0013007141)	年　月　日
開始および終了時間	10：00～10：15　指導時間　15分
担当歯科衛生士	●●●
歯科医師	歯口外　○○○○
口腔内状況	全体的に汚れがついています 歯と歯の間に食物残渣が残っています

PCR：100%

	×	×	×						×	×	×		×		×	×
8	7	6	5	4	3	2	1	1	2	3	4	5	6	7	8
8	7	6	5	4	3	2	1	1	2	3	4	5	6	7	8
×	×	×	×	×	×	×	×	×	×	×	×	×	×	×	×

衛生指導内容	歯と歯の間を意識して磨きましょう うがいを頻回にするよう指導
実地内容	プラーク除去を行いました ブラッシングを行いました
使用器具	歯ブラシ　：DENT エラック 541 S 歯間ブラシ：DENT EX 歯間ブラシ SS
保険医療機関名	□□総合病院
所在地・電話番号	

図2 SOAPによる経過記録の例

S：subjective	主観的な事項，患者の訴え，自覚症状
O：objective	客観的事項，他覚的所見
A：assessment	考察，AとOから考えて評価したこと
P：plan	計画，処置

		［処置］	
	⌐6	OA（ハリケイン）浸麻2%歯科用キシロカイン Ct 1.8mL	30＋6
		Rb	
		う蝕　軟化象牙質除去，う蝕探知薬にて確認．露髄は認められず．	18
		間 PCap（ダイカル）窩底全面に塗布し，その後グセで仮封	30
		処方せん料	69
		カロナール錠 200mg　2T×3（疼痛時服用）	
6/13		病再診＋再外来環	69＋2
	⌐6	S：痛みは少し楽になったが，薬が切れると痛む．夜は眠れるようになったが，今朝 6 時頃痛みがあり，痛み止めを飲んでから楽になった．	
		O：打診痛あり，仮封状態変化なし．	
		A：鎮痛薬が切れると歯髄炎症状を呈しているよう．麻酔抜髄の適応と判断．	
		P：神経を取ることを説明・同意のうえ抜髄へ	
		OA（ハリケイン）浸麻2%歯科用キシロカイン Ct 1.8mL	
		Rb	
		麻抜（NC，H2O2，PO，St，EZ）	588
		EMR（MB，ML 根とも 15mm，D 根 14mm　すべて#25まで拡大）	60

［参考］OA：表面麻酔薬，Rb：ラバーダム，間 PCap：間接歯髄保護処置，グセ：グラスアイオノマーセメント，2T：2 錠，麻抜：麻酔抜髄，EMR：電気的根管長測定検査，MB 根：近心頬側根，ML 根：近心舌側根，D 根：遠心根．

問題となる事項（血管迷走神経反射や過換気症候，薬のアレルギーなど）がないかを十分に確認する．

④身体的状態：要介護高齢者や障害者などがどの程度自立的な生活が可能かを評価する ADL（日常生活動作）を確認する．具体的には，食事，排泄，整容，移動，入浴などの基本的行動の状態である．在宅ならびに介護で口腔機能管理を行う場合には，治療計画を立案するうえで重要な情報である．

⑤社会・生活背景：治療を行ううえで配慮すべき生活背景や社会的背景などがないか確認する．

2）診療経過を読むにあたって

現在，診療録への経過記載は SOAP 形式で記入されていることが多い．

SOAP とは，S：「患者の主観的情報」，O：「診察による客観的情報」，A：「S と O から判断できる内容」，P：「A に基づいた治療の計画」である（図2）．したがって，診療録はこの記載方法を理解したうえで読めなくてはならない．

患者の自覚症状と医療者の他覚的所見から病状がどのように評価され，そのうえでどのような治療が行われているかを把握する．また，治療の経過とともに，病状は良くも悪くも変化するので，行われた対応がどのような変化をもたらしているかを時系列に沿って確認する．

また，歯科衛生士も経過の記録は SOAP 形式で行うことが望ましい．SOAP によって記載される内容例を図2に示す．

16　　1章　患者情報の把握──診断と治療において歯科衛生士に必要な情報

4 全身の診かたと口腔顎顔面の診かた

1 患者観察と全身的症候

歩き方，体格，姿勢，顔色や顔の表情などの観察により特徴的な疾患は判断できることが多い．

(1) 歩き方と姿勢

歩き方と姿勢に患者の身体的状況が反映されることがある．患者が受付から診療室内へ移動する際の歩き方と姿勢を観察する．

①脳卒中の後遺症で片麻痺がある患者は麻痺側の前腕を腹部に置いて同側の下肢を引きずるように歩く（図1-a）．

②パーキンソン病患者は前傾姿勢で歩幅は小刻みで突っかかるように進む．頭部・全身・手指に振戦を伴うことがあり，表情も乏しい（図1-b）．

③うつ病患者は歩行に勢いがなく，うつむいて歩く．

(2) 体格

身長，体重，胸囲などから身体的状態を判断する．体格指数BMI (body mass index) で表すことが多い．BMI＝体重（kg）÷身長（m）^{2}で計算する．BMIが18.5未満を痩せ，18.5以上25.0未満を普通，25.0以上を肥満とする．生活習慣病の予防に重要である．

(3) 栄養状態

患者の栄養評価は，既往歴，身体所見，身体測定，BMI，血液検査などから総合的に判断される．体重減少，食欲減少は栄養状態の指標となる．

(4) 顔色

①蒼白：高度の貧血で血色素が減少している．

②チアノーゼ：呼吸器疾，循環器疾患，赤血球異常などで口唇，鼻，頰，爪に青藍色としてみられる所見．

③紅潮：発熱，興奮，運動後やクッシング症候群でみられる．

④黄疸：肝炎などで血清ビリルビン濃度が過剰になったときにみられ，眼球結膜や皮膚が黄染する．

(5) 顔貌

顔貌に特徴を示す疾患や症候がある．医療面接の際に診断に必要な情報を収集する参考となる（図2）．

①ヒポクラテス顔貌：がんの終末期など極度の栄養失調，進行した悪液質の場合にみられる．表情に乏しく頰が陥凹して眼光が鋭い．

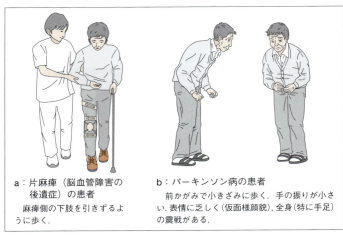

a：片麻痺（脳血管障害の後遺症）の患者
麻痺側の下肢を引きずるように歩く．

b：パーキンソン病の患者
前かがみで小きざみに歩く．手の振りが小さい，表情に乏しく（仮面様顔貌），全身（特に手足）の震戦がある．

図1　有病者の姿勢・歩き方の特徴

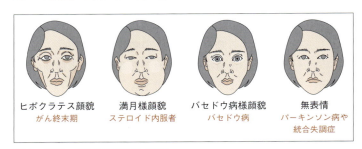

ヒポクラテス顔貌　　　満月様顔貌　　　バセドウ病様顔貌　　　無表情
がん終末期　　　ステロイド内服者　　　バセドウ病　　　パーキンソン病や統合失調症

図2　疾患・症候に特徴的な顔貌

②満月様顔貌：副腎皮質ステロイド薬の副作用やクッシング症候群でみられる．顔が丸く太り，赤く多毛となる．

③バセドウ病様顔貌：バセドウ病にみられる眼球が突出した顔貌．

④仮面様顔貌（無表情）：パーキンソン病，統合失調症などにみられる無表情な顔貌．

（6）頸部と四肢

　衣服の外に出ている皮膚の観察も大切である．皮膚の発疹，疱疹はウイルス性疾患やアレルギー，紫斑や点状出血は出血性素因を疑う所見である．貧血の場合は爪の色や形態（スプーン状の爪）を確認する．下肢の浮腫や顔面の浮腫は心機能や腎機能の障害が疑われる．

（7）バイタルサイン

　バイタルサインとは生命徴候のことで，①体温，②脈拍，③呼吸，④血圧，⑤意識レベルの5つが基本である．

①体温：感染などが疑われる場合にはまず体温を測定する．

②脈拍：脈拍数，脈のリズムや大きさを観察する．心疾患，甲状腺機能異常などが推察できる．

③呼吸：呼吸数，呼吸の深さ・リズム，胸郭の動きも観察する．喘息や慢性閉塞性肺疾患では呼気時に口をすぼめる特徴的な呼吸がみられる．

④血圧：一般に加齢とともに収縮期血圧・拡張期血圧ともに高くなる．歯科治療

では精神的緊張，局所麻酔薬，疼痛などの要因で大きく変動するので，患者の平常時の血圧をあらかじめ測定しておくことは非常に重要である．

2 各臓器に関連した主要症候

全身にある各臓器に障害が出るとその臓器が担う機能が低下して症状が現れる．したがって，その症状から障害がある臓器を予測することが可能である．各臓器に関連した主な症候を**表1**に示す．

3 口腔顎顔面の診察方法

1）口腔顎顔面の診察のポイント

前述した診察後に口腔と顎顔面における病変の存在部位とその他覚的症状を記載する．口腔内は歯だけではなく，歯肉，頬粘膜，舌なども含めて観察する．観察は病的変化を見逃さないように，図3に示すように一定の手順に沿って観察する．各部の観察の要点は以下のとおりである．

①口唇（赤唇部，粘膜部）：色，乾燥．
②歯：衛生状態，う蝕，欠損歯，処置歯，動揺，補綴装置（材料も確認），咬合状

表1 各臓器に関連した主な症候

1. 脳・神経系
   ①頭痛，②めまい，③耳鳴，④意識障害，⑤けいれん，⑥運動障害，⑦感覚障害
2. 呼吸・循環器系
   ①咳・痰，②胸痛，③動悸，④血圧異常，⑤呼吸困難，⑥浮腫
3. 消化器系
   ①腹痛，②吐血（下血），③黄疸，④胸焼け・げっぷ，⑤悪心・嘔吐，⑥腹部膨満，⑦嚥下障害，⑧便秘・下痢
4. 腎・泌尿器系
   ①頻尿・多尿，②乏尿・無尿，③尿失禁・排尿異常，④血尿

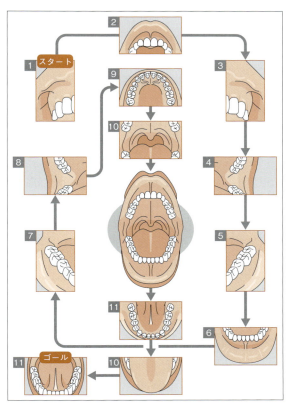

図3 口腔粘膜の観察順序（外側から見落としのないように順次口腔の内側に進んでいく）

態（カルテの歯式で記入する）．
③歯肉：色，状態，出血，退縮．
④頰粘膜：色，状態，耳下腺乳頭からの唾液の流出状態．
⑤口底：色，状態，舌下小丘からの唾液の流出状態．
⑥舌：色，舌背（舌乳頭）の状態，舌縁部の状態，運動，感覚（知覚・味覚）の状態．
⑦硬口蓋および軟口蓋：色，状態，軟口蓋の動き．
⑧顎関節：開閉口の動き，開口距離，疼痛，雑音，下顎の偏位（特に開口時）．

2）口腔粘膜に認められる主要な症候

①疼痛：自発痛，圧痛，接触痛など
②腫脹と腫瘤：外傷や感染などによる反応性の腫脹，腫瘍・肥大による実質性の腫脹，囊胞・血腫・過誤腫などによる貯留性の腫脹，発疹・粘膜疹（紅斑，紫斑，色素沈着，白斑など）
③粘膜の欠損：びらん，潰瘍，アフタ．
④萎縮：頰粘膜・舌乳頭の平滑化など．
⑤壊死：組織が局所的に死んでいる状態で，細菌感染を伴い灰色や褐色を呈し，腐敗臭を伴うことがある．
⑥膿瘍：化膿性炎により限局性に膿が貯留して腔を形成した状態．

3）触診の方法

特に腫脹の診察では，腫脹の大きさ，周囲との境界，色調，可動性，硬さ，波動などを観察する必要がある．可動性の有無，硬さ，波動の有無は触診で確認するが，触診には下記の方法がある．

①水平双指（手）診：片方の手指で腫脹の一端を触れ，もう一方の手指で腫脹の一端を押す．囊胞や膿瘍など液体が貯留している場合は，触れているほうの手指に振幅を感じる（図4）．
②垂直双指（手）診：口底部や頰粘膜など，骨の裏打ちがない組織では，片方の手指で口腔外の皮膚に触れ，もう一方の手指で口腔内から腫脹・腫瘤の周囲を押してみることで，腫脹・腫瘤の大きさ・硬さ・可動性などを触知することができる（図4，5）．

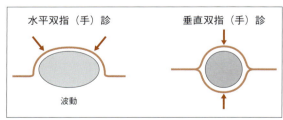

図4 双指（手）診
手指で触って診察する．

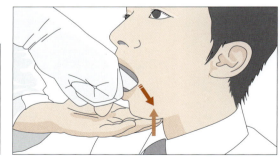

図5 口底部の垂直双指診

5 検査の意義と種類

吉岡　泉（I）・伊賀弘起（II）

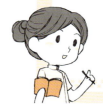

I 臨床検査

　臨床検査は疾病の診断，重症度の判定，治療方法の決定と治療効果の判定，経過の観察，予後の判定など利用される．また治療や手術前後の全身状態の評価や健康診断にも用いられる．患者は「検査の目的は何か，本当に必要な検査なのか，身体にどのような侵襲が加わるのか」など，臨床検査に対して不安を感じていることが多い．歯科衛生士はその心理を読み取り，患者の不安を取り除くためにもそれぞれの臨床検査の目的や方法を理解することが重要である．

　臨床検査は医療面接や診査と比べ客観性や再現性に優れる．臨床検査には「検体検査」「生体検査（生理機能検査）」および「画像検査」がある．検体検査は採取した血液，尿，便を調べるもので，生体検査は心電図など患者を直接調べるものである．画像検査は放射線や超音波などを利用して，病変を画像として描出するものである．

　臨床検査には陽性か陰性かを判定する「定性検査」と，検査結果を数量的に表現する「定量検査」がある．基準個体から得られた測定値を「基準値」といい，基準個体の測定値の95％が含まれる範囲を「基準範囲」という．検査値が異常かどうかを判定するために設定された閾値を「カットオフ値」といい，生命が危ぶまれるほど危険な状態にあることを示す異常値を「パニック値」という．パニック値は設定検査項目や設定値が施設で異なるが，検査結果の報告や対応には緊急を要する．

1 検体検査

1）血液学的検査（表1）

　血液を抗凝固剤の存在のもとで遠心分離をさせると，血球と血漿に分かれる．血液が抗凝固剤のない状態で凝血した上澄みを血清という．血漿には凝固因子が含まれるが，血清にはほとんど含まれない．血清と血漿を用いた場合，検査によっては結果に差異が出る．

　一般的に採血は早朝空腹時に行うが，食後に行うことに意義をもつ検査もある．通常用いられる血液は静脈血で，血液ガス分析などの特殊検査では動脈血が用いられる．

表1　血液学液検査

領域	検査項目（略語）	検体	基準範囲	単位
血液学的検査	赤血球沈降速度	全血	M：10 未満	mm/時
			F：15 未満	
	赤血球数〈RBC〉		M：4.0〜5.5	$10^6/\mu L$
			F：3.5〜5.0	
	血色素測定〈Hb〉		M：14〜18	g/dL
			F：12〜16	
	ヘマトクリット値〈Ht〉		M：40〜50	%
			F：35〜45	
	平均赤血球容積〈MCV〉		80〜100	fL
	平均赤血球ヘモグロビン〈MCH〉		30〜35	pg
	平均赤血球濃度〈MCHC〉		30〜35	g/dL
	網赤血球〈Ret〉		0.2〜2.0	%
	白血球数〈WBC〉		3.5〜9.0	$10^3/\mu L$
	桿状核好中球	末梢血液	0〜5	%
	分葉核好中球		40〜70	
	好酸球		1〜5	
	好塩基球		0〜1	
	単球		0〜10	
	リンパ球		20〜50	
	血小板数		15〜35	$10^4/\mu L$
	プロトロンビン時間〈PT〉	出血・凝固検査 血漿	10〜12	秒
			70〜130	%
			0.9〜1.1	INR
	活性化部分トロンボプラスチン時間〈APTT〉		30〜40 または基準対照の±5 秒	秒
	フィブリノゲン		200〜400	mg/dL
	フィブリン分解産物〈FDP〉		5.0 以下	$\mu g/mL$
	D-ダイマー		1.0 以下	$\mu g/mL$
	ヘモグロビン A1c〈HbA1c〉	全血	5.6 未満（JDS 値）	%

（1）末梢血液検査

　末梢血液検査は血球数（赤血球数，白血球数，血小板数，網状赤血球数），ヘモグロビン量，ヘマトクリット値である．赤血球数，ヘモグロビン量，ヘマトクリット値は貧血の診断に有用である．白血球数は炎症，感染症，白血病などの造血器腫瘍の診断に有用である．白血球分画は好中球，リンパ球，単球，好酸球，好塩基球の増減を調べ，感染症や炎症，血液疾患の病態の把握に重要である．好中球の中での桿状核球が占める割合が増加した状態を核型左方移動といい，細菌性感染症でみられる．

（2）止血機能検査

血小板検査として，血小板数，出血時間，毛細血管抵抗性試験などがある．凝固系検査はプロトロンビン時間，活性型トロンボプラスチン時間，トロンボテストなどがある．プロトロンビン時間国際標準比（PT-INR）はプロトロンビン時間を標準化したもので，ワルファリンのコントロール状態の評価などに用いられる．線溶系検査はフィブリン分解産物〈FDP〉やD-ダイマーなどがあり，両者は線溶系亢進のスクリーニングに用いられる．

（3）血液型検査

ABO血液型とRh血液型の血液型判定検査と，交差適合試験などがある．

2）尿検査

早朝尿を検体とするが，外来診療では随時尿を検体とすることも多い．この場合，食事などの影響を考慮する．

（1）尿量，尿比重，尿色素

健康人の尿量は1日1.0～1.5Lで，尿比重は1.002～1.030である．糖尿病では高比重多尿（淡色），慢性腎障害では低比重多尿（淡色），脱水や発熱などでは高比重乏尿（濃色），急性腎障害では低比重乏尿（正色）となる．

（2）尿pH

尿pHは6.0近辺の弱酸性である．アシドーシスや肉食では酸性に，アルカローシスや菜食ではアルカリ性に傾く．

（3）尿タンパク

試験紙を利用してタンパクの有無を確認する定性検査と，尿に含まれているタンパクの量を調べる定量検査がある．定性検査では陰性を示せば正常であり，定量検査では1日あたりのタンパク量が60mg以下の範囲であれば正常である．

（4）尿糖

試験紙を利用してブドウ糖の有無を確認する定性検査と，尿に含まれているブドウ糖の量を調べる定量検査がある．定性検査では陰性を示せば正常であり，定量検査では1日あたりの尿糖量が40～85mgの範囲であれば正常である．

（5）尿ケトン体

試験紙を利用してケトン体の有無を確認する定性検査と，尿に含まれているケトン体の量を調べる定量検査がある．定性検査では陰性を示せば正常であり，定量検査では1日あたりのケトン体量が130μg/Lの範囲であれば正常である．

（6）尿ビリルビン，尿ウロビリノゲン

ビリルビンは胆汁色素であり，赤血球が肝臓や脾臓で崩壊することによって産生される．ビリルビンは肝臓で代謝され，尿中にウロビリノゲンとして排泄される．尿ビリルビンは健常人では陰性，尿ウロビリノゲンは健常人では定性検査では±，定量検査では1～3mg/日である．

3）肝機能検査 （表2）

肝機能検査は，肝細胞からの逸脱酵素である血清AST，血清ALTの測定が代表

表2　生化学的検査

領域		検査項目〈略語〉	検体	基準範囲	単位
生化学的検査		グルコース〈BS〉	血漿	80〜110 未満	mg/dL
		総タンパク〈TP〉	血清	6.5〜8.0	g/dL
		アルブミン〈Alb〉		4.0〜5.0	g/dL
	タンパク分画	アルブミン		80〜70	%
		α_1-グロブリン		2〜3	
		α_2-グロブリン		5〜10	
		β-グロブリン		7〜10	
		γ-グロブリン		10〜20	
		尿素窒素〈UN〉		8〜20	mg/dL
		クレアチニン〈Cr〉		M：0.5〜1.0	mg/dL
				F：0.4〜0.8	
		尿酸〈UA〉		M：3.5〜7.0	mg/dL
				F：2.5〜6.0	
		総コレステロール〈TC〉		130〜220 未満	mg/dL
		トリグリセリド〈TG〉		30〜150 未満	mg/dL
		HDL-コレステロール〈HDL-C〉		40〜100	mg/dL
		総ビリルビン〈T-Bil〉		0.2〜1.2	mg/dL
		直接ビリルビン〈D-Bil〉		0.4 未満	mg/dL
		間接ビリルビン〈I-Bil〉		0.8 未満	mg/dL
		アスパラギン酸アミノトランスフェラーゼ〈AST〉		10〜35	U/L
		アラニンアミノトランスフェラーゼ〈ALT〉		5〜30	
		ナトリウム〈Na〉		135〜145	mmoL/L
		カリウム〈K〉		3.5〜4.5	mmoL/L
		クロール〈Cl〉		100〜110	mmoL/L
		カルシウム〈Ca〉		8.5〜10.0	mg/dL
		無機リン〈Pi〉		2.0〜4.0	mg/dL
		鉄〈Fe〉		M：60〜200	μg/dL
				F：40〜180	
		チモール混濁反応〈TTT〉	血漿	5 未満	KU
		硫酸亜鉛試験〈ZTT〉		4〜12	KU
		乳酸脱水素酵素〈LDH〉		120〜220	U/L
		アルカリフォスファターゼ〈ALP〉		100〜350	U/L
		γグルタミルトランスペプチターゼ〈γ-GT（γ-GTP）〉		M：10〜50	U/L
				F：10〜30	
		コリンエステラーゼ〈ChE〉		200〜450	U/L
		アミラーゼ〈AMY〉		40〜130	U/L
		クレアチンキナーゼ〈CK〉		M：60〜250	U/L
				F：50〜170	
		亜鉛		65〜110	μg/dL
		ビタミン B_{12}		250〜950	pg/dL
		葉酸		2〜10	ng/dL
		クレアチニンクリアランス		80〜140	mL/min
		インドシアニングリーン〈ICG〉試験（15 分値）		10 未満	%
		乳酸	全血	4〜16	mg/dL
		フェリチン	血清	M：30〜300	ng/dL
				F：10〜120	

24　1 章　患者情報の把握──診断と治療において歯科衛生士に必要な情報

的なものである．他にも胆道系酵素，肝細胞の合成機能評価，肝線維化の程度を表す検査などがある．色素負荷試験は肝機能や肝予備能の検査として広く行われている．

（1）肝細胞からの逸脱酵素

肝細胞が障害されると肝細胞に多く含まれる酵素が血中に放出される．これを測定することによって肝細胞障害を評価する．AST，ALT，LDH が肝細胞由来の酵素である．

（2）胆道系酵素

ALP，γ-GT（γ-GTP）などである．これらの上昇は，一般に胆汁うっ滞を意味する．飲酒者は γ-GT（γ-GTP）が単独に上昇することがある．

（3）肝細胞の合成機能評価

コリンエステラーゼ，総タンパク，血清アルブミン，総コレステロール，プロトロンビン時間などがある．劇症肝炎や肝硬変で高値となる．

（4）肝線維化

TTT（チモール混濁試験），ZTT（硫酸亜鉛混濁試験）などがあり，慢性肝疾患や肝硬変で高値となる．

（5）色素負荷試験

ブロモスルホフタレイン（BSP）試験やインドシアニングリーン（ICG）試験がある．慢性肝炎では ICG15 分停滞率が 10％を超えることが多く，25％を超えると肝硬変が疑われる．

4）腎機能検査（表 2）

尿検査，血清生化学検査の他，糸球体濾過量，推算系糸球体濾過量などがある．

（1）血清生化学検査

尿素窒素（UN）とクレアチニンが重要である．UN は血液中に含まれる窒素量を調べる検査で，クレアチニンは筋収縮により産生される代謝産物である．腎機能が低下すると両者は血液中に溜まるため高値になる．

（2）糸球体濾過量（GFR）

単位時間当たりに腎臓の糸球体で血漿が濾過される量をいう．イヌリンクリアランスで算出されるが，一般的には推算系糸球体濾過量あるいはクレアチニンクリアランスを代用することが多い．50〜70 mL/分で軽度，30〜50 mL/分で中等度，30 mL/分以下で重度の腎機能障害が考えられる．

（3）推算系糸球体濾過量（eGFR）

血清クレアチニン値，年齢，性別から算出されるおおよその GFR である．腎機能の評価に用いられる代表的なものである．

5）免疫学的検査（表 3）

自己免疫疾患，感染症，アレルギー性疾患の診断や経過観察などに用いられる．自己抗体検査，免疫血清検査，アレルギー検査などが含まれる．

表3　免疫学的検査

領域		検査項目〈略語〉	検体	基準範囲	単位
免疫学的検査		C反応性タンパク〈CRP〉	血清	0.1以下	µg/dL
	自己抗体検	抗核抗体価		40未満	倍
	血漿タンパク免疫学的検査	補体価〈CH50〉		30〜50	U/mL
		C3		70〜130	mg/dL
		C4		10〜30	mg/dL
		免疫グロブリンG〈IgG〉		800〜1,700	mg/dL
		免疫グロブリンM〈IgM〉		30〜200	mg/dL
		免疫グロブリンA〈IgA〉		100〜400	mg/dL

（1）CRP（C反応性タンパク）

　肺炎球菌の多糖体と特異的に結合し，沈降反応を起こすタンパクである．感染症や炎症性病変があると上昇する．炎症（細菌感染症）の存在や病態の活動性の評価に重要な検査である．

（2）自己抗体検査

　自己免疫疾患には自己抗体が高率に出現する．細胞核を構成する成分を抗原とする自己抗体の総称を抗核抗体という．自己免疫疾患の一次スクリーニングとして抗核抗体の測定が実施される．自己免疫疾患にはその疾患に特異的な自己抗体がしばしば検出される．関節リウマチではリウマトイド因子が，シェーグレン症候群ではリウマトイド因子の他，抗SS-A/Ro抗体と抗SS-A/Lo抗体が特異的自己抗体となる．

（3）免疫血清検査

　ウイルス感染症の診断はIgG型抗体の場合，急性期と回復期に通常2週間以上の間隔をあけて測定する．2つの血清をペア血清といい，抗体価が4倍以上上昇しているときに感染があったと診断する．単一血清でもIgM型抗体が有意に上昇していれば初感染を疑うことができる．

　B肝炎ウイルス検査やC型肝炎ウイルス検査は手術前のスクリーニング検査として行われることも多い．

（4）アレルギー検査

　アレルギー検査には皮膚アレルギー試験，誘発試験，血清総IgE定量，薬剤誘発性リンパ球刺激試験などがある．皮膚アレルギー試験のうち皮内テスト，スクラッチテスト，プリックテストはⅠ型アレルギーのアレルゲンを検索し，パッチテストは金属アレルギーなどのⅣ型アレルギーを検索する．

6）病理組織学的検査

　細胞や組織の一部を採取し，組織学的変化を調べる．細胞診と組織診がある．

（1）細胞診

　細胞診の目的は主にスクリーニングである．細胞診には擦過法と穿刺吸引法があ

*1 液状化検体細胞診

LBC法（liquid-based cytology）といわれ，専用ブラシまたはそれと類似の歯間ブラシで表面を擦過し，採取した細胞を専用の保存液へ回収し保存する．検体を受けた検査機関では専用の機器で自動的に標本が作製され，病理医による病理診断が行われる．従来の擦過細胞診に比較して検体採取者による技術的な差が少なく，検査部位も低侵襲である．また，細胞の重なりがなく病理診断が正確に行われる．子宮頸部細胞診で実施されている手法であるが，口腔粘膜にも応用が拡がっている．

る．擦過法は病変を採取ブラシや歯間ブラシなどで擦過し，標本を作製する．口腔粘膜疾患で有用である[*1]．穿刺吸引法は深部軟組織病変や唾液腺，囊胞などに適用され，注射針を穿刺し，陰圧をかけて細胞を採取する．

染色はパパニコロウ染色やギムザ染色が行われる．

(2) 組織診

生検は組織の一部あるいは全部を採取し，標本を作製し，診断する方法である．組織の一部を採取する方法を切開生検，全部を採取する方法を切除（摘出）生検という．

生検で診断に用いる他，手術で摘出された組織の標本を作製し，手術の適否，治療効果などの評価に用いる．術中迅速診断は手術中に悪性腫瘍の切除断端に腫瘍がないかどうか確認する方法である．

組織診の染色法はヘマトキシリン-エオシン（HE）染色が基本となるが，HE染色で診断がつかない場合には免疫組織化学染色などの特殊染色を行う．

2 生体検査（生理機能検査）

1）心電図検査（図1）

体表面から記録した心筋の電気的敵な活動をグラフに表したものである．12誘導心電図は四肢と胸部に装着した10個の電極で，12の方向の電気の流れを測定する．虚血性心疾患や不整脈などの診断に利用される．モニター心電図は，胸部に3個の電極を装着して，3点誘導で測定する．一定時間連続して心電図波形を観察することが可能で，リアルタイムで異常の検出が行うことができる．ホルター心電図は携帯用心電計を用いて24時間連続で観測する方法である．

P波は心房の興奮，QRS波は心室の興奮，T波は再分極を示す．PQ時間は洞結節から心房，房室結節を通って心室へ伝わるまでの時間を示す．QT時間は心室の興奮開始から終了までの時間を示す．ST部分は正常であれば基線と一致するが，上昇や低下は虚血性心疾患などを疑う．

2）血圧検査

血圧は「血管壁に与える血液の圧力」を示す．収縮期（最高）血圧は心臓の収縮力と大動脈の圧力および弾力により決定される．拡張期（最低）血圧は末梢血管抵抗，血液量および血液粘稠度により決定される．収縮期血圧と拡張期血圧の差を脈圧といい，動脈硬化の指標の1つとなる．拡張期血圧に脈圧の1/3を加えた値を平均血圧という．

3）呼吸機能検査

気管支喘息，慢性閉塞性肺疾患（COPD），間質性肺疾患などの呼吸器疾患の診断や手術前後の呼吸機能の評価に用いられる．スパイロメータによる呼吸機能検査の他，呼吸抵抗試験や気道過敏性試験などがある．またパルスオキシメータは動脈血の酸素飽和度を測定する機器であり，血液ガス分析では換気，酸素化の適正度や生

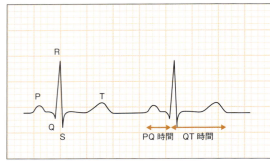

図1　心電図の基本波形
横軸は1mm（1マス）が0.04秒，縦軸は1mm（1マス）が0.1mVである．

表4　血液ガス分析

領域	検査項目	検体	基準範囲	単位
血液ガス分析	pH	全血	7.35〜7.45	
	$PaCO_2$		35〜45	Torr
	PaO_2		80〜100	Torr
	HCO_3		22〜26	mmoL/L

体の酸塩基平衡を把握することができる（**表4**）．

スパイロメータでは，肺活量（VC），％肺活量（％VC），努力性肺活量（FVC），1秒量（$FVC_{1.0}$）1秒率（$FEV_{1.0}$％）を計測する．

肺活量は肺の全気量から残気量を減じた量で，1回換気量，予備呼気量，予備吸気量の和である．成人で約3,500mL．％肺活量は年齢，身長，性別から算出された予測肺活量に対する実際の肺活量の割合で，80％以上が正常である．努力性肺活量はできるだけ深く息を吸い込み，できるだけ早く一気に吐きだした呼気の量である．努力性肺活量時の最初の1秒間で吐き出せた空気の量を1秒量といい，肺活量に対する1秒量の割合を1秒率といい70％以上が正常である．

3　画像検査

エックス線，超音波，核磁気共鳴（MR）現象，放射線性同位元素（RI）などを用いて病変を画像化したものである．病変の存在の有無，病変の性状や進展範囲などを視覚的に評価し，疾患の診断や治療効果の判定に用いられる．

1）エックス線検査

（1）口内法

二等分法は実際の歯の長さと等しく撮影する方法で，歯や歯周組織の検査で最も一般的なものである．咬翼法は上顎と下顎の歯冠を一枚のフィルムでみることができる．隣接面う蝕などの診査に用いられる．咬合法は前歯部の病変の評価や顎骨骨折の評価，唾石の確認などに用いられる．

（2）パノラマ撮影法

顎骨の広範な病変や多発性の病変を確認するのに適している．開口障害があっても撮影ができる，口内法10枚法，12枚法より撮影時間が短いなどの利点があるが，前歯部は不鮮明となる．

（3）頭部エックス線単純撮影法

後頭・前頭方向撮影法は頭部，顎骨，副鼻腔の観察に用いられ，骨折，囊胞，腫瘍の有無の判定に用いられる．Waters法は副鼻腔の代表的撮影法である．顎関節

単純エックス線撮影法としては側斜位経頭蓋投影法（Schüller 法），Parma 法，眼窩下顎枝方向撮影法などがある．

（4）造影撮影法

単純撮影法では周囲組織と識別が困難な場合に造影剤を注入あるいは経口投与してコントラストを付与する．唾液腺造影法，嚥下（透視）造影，血管造影法などがある．

（5）エックス線 CT（CT）検査

CT は人体を透過したエックス線をコンピュータで処理することによって断面像を可視化したものである．通常のエックス線検査と比較すると軟組織の描出できることや 3 次元画像処理できる．

骨折の診断や評価，腫瘍や膿瘍などの病変の範囲の評価などに用いられる．

2）磁気共鳴画像（MRI）検査

MR 現象を利用して，断面像を可視化したものである．MRI は組織と組織のコントラストの描出に優れており，主に軟組織の病変の診断に有用である．腫瘍や膿瘍などの病変の範囲の評価などの他，関節円板の評価など顎関節の評価にも用いられる．

3）超音波検査

人体に超音波を入射し，異なる密度を有する反射波を受信し，断面画像として描出されたものである．がんのリンパ節転移など軟組織の腫瘤性病変の評価に用いられる．

4）核医学検査

組織に取り込まれた RI（放射線同位元素）から放出されるガンマ線を検出してその分布状況を描出したものをシンチグラフィーという．骨シンチグラフィー，唾液腺シンチグラフィー，腫瘍シンチグラフィーなどがある．

PET（Positron emission tomography）検査はブドウ糖の類似体である糖ポジトロン核種 ^{18}F-FDG（fludeoxyglucose）の集積をみる方法である．悪性腫瘍で強い集積がみられるため，腫瘍性病変の良悪性の診断，悪性腫瘍の進展範囲の検索や再発の評価などに用いられる．

Ⅱ 口腔・顎機能の検査

口腔顎顔面領域は，①摂食・咀嚼・嚥下，②呼吸，③感覚，④会話（コミュニケーション）など，生命活動に欠かせない重要な機能を有しており，これらの機能を少しでも長く維持することは健康長寿社会の実現に不可欠といえる．そのためにはこれらの機能を正しく評価し，それぞれの結果に応じて早期に対応することが求められる．

ここではすでに現場で用いられている口腔・顎機能検査法を紹介するとともに,近年,日本老年歯科医学会によって整理された「オーラルフレイル」と「口腔機能低下症」についても解説する.

1 口腔・顎機能検査

1) 唾液・唾液腺検査

唾液は耳下腺・顎下腺・舌下腺の大唾液腺と小唾液腺で作られており,分泌量は1日に1.0〜1.5 L である.その99％は水分で,口腔領域において刺激のない安静時に分泌される唾液を安静時唾液,刺激によって分泌される唾液を刺激唾液とよぶ.

分泌される唾液の採取法として安静時唾液採取法と刺激時唾液採取法があり[1],唾液腺機能の評価に用いられる.

(1) 安静時唾液採取法

①吐唾法…患者を椅子に座らせて,10〜15分間,紙コップなどの容器にすべての唾液を吐き出させる.0.25 mL/分以下は唾液分泌量の低下と判断する.

②ワッテ法…舌下部にロールワッテを留置して,30秒あるいは60秒後に取り出して吸湿された唾液量を計測する方法で,自力で唾液を吐き出すことができない障害者や要介護者に有用な測定法である.健常者の平均値は,約0.2 g/30秒,0.4 g/60秒であり,0.1 g/30秒以下,0.2 g/60秒以下は唾液分泌量の低下と判断する.

(2) 刺激時唾液採取法

①ガムテスト…無味のガムを10分間かませてその間に分泌された唾液を容器に集めて測定する.唾液量が10 mL 以下の場合を唾液分泌量の低下と判断する.

②サクソンテスト…乾燥したガーゼを2分間一定の速度（120回/2分）でかませて,ガーゼに吸収される唾液の重量を測定して唾液の分泌量とする.ガーゼの重量増加が2g以下の場合を唾液分泌量の低下と判断する.

2) 咀嚼機能検査

咀嚼機能とは,上下顎の歯によって食物を臼磨,粉砕し,咀嚼筋と舌によって口腔の後方へ運ぶ一連の運動を指す.臼歯部の咬合（咬合支持）の喪失,咀嚼筋力の低下,舌や頬の運動も咀嚼機能を左右する.この咀嚼能力を客観的に評価することは健康長寿を実現するうえできわめて重要である.

一般に咀嚼能力を評価する方法は,直接的検査法と間接的検査法に大別される[2].

(1) 直接的検査法

①篩分法…一定量の咀嚼試料を一定回数咀嚼させた後に吐き出させ,粒子の大きさの分布を調べる簡便な方法ではあるが,試料や咀嚼回数などが異なるとその値も異なり,客観的な評価法としては不適である.

②試料の内容物の溶出量を測定する方法…咀嚼試料としてチューインガム,グミゼリーを使用し,ガムの色素の変化や溶出するブドウ糖を測定することで咀嚼能力を判定する.

③咀嚼能率判定表…食品アンケートを用いる主観的な評価法であり,摂取可能な

食品によって咀嚼能力を評価する．高齢者や義歯装着者にも有効で「山本式総義歯咀嚼能率判定表」[2]が多用されている．

(2) 間接的検査法

顎運動，咀嚼筋活動，咬合摂食状態，咬合力などを併用して咀嚼能力を総合的に評価する方法である．数量的なデータが得られる反面，顎運動や筋電図，咬合関係に関する知識と得られたデータを総合的に評価する能力が求められることから簡便法とはいいがたい．

3) 摂食嚥下機能検査

摂食嚥下機能は口腔から食物摂取を行い，咀嚼によって形成された食塊を消化管へ運ぶ一連の機能であり，その機能が低下すると誤嚥性肺炎をはじめさまざまな全身障害が出現する．そこで症状が重篤化する前の早期に複数の摂食嚥下機能検査を行い，総合的に評価することが重要である．

(1) スクリーニングテスト

①反復唾液嚥下テスト（RSST (repetitive saliva swallowing test)）[3]…患者の舌骨と喉頭隆起に人差し指をと中指を当て，30秒間になるべく速く嚥下させ，何回唾液を飲めるかを喉頭隆起の挙上によって計測する．嚥下回数3回未満を摂食嚥下機能低下とし，誤嚥の判定に有効なスクリーニングテストといえる．

②改訂水飲みテスト[4]…3 mLの冷水を口底に入れて嚥下を指示する．その際の嚥下状態をむせや呼吸の変化などから5段階で評価する[*2]．

③フードテスト[4]…スプーン1杯（約4 g）のプリン，お粥などを舌背に置き，食べさせて，水飲みテストと同様の評価をするが，ここでは口腔内残留の有無を評価基準に加える．

(2) 精密検査

①嚥下内視鏡検査（VE (videoendoscopic examination of swallowing)）(図2)…内視鏡を用いて咽喉頭部の摂食・嚥下機能を観察する検査で，誤嚥や咽頭残留があるかどうかだけでなく，それらの原因も探ることができる．またVEでは口から喉に流れてきた食塊を実際に見ることができ，口から喉にたまっている唾液の様子や，口から喉の汚れ具合も観察できる．モニターに映し出される画像によって本人，家族，スタッフも同時に観察が可能で，嚥下時法の練習，家族への病状説明にも有用である．

②嚥下造影検査（VF (videofluoroscopic examination of swallowing)）(図3)…エックス線透視を行いながら，造影剤を含んだ食品を食べてもらい，誤嚥や咽頭残留があるかどうか，またそれらの原因がどこにあるのかを探る検査で，誤嚥を観察しやすく，義歯を入れたときの効果などを検討することも可能である．

4) 味覚検査

(1) 定性的検査

酸味，塩味，甘味，苦味の基本的検査液を用いて患者に判断させる方法で「全口腔法」と「濾紙ディスク法」がある[5]．

①全口腔法…種々の濃度の味溶液を3〜5 mL程度口腔内に含ませ，味の感じの回

[*2] 改訂水飲みテストの5段階評価基準
1. 嚥下なし，むせる and/or 呼吸切迫
2. 嚥下あり，呼吸切迫
3. 嚥下あり，呼吸良好，むせる and/or 湿性嗄声
4. 嚥下あり，呼吸良好，むせない
5. 4に加え，反復嚥下が30秒以内に2回可能．

評点が3点以下は問題あり．評点が4点以上であれば最大でさらに2回繰り返し，最も悪い結果を評点とする．

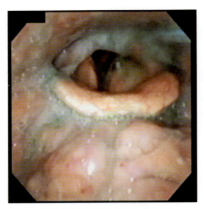 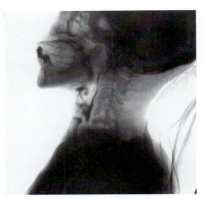

図2　嚥下内視鏡検査（VE）の所見
唾液貯留，着色水の誤嚥を認める．
［東京歯科大学・野村武史先生よりご提供］

図3　嚥下造影検査（VF）の所見
造影剤添加バリウム水の誤嚥を認める．
［東京歯科大学・野村武史先生よりご提供］

答を得て閾値を決定する．口腔全体の感受性の検査に適するが，純水によるうがいをはさむ必要があり，時間を要する．

　②濾紙ディスク法…味溶液を含んだ濾紙ディスク（直径5mm）を口腔内の測定部に置いて味の感じ方を回答させる．刺激部位，刺激面積を正確に設定できることから，加齢に伴う認知閾値の変化を比較検討することができる．

(2) 定量的検査

　電気味覚計を使用して味覚を測定する検査方法である[5]．直径5mmの金属円盤を測定部位にあてて，化学物質の代わりに電流を流して刺激を与え，どれくらいの強さの刺激で味（酸味や金属味）を感じるかを測定し，味覚障害の症状の程度を調べる．濾紙ディスク法のように「苦味は感じるが酸味は感じない」など味ごとの細かな感じ方を測定することはできないが，溶液調整の手間がなく，短時間で測定できる利点がある．

2　口腔機能低下症の検査

1）オーラルフレイルと口腔機能低下症

　高齢者で筋力や活動が低下している状態をフレイル（虚弱）といい，特に口腔に現れる虚弱を「オーラルフレイル」と表現する．近年までこの「オーラルフレイル」と「口腔機能低下症」の定義は明確でなく，しばしば混同して用いられてきたが，2016年に日本老年歯科医学会がポジションペーパー『高齢期における口腔機能低下―学会見解論文 2016年度版』[6]を発表し，両者を明確に区別した．

　すなわち「老化による口腔機能低下」を4つのレベルに区別し（図4），その中で地域保健事業・介護予防事業によって対応可能な症例を「オーラルフレイル」，歯科診療所での対応を要するものを「口腔機能低下症」とした．

　また「オーラルフレイル」の症状として「滑舌低下」，「わずかなむせと食べこぼし」，「かめない食品の増加」が認められるものとし，その前段階に歯の喪失や歯周病があり，症状が進むにつれて「口腔機能低下症」，「口腔機能障害」と移行するこ

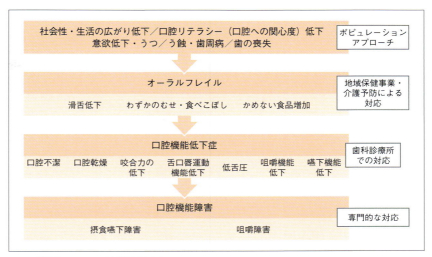

図4 「老化による口腔機能低下」
[日本老年歯科医学会学術委員会：高齢期における口腔機能低下―学会見解論文2016年度版[6]より]

とを提唱した．

2) 口腔機能低下症の症状と検査

　日本老年歯科医学会は前述のポジションペーパーの中で，以下に示す7項目を口腔機能低下症の診断に必要な症状とし，その概念，主な検査方法と代替検査方法，評価基準，背景を解説している．このうち複数の項目に該当する症例を「口腔機能低下症」とし，このレベルでは歯科診療所での専門的な対応を推奨している．

(1) 口腔不潔

❶概念

　口腔不潔とは高齢者の口腔内において微生物が異常に増加した状態であり，その結果として誤嚥性肺炎，術後肺炎，術後感染症などを引き起こす可能性が高い状態をいう．

❷検査方法と評価

　舌背上の微生物数を計測する．舌表面に蒸留水を2回噴霧した後，蒸留水に浸漬した滅菌綿棒で舌背中央部を1cmの距離で3往復の擦過を行う．擦過圧は低圧検体採取器具を使用して20gfとする．その後細菌カウンターにて検体の総微生物数を計測する．

　また代替法としてShimizuらのTongue Coating Index（TCI）が推奨されている（図5）．舌表面を9分割し，それぞれエリアに対して舌苔の付着程度3段階（スコア0, 1, 2）で評価する．舌側縁は含めず，後方は分界溝までとし，合計スコアの最大値が18となるため，18に対する百分率をTCI（％）とする．次のいずれかの状態であるものを口腔不潔とする．

・総微生物数が$6.5\,\text{Log}_{10}$（CFU/mL）以上（レベル4以上）．
・TCIが50％以上．

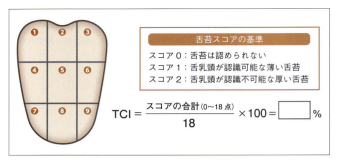

図5　舌苔付着程度の評価（Tongue Coating Index：TCI）

（2）口腔乾燥

❶概念

口腔乾燥は口腔内の異常な乾燥状態を指すもので，その病態は主に唾液由来の水分が不足することに由来する．

❷検査方法と評価

舌尖から10 mmの舌背中央部における粘膜湿潤度を口腔水分計（ムーカス，ライフ）にて測定する．検査手順の詳細は測定機器の仕様書に委ねるが，測定は3回行い，中央値で評価する．代替検査法としてサクソンテスト（刺激時唾液採取法）でも評価可能である．次のいずれかの状態であるものを口腔乾燥とする．

- ・口腔水分計による測定値27.0未満．
- ・サクソンテスト2 g/2分以下．

（3）咬合力低下

❶概念

咬合力の低下は天然歯あるいは義歯による咬合力の低下した状態である．咀嚼能力や残存歯数，咬合支持と相関が高い．

❷検査方法と評価

特殊な感圧シートと分析装置を用いて咬合力を測定するが，簡易な代替検査として残存歯数が提案されている．次のいずれかの状態であるものを咬合力低下とする．

- ・分析装置による咬合力が全歯列で200 N未満．
- ・残存歯数が残根と動揺度3の歯を除いて20本未満（19本以下）．

（4）舌口唇運動機能低下

❶概念

舌口唇運動機能低下とは脳・神経の機能低下や口腔周囲筋の機能低下が生じた結果，舌口唇の運動機能が低下し，摂食，栄養，生活機能などに影響を及ぼす状態のことである．

❷検査方法と評価

舌口唇における運動の速度と巧緻性を計測する（オーラルディアドコキネシス）．5秒間で/pa/，/ta/，/ka/をそれぞれ繰り返し発音させ，自動計測器（健口くんハンディ）を用いて1秒当たりのそれぞれの音節の発音回数を計測する．次の状態であるものを舌口唇運動機能低下とする．

- ・/pa/，/ta/，/ka/のいずれかの1秒当たりの回数が6回未満．

(5) 低舌圧

❶概念

低舌圧とは舌を動かす筋群の慢性的な機能低下により，舌と口蓋や食物との間に発生する圧力が低下した状態である．咀嚼と食塊形成および嚥下機能も低下し，結果的には食物摂取ができない状態にいたる可能性がある．

❷検査方法と評価

舌圧測定器（JMS舌圧測定器）を用いて「最大舌圧」を測定する．口蓋前方部において舌圧プローブのバルーンを，舌と口蓋との間で随意的に最大の力で数秒間押し潰して発生させたときに測定される圧力を「最大舌圧」という．また代替検査法として舌トレーニング用具「ペコぱんだ」の「硬め（H，黄色）」の使用が提案されている．次のいずれかの状態であるものを低舌圧とする．

・舌圧検査による最大舌圧が30 kPa未満の場合．
・舌トレーニング用具「ペコぱんだ」の「硬め（H，黄色）」を押し潰すことができない場合．

(6) 咀嚼機能低下

❶概念

加齢や健康状態，口腔内の環境の悪化により，食べこぼしや嚥下時のむせ，かめない食品がしだいに増え，食欲低下や食品多様性が低下する．咀嚼機能低下とは，オーラルフレイルが悪化した状態のことであり，低栄養，代謝量低下を起こすことが危惧される状態である．

❷検査方法と評価

グミゼリー咀嚼後のグルコース濃度を測定する方法で，2 gのグミゼリーを20秒間自由咀嚼させた後，10 mLの水で含嗽，グミと水を濾過用メッシュ内に吐き出させ，メッシュを通過した溶液中のグルコース溶出量を咀嚼能力検査システム（グルコセンサー GS-Ⅱ）にて測定する．また代替検査法としてグミゼリー咀嚼後の粉砕の程度を10段階（0〜9）にスコア化して咀嚼効率を視覚的に評価する方法も提案されている．次のいずれかの状態であるものを咀嚼機能低下とする．

・グルコース濃度100 mg/dL未満．
・咀嚼効率「スコア0〜2」．

(7) 嚥下機能低下

❶概念

加齢による摂食嚥下機能の低下が始まり，明らかな障害を呈する前段階での機能不全を有する状態である．

❷検査方法と評価

嚥下機能低下の評価は嚥下スクリーニング質問票（EAT-10：The 10-item Eating Assessment Tool）による評価を実施する．2008年にBelafskyらが開発したEAT-10[7]は10項目の質問で構成され，5段階（0点：問題なし〜4点：ひどく問題）で回答するもので（図6），日本語版は若林[8]によって作成され，その信頼性と妥当性が検証されている．また代替検査法として「自記式質問票（聖隷式嚥下質問票）」[9]による評価も提案されている．次のいずれかの状態であるものを嚥下機能低下とする．

各質問で当てはまる点数を四角の中に記入してください.
問：以下の質問についてあなたはどの程度経験されていますか？

質問1：飲み込みの問題が原因で，体重が減少した 0＝問題なし 1 2 3 4＝ひどく問題	質問6：飲み込むことが苦痛だ 0＝問題なし 1 2 3 4＝ひどく問題
質問2：飲み込みの問題が外食に行くための障害になっている 0＝問題なし 1 2 3 4＝ひどく問題	質問7：食べる喜びが飲み込みによって影響を受けている 0＝問題なし 1 2 3 4＝ひどく問題
質問3：液体を飲み込むときに，余分な努力が必要だ 0＝問題なし 1 2 3 4＝ひどく問題	質問8：飲み込むときに食べ物がのどに引っかかる 0＝問題なし 1 2 3 4＝ひどく問題
質問4：固形物を飲み込むときに，余分な努力が必要だ 0＝問題なし 1 2 3 4＝ひどく問題	質問9：食べるときに咳が出る 0＝問題なし 1 2 3 4＝ひどく問題
質問5：錠剤を飲み込むときに，余分な努力が必要だ 0＝問題なし 1 2 3 4＝ひどく問題	質問10：飲み込むことはストレスが多い 0＝問題なし 1 2 3 4＝ひどく問題

図6 「EAT-10」における質問事項
［若林ら，2014.[8] より］

・合計点数が3点以上（EAT-10）.
・15項目のうちAの項目が3つ以上（聖隷式嚥下質問票）.

References

1) 安田敏弘，柿木保明編：今日からはじめる！口腔乾燥症の臨床―この主訴にアプローチ. 医歯薬出版，東京，7～8，2008.
2) 公益社団法人日本歯科衛生士会：歯科衛生士のための口腔機能管理マニュアル（高齢者編）. 医歯薬出版，東京，20～29，2016.
3) 小口和代ほか：機能的嚥下障害スクリーニングテスト「反復唾液嚥下テスト（RSST）」の検討 (1) 正常値の検討. リハ医学，**37** (6)：375～382，2000.
4) 才藤栄一，上田耕一郎監修：摂食嚥下リハビリテーション第3版. 医歯薬出版，東京，129～130，2016.
5) 全国歯科衛生士教育協議会監修：最新歯科衛生士教本 歯・口腔の構造と機能―口腔解剖学・口腔組織発生学・口腔生理学. 医歯薬出版，東京，80～81，2013.
6) 一般社団法人日本老年歯科医学会学術委員会：高齢期における口腔機能低下―学会見解論文 2016年度版. 老年歯科医学，**31** (2)：81～99，2016.
7) Belafsky, P.C. et al.：Validity and reliability of the Eating Assessment Tool（EAT-10）. *Ann.Otol.Rhinol.Laryngol.*, **117**：919～924, 2008
8) 若林秀隆：摂食嚥下障害スクリーニング質問紙票 EAT-10 の日本語版作成と信頼性・妥当性の検証. 静脈経腸栄養，**29**：871～876，2014.
9) 大熊るりほか：摂食・嚥下スクリーニングのための質問紙の開発. 日摂食嚥下リハ会誌，**6**：3～8，2002.

2章

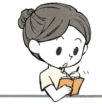

全身疾患に関連する口腔顎顔面疾患

全身疾患と口腔顎顔面疾患

里村一人

I 口腔顎顔面にみられる症状

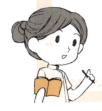

超高齢化に伴う疾病構造の変化を背景に，さまざまな全身疾患を有する国民が増加してきている．これらの全身疾患の中には，その部分症状として口腔や顎顔面に症状を呈するものも多い．

歯科衛生士は広く口腔や顎顔面に出現するさまざまな変化，症状を正確に把握し，口腔疾患のみならず全身疾患の早期発見に積極的に貢献する重要な社会的使命を負っている．日常の歯科診療においてみられる口腔顎顔面の症状には次のようなものがある．

1 眼にみられる症状

高度の肝機能障害や胆汁うっ滞，溶血性貧血時には全身の黄疸症状に加え，眼球結膜の黄染がみられる．結膜炎の際には眼球結膜に充血がみられ，末梢性顔面神経麻痺による閉眼不全により生じる乾燥性角結膜炎は，特に麻痺性兎眼とよばれる．また貧血時には眼瞼結膜の蒼白がみられる．自己免疫疾患の1つであるベーチェット〔Behçet〕病では，前眼房に膿汁の蓄積がみられる（前房蓄膿性ぶどう膜炎）．

2 鼻にみられる症状

鼻に関連してみられる症状は多彩であるが，鼻腔が狭くなり鼻呼吸が障害された状態を鼻閉，鼻粘膜からの分泌液と鼻粘膜に存在する血管からの浸出液により多量の鼻汁が排出されることを鼻漏という．いずれも感冒や鼻炎の際によくみられる症状である．また鼻汁が咽頭腔へ流下する状態は特に後鼻漏とよばれ，上顎洞炎を含む慢性副鼻腔炎患者においてみられる．

鼻腔からの出血は鼻出血とよばれ，多くは鼻粘膜血管の破綻によるものであるが，繰り返す場合には鼻腔・副鼻腔腫瘍（上顎洞がん*1 を含む）や高血圧，血液疾患（白血病，特発性血小板減少性紫斑病など）の可能性がある．

---

*1 "癌" と "がん" の表記について

悪性腫瘍は体表などを覆う上皮細胞から発生する"癌腫"（carcinoma）と，それ以外の非上皮性細胞から発生する"肉腫"（sarcoma）に大別される．"がん"はこの両者を指して用いられる用語であり，"癌"は上皮性悪性腫瘍（癌腫）に対して用いられる．
本書での表記は，両者を指す"がん"とする．

3 口腔粘膜・顔面皮膚にみられる症状（表1）

皮膚や粘膜に発現する症状を総称して発疹とよぶ．このうち皮膚に発現するものを皮疹，粘膜に発現するものを粘膜疹とよび，症状の性質により以下のように分けられる．

1）色調の変化（図1）

表面平坦で隆起を伴わない限局性の色調変化は斑とよばれる．

（1）紅斑

炎症性の血管拡張，充血で起こる発赤斑（図1-A）．慢性萎縮性カンジダ症，扁平苔癬，アフタ，カタル性口内炎などでみられる．

表1 全身疾患の部分症状としてみられる口腔粘膜症状

口腔粘膜症状	全身疾患	疾患概念・原因
色調の変化		
紅斑	多形滲出性紅斑	免疫異常
紫斑	再生不良性貧血 白血病 特発性血小板減少性紫斑病 遺伝性出血性末梢血管拡張症 アレルギー性紫斑病 血友病 フォン ヴィレブランド病〔von Willebrand disease〕	原因不明（造血幹細胞障害） 造血器腫瘍 自己免疫疾患など 常染色体性優性遺伝 アレルギー 伴性劣性遺伝 常染色体性優性・劣性遺伝
色素斑	アジソン病〔Addison's disease〕 ポイツ・ジェガース症候群〔Peutz-Jeghers syndrome〕 マッキューン・オルブライト症候群〔McCune-Albright syndrome〕 フォン レックリングハウゼン病〔von Recklinghausen's disease〕 甲状腺機能亢進症	自己免疫疾患 常染色体性優性遺伝 常染色体性優性遺伝 常染色体性優性遺伝 自己免疫疾患など
白斑	口腔苔癬様病変	アレルギー，GVHD など
表面性状の変化		
びらん	ヘルペス性歯肉口内炎 口唇ヘルペス 帯状疱疹	ウイルス感染症 ウイルス感染症 ウイルス感染症
潰瘍	ベーチェット病〔Behçet's disease〕 梅毒 結核	HLA-B51 の保有 細菌感染症 細菌感染症
萎縮	鉄欠乏性貧血 巨赤芽球性貧血 シェーグレン症候群〔Sjögren syndrome〕	血液疾患 血液疾患 自己免疫疾患
腫脹・腫瘤形成		
水疱	ヘルペス性歯肉口内炎 口唇ヘルペス 帯状疱疹 ヘルパンギーナ 手足口病 麻疹 天疱瘡 類天疱瘡 先天性表皮水疱症	ウイルス感染症 ウイルス感染症 ウイルス感染症 ウイルス感染症 ウイルス感染症 ウイルス感染症 自己免疫疾患 自己免疫疾患 常染色体性優性・劣性遺伝

1 全身疾患と口腔顎顔面疾患

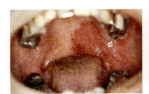
A：紅斑

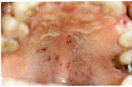
B：紫斑—1．口蓋の点状出血

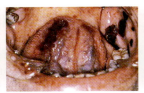
C：紫斑—2．溢血斑

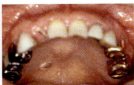
D：色素性母斑

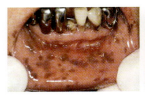
E：カフェオレ斑

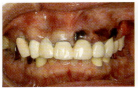
F：悪性黒色腫

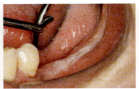
G：過角化症

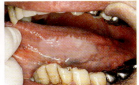
H：白板症

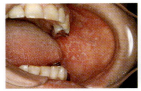
I：口腔扁平苔癬

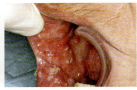
J：偽膜性カンジダ症

図1　皮膚および粘膜の色調の変化
口腔粘膜や皮膚に発現する発疹のうち表面が平坦で限局性の色調変化を"斑"とよび，紅斑，紫斑，色素斑，白斑がある．

(2) 紫斑

組織内出血により生じる紫紅色の斑．毛細血管抵抗の減弱，血小板減少，血液凝固系異常により生じ，その大きさから点状出血（図1-B）と溢血斑（図1-C）に分けられる．

(3) 色素斑

メラニン色素や外来性色素の沈着により生じる黒色や青色の斑．色素性母斑（図1-D），カフェオレ斑（図1-E），悪性黒色腫（図1-F），アジソン〔Addison〕病，ポイツ・ジェガース〔Peutz-Jeghers〕症候群などで生じる．

(4) 白斑

メラニン色素の減少や角化亢進に伴う白色の斑．過角化症（図1-G），白板症（図1-H），口腔扁平苔癬（図1-I），偽膜性カンジダ症（図1-J），ニコチン性口内炎などでみられる．

2）表面性状の変化（図2）

(1) びらん（図2-A）

口腔粘膜組織の実質欠損のうち，欠損の範囲（深さ）が上皮層内にとどまるもの．ウイルス性口内炎，急性偽膜性カンジダ症，放射線性口内炎，口腔扁平苔癬などでみられる．

(2) 潰瘍

口腔粘膜組織の実質欠損のうち，欠損の範囲（深さ）が上皮層を越えて，粘膜固有層や粘膜下層にまで達しているもの．口腔粘膜に生じた境界明瞭な円形または類円形の小潰瘍で，黄白色の偽膜を有し，有痛性，周囲に紅暈（発赤）を伴うものは，

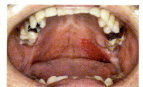
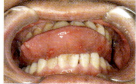
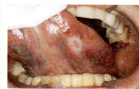
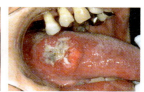

A：びらん　　B：アフタ　　C：褥瘡性潰瘍　　D：がん性潰瘍

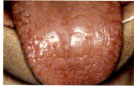

E：平滑舌　　F：乳頭腫　　G：口唇に形成された水疱

図2　口腔粘膜における表面性状の変化

特にアフタ（図2-B）とよばれる．

　褥瘡性潰瘍（図2-C），がん性潰瘍（図2-D），口腔結核，口腔梅毒，アフタ性口内炎などでみられる．

（3）萎縮

　上皮層や粘膜固有層の菲薄化した状態を萎縮とよぶ．慢性萎縮性カンジダ症，鉄欠乏性貧血，悪性貧血，平滑舌（図2-E），口腔乾燥症などでみられる．

（4）顆粒状

　口腔粘膜表面に小さなつぶつぶがみられ，カリフラワー状を呈することがあり，顆粒状と表現される．乳頭腫（図2-F）や扁平上皮がんなどでみられる．

3）腫脹・腫瘤形成

（1）丘疹

　粘膜面より隆起した限局性病変で，その径が1cm以下のもの．

（2）結節

　粘膜面より隆起した限局性病変で，その径が1〜3cmのもの．

（3）腫瘤

　粘膜面より隆起した限局性病変で，その径が3cm以上のもの．

（4）水疱（図2-G）

　おおむね半球状を呈する限局性の隆起性病変で，内部に透明な水様の液体を含むもの．径が5mm以下のものを小水疱，5mm以上のものを水疱という．口腔粘膜に生じた水疱は容易に破綻するため，臨床的にはびらんとして認められることも多い．

（5）膿疱

　水疱の内容液が膿性になったもの．

（6）膿瘍

　化膿性炎により膿汁が形成され，組織内に貯留した状態．

（7）囊胞

　上皮や結合組織に囲まれ，内部に液体や流動物を含む空洞状の病変．

(8) びまん性腫脹

境界不明瞭な組織の腫脹．

(9) 硬結

軟らかい組織が通常よりも硬くなった状態．さまざまな原因により生じるが，特に悪性腫瘍細胞の浸潤を示す重要な触診所見である．

II 口腔顎顔面病変

1 口腔粘膜の構造

口腔は消化管および気道の開口部であり，咀嚼，嚥下，構音，会話，味覚などの複雑かつ高次の機能を担っている．口腔の最表層を被う口腔粘膜は重層扁平上皮と上皮下結合組織（粘膜固有層および粘膜下層）からなるが，その上皮層の最表層が角化しているかどうかにより，角化口腔粘膜と非角化口腔粘膜（図3）に分けられる．角化口腔粘膜は歯肉や硬口蓋にみられ，非角化口腔粘膜は口唇粘膜，頰粘膜，歯槽粘膜，口底，舌下面，軟口蓋にみられる．

2 代表的口腔粘膜病変

1) びらん・潰瘍形成を主徴とするもの

(1) アフタ性口内炎

口腔粘膜にアフタ形成がみられる口内炎．アフタの再発を繰り返すものは，再発性アフタ性口内炎，再発性アフタ，慢性再発性アフタなどとよばれる．疲労，ストレス，性周期（女性）などが誘因となる．20～30歳代の女性に多く，舌，口底，頰粘膜などの非角化粘膜に生じることが多い．

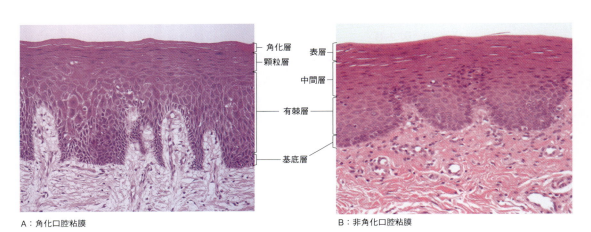

A：角化口腔粘膜　　　　　　　　　　　　B：非角化口腔粘膜

図3　口腔粘膜

2）水疱を主徴とするもの【← 2 章 -2：57〜59 頁参照】

（1）天疱瘡
　自己免疫疾患の1つであり，上皮細胞同士の接着に関係しているデスモグレインに対する自己抗体が産生され，これにより上皮細胞間の結合が失われ，できた間隙が水疱（上皮内水疱）となる．

（2）類天疱瘡
　天疱瘡と同様に自己免疫疾患の1つである．口腔粘膜の上皮層と結合組織の間に存在する基底膜に対する自己抗体が産生され，これにより上皮層全体が結合組織から剝がれ，生じた間隙が水疱（上皮下水疱）となる．

（3）口唇ヘルペス
　潜伏感染していた単純ヘルペスウイルス I 型（HSV-1）の再活性化によって，口唇およびその周囲の皮膚に集簇性の小水疱を形成する疾患．紫外線への暴露，発熱，疲労，歯科治療，手術などが誘因となる．

（4）帯状疱疹
　水痘に罹患後，神経節に潜伏感染していた水痘・帯状疱疹ウイルス（VZV）が，細胞性免疫能の低下により再活性化され，特定の神経支配領域の皮膚に水疱性病変を形成する疾患．口腔内の水疱は容易に破れて易出血性のびらん，潰瘍となる．栄養不良，過労，感冒，外傷，免疫能低下が誘因となる．

（5）ヘルパンギーナ
　コクサッキーウイルスの感染により発症する疾患で，口峡部の発赤および多数の小水疱形成を特徴とする．突然の発熱で発症し，軟口蓋を中心として口峡部に発赤を伴う多数の小水疱が形成される．この小水疱はすぐに破れるため，アフタ様小潰瘍として認められることが多い．全身症状として食欲不振，倦怠感，頭痛などを伴う．夏期に流行し，乳幼児に多い．通常数日で解熱し，1週間程度で治癒する．

（6）手足口病
　主にエンテロウイルス 71 またはコクサッキーウイルス A16 の感染により，口腔粘膜，手掌，足底に小さな発疹および小水疱の形成を特徴とする疾患．口腔内の小水疱は破れて小潰瘍となる．夏期に流行し，小児に集団発生することが多い．通常 7〜10 日で治癒する．

Column　リンパ節腫脹

　リンパ節は全身に分布しているが，特に頭頸部には豊富に存在し，細菌感染やウイルス感染に対する生体防御機構の一端を担っている．

　正常なリンパ節は豆形を呈し，大きさは通常 1 cm 以下であり，これを超える場合にはリンパ節腫脹とよばれる．

　顎下リンパ節や頸部リンパ節などに局所性のリンパ節腫脹がみられる場合には，局所の炎症や悪性腫瘍の存在を反映していることが多い．

　一方，全身性にリンパ節腫脹がみられる場合には，ウイルス性疾患や自己免疫疾患に加え，白血病や悪性リンパ腫などの血液腫瘍の存在を反映していることもあるので，注意を要する．

[*2] 口腔潜在的悪性疾患

従来，口腔粘膜において悪性化する可能性がある病変は「前がん病変」と「前がん状態」に分けられていたが，最近ではこれらを区別せず，「口腔潜在的悪性疾患」（oral potentially malignant disorders）として考えられるようになってきている．

3）白色病変を主徴とするもの【← 2章-2：47～51頁参照】

（1）白板症

口腔粘膜に生じた摩擦によって除去できない白色の板状あるいは斑状の隆起性を示す病変の総称であり，臨床診断名として用いられる．前がん病変[*2]の1つであり，がん化率は4.4～17.5％である．高齢者の男性に多くみられ，好発部位は頰粘膜，舌，歯肉，歯槽粘膜，口底，口蓋である．近年では前がん病変を口腔潜在的悪性疾患[*2]とよんでいる．

原因はいまだ不明であるが，慢性の物理的・化学的刺激，貧血，ビタミンA・ビタミンB複合体の欠乏，低アルブミン血症，高脂血症，糖尿病，ホルモン失調，胃疾患などが誘因と考えられている．

（2）口腔扁平苔癬

口腔粘膜の角化異常を伴う慢性炎症性疾患である．中高年の女性に多くみられ，好発部位は頰粘膜である．原因はいまだ不明であるが，歯科金属による接触性アレルギー，HCV感染，内分泌異常，精神的ストレス，免疫異常などが想定されている．

臨床症状はきわめて多彩で，口腔粘膜に単純な線状，網目状，レース状あるいは環状を呈する軽度の白色病変として認められることが多いが，それらに発赤，びらんを伴うこともある．通常自覚症状はほとんどないが，ときに灼熱感，刺激痛を訴えることがある．明らかにがん発生の危険性が増加した一般的な状態とされ，前がん状態の1つとされる．口腔扁平苔癬は口腔潜在的悪性疾患に分類されており，悪性化率は0.4～6.4％である．

（3）口腔カンジダ症

口腔内常在菌の1つである*Candida albicans*の感染により発症する疾患で，口腔潜在的悪性疾患に分類されている．この真菌は本来病原性が低いため健康人に発症することはまれであるが，何らかの原因（悪性腫瘍，免疫不全，糖尿病など）により全身の抵抗力が減弱した場合に感染が成立する（日和見感染）．

また抗菌薬の長期投与により口腔内常在菌叢が攪乱された結果，相対的にこの菌が優位となり，感染につながることもある（菌交代症）．症状および経過により，偽膜性カンジダ症，慢性肥厚性カンジダ症，紅斑性（萎縮性）カンジダ症，カンジダ性口内炎に大別される．

4）腫瘍性病変

（1）乳頭腫

口腔内に発生する良性腫瘍では比較的頻度が高い．ヒトパピローマウイルスの感染によるものと考えられているが，慢性の機械的刺激により反応性に生じる場合もある．有茎性または広基性で，乳頭状，疣贅状，カリフラワー状など変化に富んだ外観を呈する．

（2）口腔がん

口腔粘膜に発生する悪性腫瘍を総称して「口腔がん」とよぶ．口腔がんのうちの大部分（約90％）が口腔粘膜上皮に由来する扁平上皮がんである．好発部位としては舌約60％，歯肉約18％，口蓋約3％と，舌が半数以上を占める．

5）舌の病変

（1）地図状舌

　主に舌背部にみられる，中央部が鮮紅色，周囲が白色の境界明瞭な斑を生じる病変で，原因は不明．小児や若い女性に多い．舌にできた斑は，拡大，融合を繰り返して地図状を呈する．ときに軽度の痛みや灼熱感，味覚異常を訴えることがある．

（2）溝(状)舌

　舌背の表面に多数の溝がみられる状態．詳細な原因は不明であるが，遺伝的素因が想定されている．溝は年齢とともに顕著となる傾向がある．通常，自覚症状はなく，治療対象とはならない．

（3）正中菱形舌炎

　分界溝前方の舌背中央部に菱形または楕円形の紅い斑あるいは結節としてみられる病変で，その部の有郭乳頭や糸状乳頭は欠如している．発生原因としては，舌の形成不全のために胎生期に萎縮する無対結節が残存し，赤色斑を生じたものと考えられているが，最近口腔カンジダ症との関連が指摘されるようになった．通常自覚症状はないが，二次的に感染を伴うと発赤や疼痛がみられる．

（4）黒毛舌

　舌背中央部を中心として糸状乳頭の伸長と黒色の色素沈着をきたす病変．原因は抗菌薬による口腔内細菌叢の菌交代現象が原因と考えられており，菌の産生する色素，あるいは硫化水素と食物中の金属との結合物により着色が起こると考えられている．

（5）平滑舌

　糸状乳頭が消失し，舌表面（舌背）が平坦化した状態である．ときに発赤，灼熱感や潰瘍形成を伴うこともある．唾液の分泌低下などの局所的原因により発生する場合もあるが，鉄欠乏性貧血（プランマー・ビンソン〔Plummer-Vinson〕症候群），巨赤芽球性貧血・悪性貧血（ハンター〔Hunter〕舌炎），シェーグレン〔Sjögren〕症候群などの全身疾患の部分症状としてみられることもある．

❸　顎関節疾患

　顎関節には，先天異常や発育異常，炎症性疾患，外傷性疾患，腫瘍性疾患などの多くの病態が存在するが，日常の臨床において最も多く遭遇するのは顎関節症である．

　顎関節症は顎関節や咀嚼筋の疼痛，関節雑音，開口障害や顎運動異常を主要症状とする病態の包括的診断名であり，さらに咀嚼筋痛障害（Ⅰ型），顎関節痛障害（Ⅱ型），顎関節円盤障害（Ⅲ型，復位性および非復位性）および変形性顎関節症（Ⅳ型）に分類される．また全身性疾患である関節リウマチや痛風の部分症状として顎関節炎が発症することがある【◀2章-3：67頁参照】．

4　神経性疾患

　口腔・顎顔面領域を支配する神経は主に脳神経であり，特に三叉神経（第Ⅴ脳神経），顔面神経（第Ⅶ脳神経），舌咽神経（第Ⅸ脳神経），迷走神経（第Ⅹ脳神経），副神経（第Ⅺ脳神経）および舌下神経（第Ⅻ脳神経）の障害により，さまざまな部位に神経痛，知覚麻痺，運動麻痺などが出現する．

5　唾液腺疾患

　唾液を産生・分泌する唾液腺は外分泌腺の１つであり，左右一対で存在する３つの大唾液腺（耳下腺，顎下腺および舌下腺）と，口腔粘膜下に存在する小唾液腺（口唇腺，舌腺，口蓋腺，臼後腺，頬腺およびエブネル腺〔von Ebner's gland〕）に区別される．また産生する唾液の性状により，漿液腺（耳下腺およびエブネル腺），粘液腺（口蓋腺）および混合腺（顎下腺，舌下腺および口蓋腺以外の小唾液腺）に区別される．

　唾液腺の機能低下により唾液の分泌が低下した状態は口腔乾燥症（ドライマウス）とよばれるが，その原因により以下に分類される．

①唾液腺自体の機能障害によるもの（加齢性口腔乾燥症，放射線性口腔乾燥症，特発性口腔乾燥症など）

②神経性のもの（抑うつ，ストレスなどが原因）

③薬物性のもの（抗うつ薬，抗不安薬，降圧薬などが原因）

④全身性疾患によるもの（脱水，貧血，糖尿病，腎障害などが原因）

⑤代謝性のもの（口呼吸や過呼吸などによる唾液の水分の蒸発の過剰が原因）．

References

1）福井次矢，奈良信雄編：内科診断学 第３版. 医学書院，東京，2016.
2）山根源之ほか編：口腔内科学. 永末書店，京都，2016.
3）道　健一編：口腔顎顔面疾患アトラス 改訂版. 永末書店，東京，2012.
4）Scully, C.（ed.）：Oral and Maxillofacial Medicine, 3rd ed. Elsevier, London, 2013.
5）Cawson, R.A. and Odell, E.W.（ed.）：Cawson's Essentials of Oral Pathology and Medicine, 8th ed. Elsevier, London, 2008.

2 口腔粘膜疾患

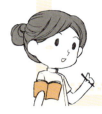

山根源之（I〜Ⅲ）・中村誠司（Ⅳ, Ⅴ）

　口腔顎顔面には原発する疾患だけでなく，全身疾患に関連した疾患も多く発現する．口腔内は視診・触診が可能な部位なので，それらは「色調変化」「びらん・潰瘍」「水疱・膿疱」「口腔乾燥」およびその他の症状によって分類される．

I 色調変化を伴う疾患

　表面の色から白色，紅色，黒色，褐色などの変化に分けられる．

1 白色を主症状とする疾患

1）口腔白板症

疾患の概要

　口腔白板症は，「口腔粘膜に生じた白色の板状あるいは斑状の角化性病変で擦過しても除去できない病変で，臨床的にも病理学的にも他のいかなる疾患にも分類されないもの」というWHOの診断基準がある[1]．この診断基準に対して，日本口腔内科学会では口腔白板症の分類を検討し，「臨床的あるいは病理学的に他のいかなる特徴も有しない口腔粘膜の白色の板状もしくは斑状の病変であり，しかも，病理組織学的に上皮性異形成の有無に関係なく用いる臨床的な病名」と提案している[2]．

　原因は不明だが，不適合義歯などの歯科補綴装置や歯の鋭縁による慢性刺激，喫煙や飲酒による刺激などが誘因になるといわれている．また，局所的な原因が明確だったり，全身的背景が発症原因と考えられる場合は，口腔白板症ではなく，関連病変・疾患に分類されている（**表1**）．

　これまで白板症は紅板症とともに「正常なものに比較して明らかにがんになりやすい形態学的変化を伴った組織」として前がん病変とされていた．しかし，最近は，これらの前がん病変と，これまで前がん状態とされていた口腔扁平苔癬などの両者をまとめて，潜在的悪性疾患（potentially malignant disorders）とよんでいる[2]【←2章-1：44頁の側注参照】．

歯科診療上の注意点

　潜在的悪性疾患（前がん病変，前がん状態）といわれているので対応には十分注意をする．**図1**の症例は，初診時に口腔白板症の臨床診断で細胞診でも悪性を疑え

表1　口腔白板症と鑑別する口腔の白色病変

- タバコに関連した白板症
- 摩擦性角化症
- 咬頬（頬粘膜を反復してかんだ後の白色変化）
- 歯科修復物に関連した角化症
- 白色水腫
- 白色海綿状母斑
- カンジダ性白板症または慢性肥厚性カンジダ症
- 口腔扁平苔癬
- 円板状エリテマトーデス
- AIDSに関連した白板症

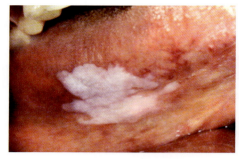

図1　舌の白板症初診（6年後に扁平上皮がん）

なかったが，7年後にがん化して扁平上皮がんの診断で手術を行った．
　初診時の写真やカルテ記載は経過観察に役立つようにする．経過観察中は大きさの比較ができるように写真撮影やカルテ記載を正確に行う．長期間の経過観察，細胞診による診断，切除生検，専門医療機関への紹介などについて歯科衛生士は理解したうえで患者に対応する．
　誘因となる口腔内の刺激を見つけ，喫煙や飲酒などの生活習慣と病変との関係を提示しながら指導を行う．

2）口腔扁平苔癬および口腔苔癬様病変

疾患の概要（口腔扁平苔癬）

　扁平苔癬は口腔以外に皮膚，外陰部粘膜にも生じる慢性炎症性角化病変である．原因は明らかでないが，細胞性免疫機序が関係し，歯科金属アレルギーやストレスなどが原因の1つとして考えられている．C型肝炎ウイルス（HCV）との関連もいわれている．
　好発部位は頬粘膜で両側にみられることが多い．舌側縁部，歯肉，口唇粘膜が続く．臨床症状は多彩で，白色の線状，点状，斑状などの白斑がみられ，全体としてみるとピンクの口腔粘膜上に網状，レース模様としてみられる．白色部の間にはびらんや潰瘍を呈する場合もあり，紅色病変と混在する．びらんや潰瘍部では接触時痛があり，食事のときに醤油やワサビなどがしみる．
　病理組織検査で確定診断を行う．

歯科診療上の注意点（口腔扁平苔癬）

　潜在的悪性疾患とよばれているため，病理組織検査が必要である．典型的な扁平苔癬の病理組織所見であれば外科的切除は行わず，ステロイド含有口腔粘膜貼付薬を投与する．
　症状の軽快と重症化が繰り返され，治療には苦慮する．患者によっては再発予防のためステロイド含有口腔粘膜貼付薬を常用する傾向がある．しかしこれは，口腔粘膜に口腔カンジダ症を併発する症例が扁平苔癬患者の約半数近くになるので無視できない．その場合は最初に抗真菌薬投与で口腔カンジダ症を治療し，カンジダ症の症状が消失後に扁平苔癬に対するステロイド軟膏を貼付する．

歯科衛生士は難治性疾患のため患者からの訴えを聞くことが多いが，対症療法しかないことを理解させ，口腔衛生の維持と刺激を与えない食生活を丁寧に指導する．

疾患の概要（口腔苔癬様病変）

歯科用金属の接触アレルギー，投与された薬物の反応，造血幹細胞移植後の移植片対宿主病〔graft-versus-host disease：GVHD〕【◀V：65頁参照】などにより発症した扁平苔癬に類似の症状は，「口腔苔癬様病変」とよび，口腔扁平苔癬とは区別する．

口腔苔癬様病変を誘発する可能性のある薬物は，β遮断薬，経口糖尿病薬，サイアザイド系利尿薬，NSAIDs（非ステロイド性抗炎症薬），抗菌薬，高尿酸血症治療薬，抗マラリア薬，メチルドパ降圧薬，ACE（アンジオテンシン変換酵素）阻害系降圧薬，ペニシラミン系抗リウマチ薬，3環系抗不安薬，抗うつ薬炭酸リチウム，抗腫瘍分子標的治療薬など多い．造血幹細胞移植後のGVHDなどにより発症した場合は，がん化する可能性があるので厳重な経過観察を行う．

歯科診療上の注意点（口腔苔癬様病変）

歯科金属が原因と考えられる場合は，金属アレルギーパッチテストの結果を待たなくても，金属に接触している部分の粘膜に病変が認められれば治療費などの問題があるとしても早急に除去するほうがよい．

造血幹細胞移植後のGVHDなどによる場合は，口腔扁平苔癬と同様に病理組織検査とステロイド含有口腔粘膜貼付薬を投与する【◀V：65頁参照】．

3）ニコチン性口内炎

疾患の概要

ヘビースモーカーでは喫煙により口腔粘膜にニコチンが蓄積して口内炎や白色病変が生じる．特に口蓋粘膜に著明に認められる病変は，喫煙者口蓋〔smoker's palate〕とよばれている．赤い発疹が初発し，白色，灰白色になり，しだいにシワとなって肥厚する（図2）．ビタミンBなどが不足し，口内炎は難治性となる．

歯科診療上の注意点

歯にもニコチン沈着がみられ，口腔衛生状態は悪く口臭も強い．

歯科衛生士は口腔衛生管理と指導に加えて，禁煙指導も必要である．喫煙は歯周

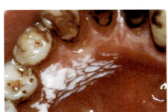 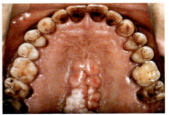

図2　ニコチン性口内炎
　右症例の患者の喫煙歴は30本/日×40年．

病の誘因でもあり，ヘビースモーカーには特に注意をする．禁煙できれば口内炎は数カ月で治癒傾向となる．

4）口腔カンジダ症

疾患の概要

口腔の常在菌である *Candida albicans* を主とするカンジダ属菌種によって引き起こされる日和見感染症で，表在性真菌症である．偽膜性カンジダ症，紅斑性（萎縮性）カンジダ症，肥厚性カンジダ症，カンジダ性口角炎の4つに分けられる（図3）．その中で偽膜性カンジダ症が最も多く，点状の白苔が多数粘膜に付着し，擦過により容易に出血する．舌背では白苔を形成し，味覚異常や口気悪臭を起こす．口腔白板症との鑑別が必要である．

紅斑性（萎縮性）カンジダ症は，紅板症と鑑別する．汚れた義歯が原因の義歯性口内炎ともいわれ，床下粘膜が赤くなる．舌背では舌乳頭が萎縮し，発赤を伴い平滑舌になる．刺激痛や灼熱感および味覚異常を伴うことがある．抗菌薬やステロイド薬の長期投与でも発現する．

肥厚性カンジダ症は，粘膜が肥厚して硬くなり，粘膜表層には白色の偽膜が固着する．擦過しても白苔は除去できない．抗真菌薬の塗布では浸透せず効果がない場合があり，内服薬や注射薬が必要になる．白斑型口腔扁平上皮がんと鑑別する．

カンジダ性口角炎は，口腔乾燥を伴う高齢者に多くみられ，口角部粘膜と皮膚にできた亀裂部にカンジダ菌が増殖する．偽膜性および紅斑性のカンジダ症どちらにもみられる．

カンジダ特異性蛍光染料（ファンギフローラY®）を使用した直接顕微鏡検査で，歯科外来で簡単に菌糸を確認できる．クロモアガー培地を使用した培養検査では，*C.albicans, C.glabrata, C.parapsilosis, C.tropicalis, C.krusei* などの菌種を同定できる．この場合は培養に24〜48時間必要である．診断に際しては，口腔白板症やがん，エイズとの鑑別を常に行う．

歯科診療上の注意点

歯科衛生士が接することが多い疾患である．原因のトップは義歯の汚れや口腔清掃不良，口腔乾燥での自浄作用低下であり，口腔衛生管理が不十分で免疫能が低下している要介護高齢者に好発する．口角部は汚れが付着しやすいので薬剤塗布だけ

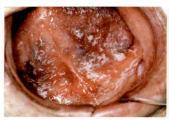
A：偽膜性口腔カンジダ症

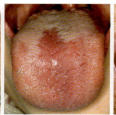
B：萎縮性（紅斑性）カンジダ症

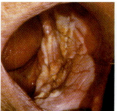
C：肥厚性口腔カンジダ症

図3 口腔カンジダ症

でなく，頻繁に清拭する．口角の亀裂，開口時痛があり食事と会話に支障がある．
　また，ステロイド含有口腔貼付薬や気管支喘息に対する吸入ステロイド治療薬の使用後含嗽の不足なども原因になる．
　全身的には抗菌薬投与による菌交代現象，抗がん薬や免疫抑制薬の長期投与やエイズによる免疫低下，栄養状態の低下などがある．
　抗真菌薬投与だけでは不十分で，再発防止も考えて歯科衛生士の役割は重要である．患者の自己管理を指導し，専門的な口腔衛生管理を実施する．口腔乾燥に対処し，口腔機能を改善して栄養状態をよくすることが症状の緩和になる．
　治療は抗真菌薬（ミコナゾール，イトラコナゾールなど）の局所的・全身的投与が有効である．なお，ミコナゾールとワルファリンカリウムは併用禁忌である[*1,2]．しかし，肥厚性カンジダ症は外用では効果が少なく，内服など全身的投与が必要である．背景因子の改善として，原疾患の治療や免疫力を高めることが重要であるが，白血病などの治療で免疫能が低下すると発現するのでなかなか難しい【← 3章-12：166頁参照】．

[*1] **抗真菌薬使用上の注意（併用禁忌）**
アゾール系抗真菌薬ミコナゾール（フロリードゲル®）の経口薬および注射薬とワルファリンカリウム（ワーファリン®）の2剤は，重篤な出血関連症例が発症するため併用禁忌となった（2016年10月18日，厚生労働省は添付文書改訂）．

[*2] **口腔粘膜付着型抗真菌薬**
新しく開発されたミコナゾール（オラビ錠口腔用®）は，1日1回上顎歯肉に付着させて使用するため使用法が安易で有用性が期待されている（2019年2月4日発売）．

5）エイズによる口腔カンジダ症，毛状白板症

疾患の概要

　エイズによる口腔症状は多く，初発症状の約40％は口腔カンジダ症で，早期から発現する．カンジダ症は爪カンジダ，食道カンジダなど全身に症状がみられる（図4）．
　類似の症状を示す毛状白板症は舌側縁に白色ひだ状病変としてみられるが，疼痛などの自覚症状はない．EBウイルスによる日和見感染で，CD4陽性細胞が減少し200以下になると発現しやすいといわれている．抗真菌薬は無効である．

歯科診療上の注意点

　エイズの治療が進まないと口腔症状は消失しないが，口腔カンジダ症には抗真菌薬による対症療法を行う．また，患者自身による日常の口腔衛生管理を指導する．
　歯科衛生士による口腔衛生管理は定期的に行い，口腔乾燥に対しては口腔粘膜湿潤剤の使用や加湿器の使用をすすめる．口腔機能を改善して栄養状態をよくすることが本疾患でも有効である．

2　紅色を主症状とする疾患

1）紅板症

疾患の概要

　紅斑症，紅色肥厚症ともいう．「臨床的にも病理組織学的にも他の疾患に分類されない紅斑または紅板」と定義され，口腔白板症とともに前がん病変，最近では口腔潜在的悪性疾患とされている．約40～50％ががん化し，上皮内がんやびらん型の早期がんとの鑑別が重要である．
　症状は鮮紅色のビロード状，斑状の萎縮性病変（図5）で，表面に顆粒状の隆起や，白斑部が混在している場合はがんの可能性が高い．診断には病理組織検査が必

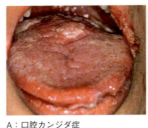
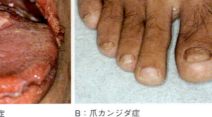
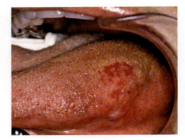

A：口腔カンジダ症　　　B：爪カンジダ症
図4　エイズによる口腔と爪のカンジダ症

図5　紅板症（紅斑症）

要であり，外科的切除を行うが，病変が小さい場合は切除生検を行う．いずれにしろ術後の経過観察は厳重に行う．

> !) 歯科診療上の注意点

初期のびらん型扁平上皮がんとの鑑別は大事である．また，紅斑性カンジダ症との鑑別は抗真菌薬での効果判定と菌の検査で容易である．

刺激がなければ疼痛がないことが多く，色調の変化には患者自身は気づきにくい．歯科衛生士は毎回の診療では口腔各部を視診して，このような患者の自覚症状がない変化を見つけなければいけない．経過観察には写真撮影やカルテ上の詳細な記録が重要である．

③ 色素沈着を主症状とする疾患

全身疾患に付随する色素沈着には，アジソン病，ポイツ・ジェガース症候群，マッキューン・オルブライト症候群，フォン レックリングハウゼン病がある．またメラニン色素や金属の外来性色素沈着や黒毛舌がみられる．

1）メラニン色素沈着

疾患の概要

口腔粘膜には皮膚ほど多くはないがメラニン産生細胞が存在し，先天的なメラニン色素沈着症と加齢に伴う色素沈着症がある．高齢者の口腔粘膜には点状・斑状・帯状の色素沈着がしばしばみられるが，病的なものとは考えない．喫煙により歯肉メラニン沈着症がみられる（図6）．このメラニンは粘膜上皮の基底細胞に沈着し，喫煙を止めて2～3年経過しないと消失しない．

> !) 歯科診療上の注意点

審美的にメラニン色素沈着を気にする患者では，レーザー照射で除去するが，悪性黒色腫（図7）との鑑別を行ってから実施する．喫煙による歯肉のメラニン色素沈着は，喫煙者本人の主流煙だけでなく，傍にいる家族の副流煙による影響もあり問題は大きい．小児のメラニン色素沈着は同居家族に喫煙者がいるかを常に考えなければいけない．

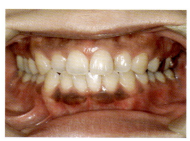
図6 喫煙による色素沈着症（メラニン色素）

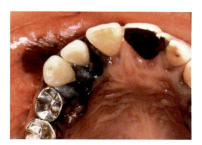
図7 悪性黒色腫

2）アジソン病〔Addison's disease〕

疾患の概要
慢性副腎機能低下症による副腎ホルモン分泌低下でメラニン色素刺激ホルモンが活性化されて色素沈着が起こる．口腔粘膜，全身の皮膚，爪などに褐色の色素沈着がある．全身倦怠感，体重減少，食欲不振，低血圧などがみられる．

歯科診療上の注意点
副腎機能低下症を理解して主治医と連絡をとり診療を進める．全身倦怠感，体重減少，食欲不振，低血圧などの症状がある場合は歯科診療を控える．口腔粘膜の色素沈着は患者が審美的な訴えをしなければ経過観察する．

3）ポイツ・ジェガース症候群〔Peutz-Jeghers syndrome〕

疾患の概要
常染色体優性遺伝で発生し，口腔粘膜，皮膚に黒色または褐色の色素沈着が起こる．消化管の多発性ポリープ（消化管ポリポージス）が特徴で，小腸の大きなポリープはがん化する可能性がある．

歯科診療上の注意点
口腔粘膜，皮膚に黒色または褐色の色素沈着がみられた場合は，本疾患も考え消化器内科での内視鏡検査を勧める．口腔粘膜の色素沈着は患者が審美的な訴えをしなければ経過観察する．

4）マッキューン・オルブライト症候群〔McCune-Albright syndrome〕

疾患の概要
多骨性線維性骨異形成症，皮膚・粘膜の色素沈着，内分泌異常により二次性徴が早期に起こる思春期早発症の3つが主症状である．

歯科診療上の注意点
パノラマX線写真で顎骨にスリガラス状の不透過像を認めた場合には線維性骨異形成症を疑い，皮膚・粘膜の色素沈着とあわせて本疾患を疑う．

5）フォン レックリングハウゼン病〔von Recklinghausen's disease〕

疾患の概要

常染色体優性遺伝で発生する．皮膚・粘膜にカフェオレ斑といわれる褐色の色素斑がみられるが，口腔にみられるのは稀である．皮膚・粘膜には弾力性軟の神経線維腫が大小多発するが，これは口腔にも発現する．

眼症状（虹彩小結節，視神経膠腫），脊柱や胸郭の変形，四肢骨の変形，頭蓋顔面骨の欠損などを伴うことがある．

歯科診療上の注意点

歯肉や頬粘膜に多発した神経線維腫は口腔清掃や咀嚼のときに障害となり，口腔が汚染する．歯科ではこれらの切除手術を行うが，口腔衛生管理については持続的に歯科衛生士が担当する．

6）外来性色素沈着

疾患の概要

ほとんどが金属による色素沈着である．昔は水銀，蒼鉛（ビスマス），鉛などを仕事で扱う人や，服用薬剤に重金属が含まれている場合にみられ，体内に吸収された重金属が黒褐色の顆粒として細胞内に沈着する．その結果，歯肉縁部に線状に沈着して蒼鉛縁や鉛縁となる．現在では歯科治療時に銀，パラジウムなど歯科用金属粉が取り込まれた場合に起こる．

歯科診療上の注意点

臨床的に診断できるが，歯科用金属粉や破片などの組織内埋入はデンタルX線撮影が有効である（**図8**）．治療は原因の除去と歯肉縁の着色で審美障害があれば手術で除去する．病的症状がなければ経過観察を行う．

7）黒毛舌

疾患の概要

舌背の糸状乳頭が著しく伸び，毛髪様にみえ，表層の角質層が黒褐色に着色した状態である．喫煙や食品などの外来性色素の沈着が多いが，抗菌薬や副腎皮質ホルモン薬の長期投与で生じた菌交代現象から発症し，慢性胃腸障害患者にも発症する．

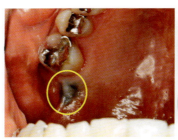 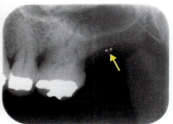

図8　歯科金属の迷入による色素沈着

自覚症状はないが，伸びた糸状乳頭の間に汚れが付着し，細菌の繁殖で口気悪臭や刺激痛が起こる．

(！) 歯科診療上の注意点

高齢者や全身的に病的な状態が続いている患者に多い．カンジダ症が合併しているか検査を行う．治療は舌ブラシによる舌背の清掃と口腔内全体の衛生管理が必要である．口腔乾燥も症状を助長するので気をつける．

II びらん・潰瘍を伴う疾患

1）カタル性口内炎

疾患の概要

カタルとは組織の破壊を伴わない，粘膜の表在性滲出性炎である．漿液性，粘液性，膿性，剝離性などに分類される．口腔全体に発症する漿液性炎をカタル性口内炎という．口腔粘膜に発赤，浮腫を生じ，軽度の灼熱感を認める．炎症が強くなると粘膜表面の粘稠度が亢進し，口気悪臭を伴う．顎下リンパ節が腫大することもある．

疲労や風邪などによる全身の抵抗力低下，胃腸障害，口腔清掃状態不良などを背景にした口腔内常在菌の感染である．原疾患の治療を内科に依頼する．

(！) 歯科診療上の注意点

安静と，口腔症状はアズノールうがい液 4%® などで定時的に含嗽する．歯ブラシの使用は疼痛のため難しく，ますます口腔内は汚れ，悪循環となる．歯科衛生士は工夫して専門的な口腔衛生管理と自己管理方法の指導を行う．

2）多形滲出性紅斑，スティーブンス・ジョンソン症候群，中毒性表皮壊死症

【↑ 3 章 -7：126 頁参照】

3）全身性エリテマトーデス（全身性紅斑性狼瘡）

【↑ 3 章 -8：136 頁参照】

4）再発性アフタ

疾患の概要

アフタは口腔粘膜に発症する境界明瞭な直径 1〜3 mm の類円形で有痛性の小潰瘍である．一般の人は，アフタのような口腔粘膜に発症する疾患をひとまとめに口内炎と称している．しかし，口腔粘膜に限局して発症し，約 1 週間程度で自然治癒する孤立性アフタだけではない．再発を繰り返す場合は再発性アフタとよばれる．

発症の背景因子には疲労，精神的ストレス，女性の生理周期，ビタミン B 群の不足，風邪での熱発後，局所的には歯の鋭縁の存在などがあげられる．またベーチェッ

2 口腔粘膜疾患 **55**

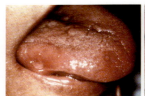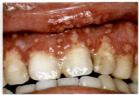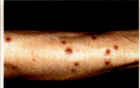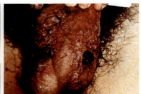

図9 ベーチェット病

ト病のように，特定の全身疾患に伴って発症する場合がある．

> **⚠ 歯科診療上の注意点**
>
> 再発を繰り返す場合は，毎回ステロイド含有口腔粘膜貼付薬や含嗽薬ですませずに，背景因子を探す．背景因子を除去することで再発する期間が延長したり，消失することがある．
>
> 口腔環境や口腔衛生状態が悪いとアフタが起こりやすいので，歯科衛生士はしっかり対応する．また，同じ再発性アフタの症状を認めるベーチェット病との鑑別が必要である．

5) ベーチェット病 〔Behçet's disease〕

疾患の概要

①口腔粘膜の再発性アフタ（90％以上に発現），②皮膚の結節性紅斑，皮下の血栓性静脈炎や毛囊炎，③眼の虹彩毛様体炎あるいは網膜ぶどう膜炎（両眼に視力低下や視野異常，失明が発現），④外陰部潰瘍の4症状を特徴とする慢性再発性の難治性の全身性炎症疾患である（**図9**）．主症状以外に関節炎病変，副睾丸炎，消化器病変，血管病変，中枢神経病変がある．原因は不明だが免疫遺伝学的因子の関与が推測されている．

> **⚠ 歯科診療上の注意点**
>
> 口腔粘膜の再発性アフタは約90％の患者で初発することから，歯科で発見されることが多いため，再発性アフタの患者には本疾患との鑑別が必要である．
>
> 発症の背景には，う蝕や歯周病，咽頭炎など口腔レンサ球菌感染症なども考えられているので，歯科治療と口腔衛生管理が再発を抑える可能性がある．治療に際しては皮膚科，眼科，膠原病内科などと連携をとる．

6) 梅毒【← V：65頁参照】

疾患の概要

梅毒トレポネーマによる性感染症である．昔からあり，現在も流行している．病期（**表2**）の第Ⅱ期に口腔粘膜にアフタ様の浅い潰瘍がみられる（**図10**）．

> **⚠ 歯科診療上の注意点**
>
> 性感染症であるが，診療はスタンダードプリコーションで対応すれば問題はない．

表2 梅毒の病期

第Ⅰ期	・初感染から3カ月後までで，感染部位に発生する初期硬結とそれが潰瘍化した硬性下疳が特徴．初期感染部位の所属リンパ節は無痛性に腫大し，無痛性横痃とよばれる．
第Ⅱ期	・3カ月〜3年までの期間で，皮疹や粘膜に梅毒疹が生じるのが特徴． ・丘疹性梅毒疹，梅毒性乾癬，梅毒性バラ疹． ・この時期には，口腔咽頭領域では粘膜斑（乳白斑）や梅毒性扁桃炎などが生じる．
第Ⅲ期	・感染後3年〜10年までで，梅毒疹は結節性梅毒とゴム腫をきたす．
第Ⅳ期	・感染後10年以降に発症するもので，中枢神経性と心血管系に障害をきたす．

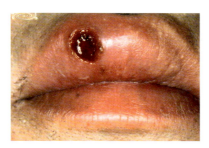

図10 梅毒性潰瘍（口唇）

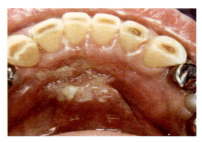

図11 結核性潰瘍（口底）

口腔粘膜症状で歯科を受診することがあり，必要であれば皮膚科を紹介する．

7) 結核

疾患の概要

結核菌の感染である．肺結核で排菌を含む喀痰が口腔粘膜に付着し，局所で増殖した二次感染が多い．潰瘍は外形が不定型で鋸歯状であり，穿窟性の白色偽膜で被覆された潰瘍である．出血しやすく難治性潰瘍である（図11）．

歯科診療上の注意点

スタンダードプリコーションで対応できるが，口腔粘膜が脆弱だと再感染の危険が高い．口腔の感染巣を治療し，継続した口腔衛生管理が必要である．

Ⅲ 水疱・膿疱を伴う疾患

水疱を伴う疾患はほとんどがウイルス性疾患である．単純ヘルペスウイルスのヘルペス性歯肉口内炎と口唇ヘルペス，帯状疱疹，ヘルパンギーナ，手足口病，麻疹などが口腔に症状を現す．皮膚の水疱症は天疱瘡と類天疱瘡がある．また膿疱を伴う疾患には掌蹠膿疱症がある．

1) ヘルペス性歯肉口内炎，口唇ヘルペス

疾患の概要

単純疱疹ウイルス（herpes simplex virus）の感染である．初感染で6歳以下の小児

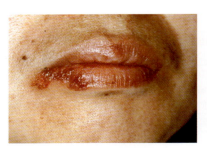

図12 口唇疱疹（口唇ヘルペス）

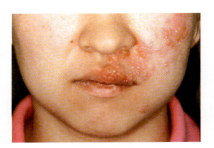

図13 帯状疱疹
左側三叉神経第二枝に罹患．

に発症するのがヘルペス性歯肉口内炎で，多発した小水疱は1〜2週間で自然治癒する．このウイルスが体内に潜伏して成人になったときに紫外線や疲労，感冒などを契機に再感染したのが口唇ヘルペスである．1週間から10日で治癒するが，その後も発症を繰り返す（図12）．

> ⚠ **歯科診療上の注意点**
>
> 特別な治療法はない．口唇ヘルペスは患者にとって気になる部位なので手指で触ることが多いため，水疱をつぶしたり指で接触させないように指導する．水疱発現時の歯科診療は行わない．

2）帯状疱疹

疾患の概要

水痘・帯状疱疹ウイルス（varicella zoster virus：VZV）感染症の回帰発症[*3]である．初感染時は水痘（水疱瘡）を生じるが，ウイルスは体内，特に三叉神経節や脊髄神経節に潜伏する．その後ウイルスが再活性化されるとそれらの神経支配領域の粘膜・皮膚に神経走行に沿って片側性の帯状の発疹と水疱が生じる．帯状疱疹後三叉神経痛や顔面神経麻痺の原因になる（図13）．一般的にはウイルスの潜伏場所が胸部にある場合が多く胸痛を起こす．

*3 回帰発症
病原体が体のどこかに潜み，無症状で経過した後に潜伏した病原体が原因で臨床症状が出現すること．

> ⚠ **歯科診療上の注意点**
>
> 広範囲に水疱がみられ，激しい疼痛を伴うので食事や会話が制限される．細菌の二次感染予防が必要であり，歯科衛生士は口腔衛生管理に努め，適切な口腔管理にて除痛と栄養補給を考える．

3）ヘルパンギーナ

疾患の概要

コクサッキーウイルスAを主体としたエンテロウイルスの混合感染である．夏に流行し，乳児，小児に好発する．突然の高熱と軟口蓋および口峡咽頭部に発赤と小水疱が出る．小水疱は破れてアフタ様潰瘍になり，1週間程度で治癒する．

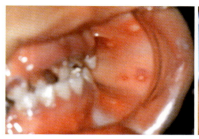 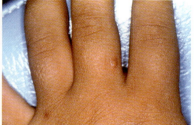 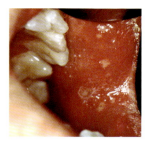

図14　手足口病　　　　　　　　　　　　　　　　　　　　　図15　麻疹（コプリック斑）

> **⚠ 歯科診療上の注意点**
> 　口腔内は強い接触痛があり摂食嚥下が困難になる．歯科衛生士は口腔内をよい状態に保持するように努める．小児では飲水量低下での脱水に注意する．

4）手足口病

疾患の概要

　複数のウイルスが原因で発症するが，一般的なのはコクサッキーウイルスA16あるいはエンテロウイルス71である．夏に流行し幼児や小児に好発するが，成人も例外ではない．発熱後1～2日で解熱した後，口腔粘膜の水疱やアフタ，手の指や足の裏に発疹と水疱がみられる（図14）．1～2週間で治癒するが，まれに髄膜炎を発症することがあるので注意が必要である．

> **⚠ 歯科診療上の注意点**
> 　特に治療は必要なく口腔粘膜の症状が消失するまで口腔衛生管理に努める．

5）麻疹

疾患の概要

　はしかともよばれ，麻疹ウイルスで発症する．皮膚に発疹が発現する1～4日前に頰粘膜に1～3mmの灰白色の扁平な斑点がみられる．これをコプリック斑というが，患者も家族も気づかないことが多い（図15）．日本ではワクチン接種率が低下しており，流行の危険があるため，接種をすすめている．

> **⚠ 歯科診療上の注意点**
> 　麻疹発症中の患者の歯科診療は行わない．歯科医師，歯科衛生士などクリニックの勤務者は，免疫が低下していれば患者から感染する可能性がある．

6）天疱瘡（尋常性天疱瘡），類天疱瘡（粘膜類天疱瘡）
【↑3章-8：133～135頁参照】

7）掌蹠膿疱症
【↑3章-7：129頁参照】

IV 口腔乾燥を伴う疾患

疾患の概要（口腔乾燥症）

口腔乾燥症（ドライマウス）とは，口腔内の唾液が不足して生じる病態であり，さまざまな全身疾患に関連して生じる[*4].

*4 唾液の役割

唾液には，口腔の保湿，潤滑，浄化，歯や粘膜の保護といった物理的作用，食物の消化，味覚（溶解あるいは溶媒作用），緩衝（酸やアルカリの中和や温度の緩和）といった化学的作用，抗菌あるいは抗ウイルス作用（リゾチーム，ラクトフェリン，抗体など），排泄，創傷治癒促進作用（ホルモンなど）といった生物学的作用がある．

1 口腔乾燥症の原因

日本口腔内科学会による口腔乾燥症の原因別の分類を**表3**に示す[3]．

唾液腺自体の器質的変化を伴った機能障害によるものとしては，シェーグレン症候群が第1にあげられる．その他の原因としては，放射線治療と加齢性変化が重要である．

神経性あるいは薬物性のものとしては，抑うつ，ストレスなどの精神状態や抗不安薬，抗うつ薬，降圧薬などの薬物によるものが多く，唾液分泌にかかわる神経系の抑制（主に副交感神経の抑制あるいは遮断）が原因とされている．

全身性疾患あるいは代謝性のものとしては，脱水などによる水分欠乏，貧血，糖尿病，腎障害などの全身性疾患が主な原因であるが，口呼吸，過呼吸，開口，摂食嚥下障害などによる局所的な保湿力が低下，水分蒸発の増大によっても生じる．

なお，口腔乾燥感の訴えがあるものの，唾液分泌の減少も他覚的な口腔乾燥症状もみられない心因性の場合が少なくなく，歯科心身症とみなされる症例もみられる．

2 口腔乾燥症の症状

口腔乾燥症の症状は原因が異なってもほぼ同じで，症状だけで原因を見分けるのは困難である[3〜7]．自覚症状としては，口渇，飲水切望感，唾液の粘稠感，口腔粘膜や口唇の乾燥感や疼痛，味覚異常，ビスケットなどの乾いた食物を嚥下しにくいなどがある．他覚症状としては，舌乳頭の委縮による平滑舌や溝状舌（**図16**），口腔粘膜の発赤（**図17**），口角びらん（**図16**），う蝕の多発（**図18**），歯周病の増悪，口臭などがある．舌苔が増え，毛が生えたような毛舌（**図19**）を呈することもある[*5]．

*5 口腔乾燥症に起因する合併症

口腔乾燥症に起因して，前述した舌炎や口角炎に加え，再発性アフタや難治性潰瘍などの口腔粘膜疾患が併発することがあり，一旦生じると難治性であることが多い．さらに，摂食嚥下障害，誤嚥性肺炎などの感染症，上部消化器障害が生じることも知られているので，特に高齢者では注意が必要である．

表3 口腔乾燥症の分類（日本口腔内科学会案）

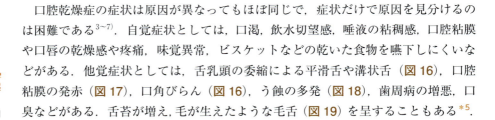

唾液腺自体の機能障害によるもの	神経性あるいは薬物性のもの
・シェーグレン症候群 ・放射線性口腔乾燥症 ・加齢性口腔乾燥症 ・移植片対宿主病（GVHD） ・サルコイドーシス ・後天性免疫不全症候群（AIDS） ・悪性リンパ腫 ・特発性口腔乾燥症	・神経性口腔乾燥症 ・薬物性口腔乾燥症
	全身性疾患あるいは代謝性のもの
	・全身代謝性口腔乾燥症 ・蒸発性口腔乾燥症

注）心因性の場合は歯科心身症と診断し，口腔乾燥症には含めないこととする．

2008年に日本口腔粘膜学会（現在は日本口腔内科学会）が示した原因別の口腔乾燥症（ドライマウス）の分類案から，ここでは診断名のみを示す．この分類案には診断名がその定義あるいは根拠とともに示されている．〔文献[3,5]より〕

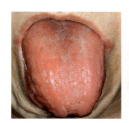
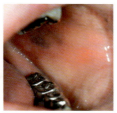
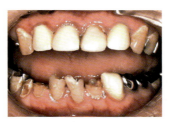
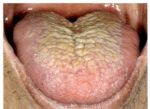

図16 口腔乾燥症でみられる舌と口角炎
シェーグレン症候群の患者で，舌背の全体に渡って舌乳頭は萎縮し，一部に発赤，表面の平滑化，溝状化がみられる．さらに，両側の口角部に発赤とびらんがみられる．［文献8）より］

図17 口腔乾燥症でみられる頰粘膜
シェーグレン症候群の患者で，頰粘膜は乾燥し，発赤と萎縮がみられる．［文献7）より］

図18 口腔乾燥症でみられるう蝕
シェーグレン症候群の患者で，多発性う蝕がみられる．これは口腔乾燥症そのものによるのではなく，口腔乾燥症のために飴などの嗜好品を頻繁に摂取することに起因する．［文献7）より］

図19 口腔乾燥症でみられる舌
摂食嚥下障害による蒸発性口腔乾燥症の患者で，舌背の全体に渡って蒸発性の場合の特徴である舌苔の肥厚がみられる．［文献5）より］

1）シェーグレン症候群〔Sjögren syndrome〕（図16〜18）

外分泌腺が特異的に障害を受ける膠原病の1つであり，口腔乾燥症に加えてドライアイなどを主徴とし，さらには乾燥症状以外の多彩な全身症状を伴うことが多い．日本には約50〜100万人の患者がいると推定されており，男女比は約1：15と女性に多く，50歳代の更年期前後の女性に好発する．

2）放射線性口腔乾燥症

頭頸部領域のがんに対する放射線療法や造血幹細胞移植などの際の全身放射線照射により生じる．これは唾液腺が放射線に対する感受性が非常に高く，萎縮・線維化といった組織障害により生じるためである．

3）神経性あるいは薬物性の口腔乾燥症

副交感神経の抑制または遮断によるものと考えられており，唾液腺自体の器質的変化はみられず，十分な刺激があれば唾液は分泌されるので，安静時にはさまざまな自覚症状があるにもかかわらず，摂食時の訴えは少ないことが多い．口腔乾燥症の発症や程度は，神経性の場合には抑うつ，ストレスなどの精神状態，薬物性の場合には原因薬物（表4）の使用の時期や量との関連が明確であることが多い．

4）貧血による全身代謝性口腔乾燥症（図20）

鉄欠乏性貧血での特徴である紅色平滑舌や口角炎は，口腔乾燥に起因する慢性萎縮性（紅斑性）カンジダ症と考えられている．また，巨赤芽球性貧血（悪性貧血）の場合にみられるハンター舌炎も同様のものである．

5）心因性のもの（歯科心身症）

心因性の場合は歯科心身症とみなされ，口腔乾燥感の訴えがあるものの客観性に乏しく，唾液分泌の減少も他覚的な口腔乾燥症状もみられない．唾液分泌量が正常範囲内であり，口腔粘膜にも異常がないことを丁寧に説明し，心療内科あるいは精神科に対診する【←2章-4：72頁参照】．

表4 口腔乾燥症を生じる主な薬物 [文献5) より]

①精神的作用をもつ薬物	③呼吸器に作用する薬物薬
催眠薬，抗精神病薬，抗うつ薬，気分安定薬，精神刺激薬，抗不安薬，抗躁薬，抗めまい薬，抗てんかん薬，抗パーキンソン薬，痙縮・筋緊張治療薬，自律神経系作用薬，麻薬，覚醒剤，酒類	気管支拡張・喘息治療薬，呼吸促進薬，鎮咳薬，去痰薬
	④消化器に作用する薬物
	胃酸分泌抑制薬（H2 ブロッカー，プロトンポンプ阻害剤），健胃薬
	⑤抗アレルギー薬
	抗ヒスタミン薬
②循環器に作用する薬物	⑥解熱・鎮痛・抗炎症薬
降圧剤（カルシウム拮抗薬），利尿薬，抗不整脈薬，抗狭心症薬，交感神経抑制薬，血管拡張作用薬，昇圧薬，低血圧症治療薬	鎮痛薬，消炎酵素剤，ステロイド剤

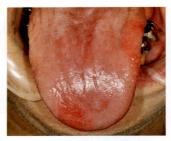

図20 全身代謝性口腔乾燥症でみられる舌

鉄欠乏性貧血の患者で，舌乳頭は著明に萎縮し，舌背部の表面は平滑となり，一部に発赤を伴っている．[文献4) より]

3 口腔乾燥症の診断

　口腔乾燥症に特徴的な訴えがある，あるいは口腔乾燥症に特徴的な症状がみられる場合の診断の流れを図21に示す[3〜7]．種々の原因が考えられるので，既往歴や使用中薬物を含めた慎重な問診が重要である．前述の口腔乾燥症状に注意した診察を行い，そのうえで唾液分泌量の測定を行うが，その方法としては刺激時唾液を測定するガム試験あるいはサクソン試験，安静時唾液を測定する吐唾法があり，刺激時と安静時唾液の両方を測定する．

　鑑別診断で重要なのは，口腔乾燥が唾液の減少によって生じたものなのか，あるいは唾液の減少によらないものなのかを鑑別することである．唾液分泌量の減少もみられず，口腔乾燥症状も自覚症状のみで他覚的症状が全くみられない場合には，心因性の歯科心身症が考えられる．蒸発性の場合も唾液分泌量の減少はみられないが，口呼吸，過呼吸，開口，摂食嚥下障害などに伴っていることが特徴的である．

　一方，唾液分泌量の減少が明らかな場合には，原因の同定を的確に行うことが必

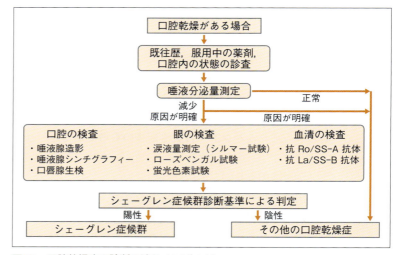

図21 口腔乾燥症の診断の流れ [文献3) より]

*6 高齢者の場合の口腔衛生管理は？

摂食嚥下障害があり，セルフケアが十分にできないような高齢者の場合には，介助者が定期的にブラッシングや洗浄といった口腔ケアを実施することが必要である．洗浄は生理食塩水や水道水でも十分に効果があるが，後述する洗口液や抗菌性薬剤などを用いるとさらによい．さらに，マスクを着用して口腔内の保湿に努めたり，室内の湿度に気を配ったりすることも有効である．

*7 口腔乾燥症に起因する合併症に対する治療

口腔内全体に疼痛や灼熱感の訴えがある場合にはヒアルロン酸を含む洗口液が有効である．ポビドンヨードは刺激成分が菲薄化した粘膜面に残留するので控えたほうが無難である．

舌炎や口角炎の発症にはカンジダ菌が関与しているので，抗真菌薬であるアムホテリシンBシロップ，ミコナゾール軟膏，イトラコナゾール内用液が有効である．

アフタ性口内炎に対しては，副腎皮質ステロイド含有軟膏あるいは貼付錠や各種トローチが用いられているが，長期投与により口腔カンジダ症や毛舌が誘発されることがあるので注意が必要である．

要になる．唾液腺自体の機能障害による場合は，刺激時も安静時も唾液分泌は低下し，いずれの測定方法を用いても唾液分泌量の減少がみられる．神経性あるいは薬物性の口腔乾燥症の場合は唾液腺の器質的変化はなく，刺激があれば唾液は分泌されるため，刺激時よりも安静時の唾液分泌低下が著明にみられる．薬物性と判断するには，その薬物の使用と口腔乾燥症の出現時期との関連性を確認することが重要である．全身性疾患または代謝性の口腔乾燥症の場合は，刺激時も安静時も唾液分泌は低下する．ただし蒸発性の場合には，いずれの測定方法によっても唾液分泌量の減少はみられない．明確な原因が見つからずにシェーグレン症候群が疑われる場合には，シェーグレン症候群診断基準（1999年改訂）に準じて口腔，眼，血清の検査を行い，診断する[3〜7]．

4 口腔乾燥症の治療

口腔乾燥症の原因が明らかで治療が可能な場合（たとえば，貧血や糖尿病など）には，その原因に対する治療を行えば口腔乾燥症は改善あるいは治癒する．しかし，シェーグレン症候群，放射線照射，加齢性変化による口腔乾燥症などのように，その根治的治療が不可能あるいは困難な場合には，対症療法を行う．ただし，この場合も適切な治療・指導により唾液分泌量の増加がみられることが多く，積極的に口腔衛生指導や対症療法を行うべきである（**表5**）[4〜8]．

1）日常生活における注意点および口腔健康管理

唾液腺は，頻回に刺激を受けて唾液分泌を促されることにより，唾液分泌機能がある程度回復するといわれているため，唾液分泌を促進するような食品（梅干し，レモン，酢の物など）を積極的に摂るように，逆に香辛料などの刺激性のものや口腔粘膜に付着しやすい食品は避けるよう指導するとよい．口腔周囲の筋力を強化する筋機能療法や唾液腺マッサージにも唾液腺機能回復効果があるとされている．

口腔内環境の向上も積極的に図るべきで，適切な歯科治療とあわせてブラッシングや含嗽などの十分な口腔衛生管理を行うべきである[*6]．

2）口腔乾燥症に対する治療

内服薬ではセビメリン塩酸塩とピロカルピン塩酸塩が唾液分泌促進に有効である．これらは唾液腺や涙腺に存在するムスカリン性アセチルコリン受容体に結合して分泌機能を促進する．しかしながら現時点では，セビメリン塩酸塩はシェーグレン症候群のみ，ピロカルピン塩酸塩はシェーグレン症候群と放射線治療に伴う口腔乾燥症にしか保険適用されない．

その他，植物アルカロイドや去痰薬などが用いられているが，いずれも即効性はなく，著しい効果は期待できない．唾液の補充に用いるスプレー式のエアゾール製人工唾液は，口腔粘膜や舌乳頭の萎縮を予防するのに有効である．その他，ゲルやスプレーなどの湿潤剤，ガム，タブレットなども積極的に用いるとよい．

また，口腔乾燥症に起因する合併症に対しても適切な治療が必要である[*7]．

表5 口腔乾燥症の治療に用いる主なもの［文献4,6〜8より］

内服薬	
一般名（商品名）	用法・用量
ムスカリン性アセチルコリンアゴニスト： 　セビメリン塩酸塩（サリグレンカプセル，エボザックカプセル 30 mg） 　ピロカルピン塩酸塩（サラジェン錠・顆粒 0.5% 5 mg）	3 カプセル/日　分 3 3 錠あるいは包/日　分 3
植物アルカロイド：セファランチン（セファランチン末）	5〜10 mg/日　分 3
去痰薬，気道粘膜調整薬，粘液溶解薬： 　アンブロキソール塩酸塩（ムコソルバン錠 15 mg） 　ブロムヘキシン塩酸塩（ビソルボン錠 4 mg）	6 錠/日　分 3 6 錠/日　分 3
漢方薬： 　人参養栄湯 　麦門冬湯 　小柴胡湯 　白虎加人参湯	7.5〜9 g/日　分 3 9 g/日　分 3 6〜7.5 g/日　分 3 9 g/日　分 3
副腎皮質ステロイド剤：プレドニゾロン（プレドニン 5 mg）	1〜2 錠/日　分 1〜2
人工唾液	
人工唾液（サリベート 50 g）	
含嗽あるいは洗口剤	
アズレンスルホン酸ナトリウム・炭酸水素ナトリウム（含嗽用ハチアズレ顆粒 2 g など） ポビドンヨード（イソジンガーグル 7% など） アムホテリシン B（ファンギゾンシロップ） その他（オーラルウェット，コンクール・マウスリンス，絹水，バイオティーン・マウスウォッシュ，バトラー・マウスコンディショナー，ペプチサル・ジェントルマウスリンスなど）	
口腔用軟膏・トローチ剤・ゲル・スプレー・ガムなど	
トリアムシノロンアセトニド（ケナログ軟膏 0.1%，アフタッチ貼付錠 0.025 mg など） デキサメタゾン（アフタゾロン軟膏 0.1%，デキサルチン軟膏 0.1% など） 塩酸クロルヘキシジン（ダントローチ・ヒビテン 5 mg） ドミフェン臭化物（オラドールトローチ 0.5 mg） ミコナゾール（フロリードゲル経口用 2%） その他（ウェットケア・スプレー，オーラルモイスト・デンタルジェル，コンクール・マウスジェル，DMX・ミスト／シート，バイオティーン・オーラルバランス，バイオティーンガム，バトラー・ジェルスプレー／うるおい透明ジェル／デンタルケアタブレット，ペプチサル・ジェントルマウスジェルなど）	

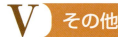

V その他

1 性感染症

疾患の概要（性感染症全般）

性感染症〔sexually transmitted diseases：STD あるいは sexually transmitted infections：STI〕は性的接触によって感染する疾患であるが，感染しても無症状であることが多いため，無治療のまま，自分の知らない間に他の人に感染させてしまうことがある．また，オーラルセックス（口腔性交）で咽頭や口腔に症状が出たり，唾液を介して感染したりすることもあるので注意が必要である．主に下記のものがあげられるが，いずれも性的接触が原因とは限らない点に留意が必要である．

①**クラミジア感染症**…わが国で最も多い性感染症で，クラミジア（*Chlamydia trachomatis*）が病原体である．感染率が高く，性器や咽頭部に症状が出る．感染後，症状が出るまでは 1〜4 週程度であるが，気づかないことが多い．

②淋菌感染症…淋菌（*Neisseria gonorrhoeae*）が病原体である．この菌は粘膜から離れるとすぐに感染性を失うため，性的接触によって感染することがほとんどである．オーラルセックスによって感染することも多く，性器や咽頭部に症状が出る．感染後，症状が出るまでは2〜7日程度であるが，気づかないことも多い．

③ヘルペスウイルス感染症…単純ヘルペスウイルス（herpes simplex virus：HSV）が存在する病変部との接触により感染する．感染後，症状が出るまでは3日〜1週程度である．単純ヘルペスウイルスには2つの型があり，口腔には1型（HSV-1），陰部には2型（HSV-2）が発症すること多いが，オーラルセックスの影響もあり，この棲み分けは厳密なものではない【←Ⅲ：57〜58頁参照】．

④ヒトパピローマウイルス感染症…ヒトパピローマウイルス（human papilloma virus）の感染症であるが，ウイルスは90以上の型に分類されており，型によって臨床像や感染部位が異なる．性的接触によって感染するのは女性に多く，良性の場合は尖圭コンジローマ，悪性の場合は子宮頸癌の原因となる．感染後，症状が出るまでは数カ月〜数年程度であるが，感染を予防するワクチンが開発されている．

⑤梅毒…世界中に広く分布している疾患で，梅毒トレポネーマ（*Treponema pallidum*）が病原体である．皮膚や粘膜の小さな傷から感染して発症し，第Ⅰ期には性器に初期硬結や硬性下疳を生じ，第Ⅱ期には全身に多彩な皮疹や粘膜疹が出現する．感染力が高いのは菌を排出している第Ⅰ期と第Ⅱ期の患者で，粘膜の接触によることが大部分である．感染後，症状が出るまでは3週〜3カ月程度である【←Ⅱ：56〜57，3章-12：168頁参照】．

⑥カンジダ感染症…カンジダ菌は口腔内常在菌の1つであり，通常はある程度以上に増殖することはなく，他の菌と共存しているが，全身的あるいは局所的な誘因があると増殖し，口腔カンジダ症を発症する．陰部においても同様で，感染しても必ずしも発症するというわけではなく，体調の変化に伴って発症することがある【←Ⅰ：50〜51頁参照】．

⑦HIV感染症（AIDS）…ヒト免疫不全ウイルス（human immunodeficiency virus：HIV）による感染症で，Tリンパ球を傷害して免疫不全を起こし，後天性免疫不全症候群〔acquired immunodeficiency syndrome：AIDS〕を発症する．感染後，症状が出るまでは3カ月〜数年程度である【←Ⅰ：51頁，3章-12：166〜167頁参照】．

⑧HTLV-1感染症…成人T細胞白血病の原因ウイルスであるHTLV-1（human T cell leukemia virus type-1）の感染症で，性的接触だけでなく，母乳を介しての感染が多くみられる．感染しても必ずしも発症するわけではないが，成人T細胞白血病だけでなく，HTLV-1関連脊髄症をはじめとする種々の自己免疫疾患に類似した病態を示すことがある．感染してから症状が出るまでは数十年を要する．

❷ 移植治療に伴う疾患

近年，移植治療は確立され，特に造血幹細胞移植は，造血器悪性腫瘍や再生不良性貧血などの難治性血液疾患に対して，最も高頻度に行われている治療である[9]．造血幹細胞移植に際し，移植前処置として大量化学療法や全身放射線照射が行われる

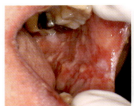 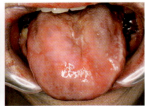 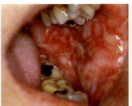 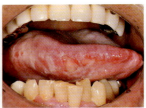

図22 GVHDでみられる口腔粘膜炎
造血幹細胞移植後に4カ月が経過した患者で，頬粘膜には発赤とびらんを伴った口腔扁平苔癬様の白色病変がみられる．［文献10)より］

図23 同，口腔粘膜炎と口腔乾燥症
造血幹細胞移植後に3年が経過した患者で，舌は乾燥して舌乳頭が萎縮し，一部には口腔扁平苔癬様の白色病変がみられる．［文献10)より］

図24 頭頸部がんへの放射線化学療法で生じた口内炎-1
下顎歯肉がんに対して放射線化学療法を行った患者で，頬粘膜全体に発赤とびらんがみられる．［文献11)より］

図25 頭頸部がんへの放射線化学療法で生じた口内炎-2
舌がんに対して放射線化学療法を行った患者で，舌縁から舌背部にかけて発赤とびらんがみられる．［文献11)より］

が，口腔粘膜障害による口内炎がほぼ必発する．同種移植の場合は，移植した細胞が宿主の組織を障害する移植片対宿主病（GVHD）が惹起され，急性GVHDでは口内炎，慢性GVHDでは口腔扁平苔癬様の口腔粘膜炎と唾液腺障害による口腔乾燥症がみられ，治療後の重大な合併症の1つとなっている（図22, 23）[9,10]．

3 抗がん治療に伴う疾患

　全身諸臓器の悪性腫瘍の治療として化学療法と放射線治療が行われるが，化学療法は口腔粘膜障害による口内炎を高頻度に引き起こし，放射線治療も口腔領域が照射野に含まれると口内炎と唾液腺障害による口腔乾燥症を引き起こす（図24, 25）[9〜11]．なお，口内炎のほとんどが急性障害であり，高線量の照射の場合にのみ粘膜の萎縮，粘膜下の線維化，血流障害が長期に残存する．一方，唾液腺障害による口腔乾燥症は晩期障害として残存することが多い．

　また，昨今は種々の分子標的薬が抗がん治療や関節リウマチの治療に用いられるようになった．それぞれに特有の副作用があるが，その中でも口腔粘膜障害による口内炎は少なくない．

References

1) WHO collaborating centre for oral precancerous lesions：Definition of leukoplakia and related lesions：an aid to studies on oral precancer. *Oral Surg.*, **46**：518〜539, 1978.
2) 中村誠司：白斑を主症状とする疾患．口腔内科学（山根源之ほか編）．永末書店，京都，342〜345, 2016.
3) 中村誠司：ドライマウスの分類と診断．日本口腔外科学会雑誌，**55**（4）：169〜176, 2009.
4) 中村誠司：口腔乾燥症．日本歯科評論増刊／最新 チェアーサイドで活用する口腔粘膜疾患の診かた（山根源之，草間幹夫編著）．ヒョーロン・パブリッシャーズ，東京，166〜169, 2007.
5) 中村誠司：ドライマウスはどのような病気か？ 鑑別すべき疾患とは？―原因別に考えるドライマウスの診断．日本歯科評論，**75**（3）：37〜46, 2015.
6) 中村誠司：口腔乾燥症．口腔内科学（山根源之ほか編）．永末書店，京都，414〜420, 2018.
7) 中村誠司：シェーグレン症候群とドライマウス，シェーグレン症候群への対応．ドライマウスの臨床（斎藤一郎ほか編著）．医歯薬出版，東京，9〜18, 122〜127, 2007.
8) 中村誠司：ドライマウス，シェーグレン症候群の自己管理（住田孝之編）．医薬ジャーナル社，東京，66〜73, 2008.
9) 牟田　毅ほか：造血幹細胞移植後の口腔領域合併症．日本口腔内科学会誌，**19**（2）：35〜47, 2013.
10) 中村誠司：移植片対宿主病，薬物性口内炎，放射線性口内炎．最新口腔外科学第5版（榎本昭二ほか監修）．医歯薬出版，東京，224〜225, 226, 226〜227, 2017.
11) 中村誠司：放射線障害．口腔内科学（山根源之ほか編）．永末書店，京都，421〜423, 2018.

3 顎関節疾患

山田耕治・森田章介

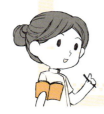

I 顎関節症

顎関節症[*1]は，①顎関節や咀嚼筋などの疼痛，②関節雑音，③開口障害などの症状がある．顎関節症と診断するには，このうち1つ以上の症状を認め，顎関節症と鑑別を要する疾患を除外する[*2]ことが必要である．

1 顎関節症の原因

顎関節症の原因は，咀嚼筋や関節に負担がかかるようないくつかのリスク因子[*3]が積み重なって，負担が大きくなり，その人の耐久力を超えたときに症状が発現すると考えられている（多因子病因説）．治療するにあたって，患者がどのようなリスク因子をもっているかを知ることは大切である．

2 初期治療

顎関節症の治療は，リスク因子を見つけて減らすように生活指導を行い，すでに認められる症状に対しては保存的治療を行っていく．保存的治療には，スプリント療法，TCH[*4]，患者自身が行う運動療法（ホームケア），薬物療法などがあり，それらを組み合わせて症状の緩和を行う．

1）スプリント療法

歯列全体をプラスチックで覆い，取り外しができる口腔内装置をオクルーザルアプライアンス（スプリント）という．スプリント療法は咀嚼筋の緊張の緩和や顎関節部への過重負担を軽減することを目的としている．スプリントにはいくつもの種類があるが，歯科医院が行うスプリント療法では，スタビライゼーションスプリント[*5]（図1）がよく使用される．

2）スプリントの装着

①試適…スプリント療法による治療効果を得るためには，まずスプリントがよく歯列に適合していることが大切である．スプリントを歯列全体に合わせて，浮き上がりがないか，ガタつかないか，ゆるくてすぐに外れないかを確認する．

[*1] **顎関節症の概念とは**

「顎関節症は，顎関節や咀嚼筋の疼痛，関節（雑）音，開口障害あるいは顎運動異常を主要症候とする障害の包括的診断名である．その病態は咀嚼筋痛障害，顎関節痛障害，顎関節円板障害および変形性顎関節症である」と定義されている［日本顎関節学会, 2013年］．

[*2] **顎関節症の鑑別診断**

顎関節症によくみられる痛みや口のあけにくさは，智歯などの炎症や腫瘍病変でも同じような症状を示すことがあるので，顎関節症以外の病気かどうか確認（鑑別診断）する必要がある．

*3 リスク因子

障害の直接的な原因ではなく，間接的に影響を及ぼしている因子のことで，その人の顎関節や筋肉の構造的な弱さ，かみ合わせの悪さ，交通外傷，緊張や不安などの精神的要因，硬いものをよく食べるなどの食生活，楽器演奏，PC作業，重いものを運ぶ作業などがある．

*4 TCH

tooth contacting habit．木野らが提唱した概念で，咀嚼や会話などの機能中を除いて上下の歯を接触させ続ける癖のことをいう．TCHをコントロールし，顎関節症の原因となる習癖を除去することで症状の改善を行う．

*5 スプリントの種類

スプリントは上顎型と下顎型があり，主として上顎型が多く用いられているが，装着感の違和感が少ないという点で，下顎型のスプリントも選択される．

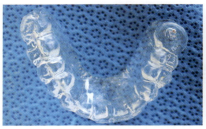 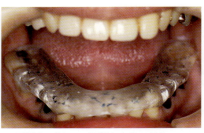

A：硬質タイプのスプリント　　B：下顎型スプリント（硬質タイプ）の装着

図1　スタビライゼーションスプリント

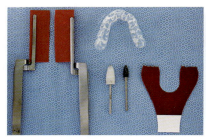 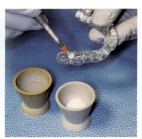

A：咬合紙，咬合紙ホルダー，スタンプバー，ビッグシリコーンポイントを用いてスプリントの調整を行う．

B：即時重合レジンを筆積みして，スプリントと対合歯とのかみ合わせの修正やスプリント内面の調整を行う．

図2　スプリントの調整

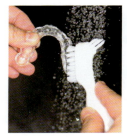 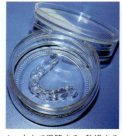 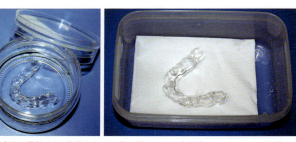

図3　スプリントの清掃
義歯用ブラシで清掃，洗浄する．

A：水中で保管する．乾燥するとスプリントが歯列に入らなくなる．

B：持ち運ぶときは水を含んだティッシュを入れておくとよい．

図4　スプリントの保管

②咬合調整…患者が歯科用チェアに座った状態で，咬合平面と床面が平行に位置するようにヘッドレストを合わせてからスプリントの調整（図2）を行う．

③着脱の練習…患者に手鏡をもたせて，スプリントの着脱の練習を指導する．必ず指でスプリント全体を押して歯列に密着させる．かみこんでスプリントを無理に歯列に押し込もうとすると，スプリントの変形や破損の原因になる．

④装着時間…スプリントは基本的に夜間のみの装着で，一日中の使用は咬合に変化をきたすことがあるので避ける．

⑤**スプリントの清掃と保管**…スプリントは義歯と同様に流水下でブラシを用いて清掃（図3）し，変形や傷がつかないように，熱湯での洗浄や歯磨剤の使用は避ける．汚れが気になるときは，義歯洗浄剤か中性洗剤を使用してもよい．超音波洗浄も効果的である．不使用時は，水を入れた義歯用ケースやコップに保管する（図4）．

II 顎関節脱臼

下顎頭が正常な運動範囲を超えて下顎窩から外れた状態で、もとに戻らない状態をいう（図5）. 脱臼状態にあると正常な咀嚼が不能になるため摂食障害を生じ、嚥下機能が低下することにより誤嚥性肺炎が生じやすい.

要介護高齢者や認知症患者では脱臼の症状が不明確であったり、脱臼に陥ってもその伝達や訴えができず脱臼していることが見過ごされてしまうことある. 放置期間が長いと口腔機能の低下とQOLの低下を招く. また整復も困難になるため、早期に適切な対応を行うことが大切である.

*6 脱臼の分類
　脱臼してすぐの状態を新鮮（急性）脱臼、脱臼後3～4週以上整復されずに放置された状態を陳旧性脱臼、何度も脱臼を繰り返すことを習慣性脱臼という. 自力で顎がもとに戻らない場合を完全脱臼、戻る場合を不完全脱臼という.

1 顎関節脱臼の原因

欠伸（あくび）などによる大開口、歯科治療による過度な開口、気管挿管などが原因で生じる. 高齢者は習慣性脱臼*6が多く、加齢による下顎窩や関節結節の平坦化、また関節包のゆるみなどにより容易に脱臼する. また習慣性顎関節脱臼を発症する高齢者は脳血管疾患、向精神薬の服用、パーキンソン病などの疾患を有していることが多く、これらの疾患が脱臼の誘因になる場合がある*7. 脱臼患者の既往歴や常用薬の有無などを調べておくことが大切である.

*7 全身疾患と習慣性顎関節脱臼
　脳血管障害や向精神薬による副作用は、不随意運動を生じさせ脱臼を起こす可能性がある.
　またパーキンソン病は神経系機構に影響を与えることから、咀嚼筋のバランスを崩し脱臼を起こす可能性がある.

2 顎関節脱臼患者の観察のポイント

1）自覚症状

口が閉じない、うまく喋れない、唾液がこぼれる、食事ができないなどがある. 高齢者や認知症患者では自覚症状がない場合がある.

2）顔貌所見

顎関節脱臼には両側性と片側性がある. 両側性は下顎が前方に出ることで顔が長くなった（面長）顔貌になる（図6）. 片側性は下顎が健側に偏位するため下顔面の非対称がみられる（図7）.

なお、要介護高齢者では、口唇が閉じていても顎関節が脱臼しているときがある.

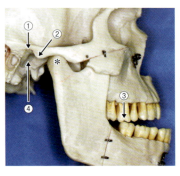

図5　顎関節前方脱臼の下顎頭の位置関係と咬合の関係
　下顎頭（＊）は関節窩（①）に認められず、関節隆起（②）を完全に乗り越えている. 脱臼すると耳珠前方が凹む（④）. 口腔内では臼歯部（③）が接触し、前歯は開咬を示す.

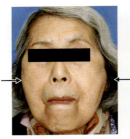
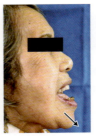

A：面長で両側の耳前部の陥没，脱臼した下顎頭の膨隆を認める（矢印）．

B：下顎は前方に突出（矢印）し，開口を呈する．

図6　両側性脱臼の顔貌所見

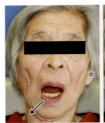
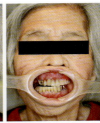

A：脱臼下顎頭（＊），下顎の健側偏位（矢印）を認める．

B：脱臼すると交叉咬合になる．

図7　片側性脱臼（左側）の顔貌所見

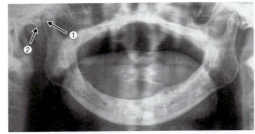
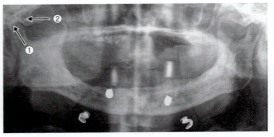

A：整復前．下顎頭①は関節結節②を乗り越えて前方に移動している．　B：整復後．下顎頭①は関節窩②内に復位している．

図8　顎関節脱臼症例の整復前後のパノラマエックス線写真

特に無歯顎患者は見逃しやすい．わかりにくいときは，開閉口できるかどうか顎を触ってみるとよい．

3）画像所見

両側において下顎頭が顎関節部を乗り越えて前方に固定されると口が閉じなくなる．徒手整復が成功すると，下顎頭は関節窩内に戻り，口を閉じることができる（図8）．

3　顎関節脱臼への対応

1）脱臼整復法

脱臼に気付いたら早く徒手整復を行う．整復が遅れると関節包や伸展してしまった筋肉や靱帯が硬くなり整復困難になってしまう．主な徒手整復にはヒポクラテス（Hipocrates）法[*8]がある（図9）．咀嚼筋の緊張が強く徒手整復が困難な場合は，静脈内鎮静法や全身麻酔下で筋弛緩した状態で徒手整復を試みる．それでも整復できない場合は外科的治療が必要となる．

2）再脱臼の防止

食事や会話での大開口の制限や欠伸をするときは手で下顎を支え，また硬固物の咀嚼を避けるように生活指導を行う．高齢者は自己抑制が難しく習慣性顎脱臼に移行しやすいので，顎包帯法，顎サポーター，チンキャップ（図10）などを用いて開

[*8] ヒポクラテス（Hipocrates）法

術者は患者の前方に立って，両親指のガーゼを巻いて下顎第二臼歯に置き，他の指で下顎下縁を保持する．下顎頭を下方に誘導して後上方に押し込ませて閉口させる．術者が後方からアプローチするボルヘルス（Borchers）法もある．

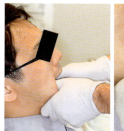

図9 顎関節脱臼の整復法（ヒポクラテス法）

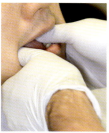 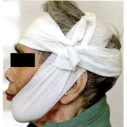 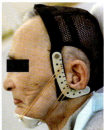

A：包帯法　　　　　　　　B：顎サポーター　　　　　C：チンキャップ

図10 再脱臼防止に用いる器具

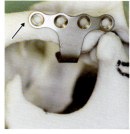 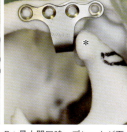 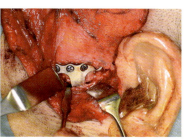

A：開口時．頬骨弓（矢印）に　B：最大開口時．プレートが下　C：プレート装着時の術中写真
　プレートを装着．　　　　　　顎頭（＊）の動きを制限し，脱
　　　　　　　　　　　　　　　臼を防止する．

図11 T字プレートによる顎関節隆起増高術

口制限を行う．また医師から抗精神薬が投与されている場合は，薬剤の変更や減薬によって脱臼を回避する可能性もあり主治医に対診する．

（1）固定時の注意点

高齢者の場合，長期間の固定は経口摂取不良になり，栄養状態が悪化する．また，嚥下機能が低下して誤嚥性肺炎を引き起こす可能性がある．認知症や脳血管障害を有する場合は，自己制御できない大開口や不随意運動があるので，強固な固定によって皮膚の褥瘡を形成することがある．また固定を行うときは，気道への圧迫，呼吸障害に注意にする．

3）外科的治療

保存的治療が困難な場合は，効果が確実な外科的処置の適応となる．

外科的治療は，T字プレートによる顎関節隆起増高術（図11）や，関節結節削除術などの方法がある．

References

1) 鱒見進一，皆木省吾：写真でマスターする顎関節治療のためのスプリントの作り方・使い方．ヒョーロン，東京，2011．
2) 一般社団法人日本顎関節学会編：新編顎関節症 第2版．永末書店，京都，1～26，2018．
3) 木野孔司：TCHのコントロールで治す顎関節症 第2版．医歯薬出版，東京，2015．
4) 柴田考典ほか：顎関節脱臼：高齢化社会における対応．高齢者の顎脱臼の現状と治療法（再発防止法）の概要．日顎誌，28(1)：3～13，2016．
5) 栗田賢一：顎関節脱臼：高齢化社会における対応．高齢者顎関節脱臼治療の展望と新たな試み．日顎誌，28(1)：22～27，2016．
6) 一般社団法人日本顎関節学会編：新編顎関節症 第2版．永末書店，京都，107～108，2018．
7) 恩田健志ほか：時間外救急外来における顎関節前方脱臼症例の臨床的検討．歯科学報，115(3)：219～226，2015．

4 歯科（口腔）心身症

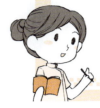

安彦善裕

1 歯科（口腔）心身症とは

歯科（口腔）心身症（以下，歯科心身症）とは，患者は症状を訴えているのに，口腔内の診査や検査によってその原因が見当たらないもの，症状は歯科処置によっても改善しないものをいう．これらの症状は，精神疾患によって現れている場合もあるが，精神医学的に問題がないものも多い．最近，このような患者について，内科を主体とするプライマリ・ケアの場面で，総じて「医学的に説明困難な症状（medically unexplained symptom）」として「MUS」という名称が使われることが多い．歯科心身症は，医学的に説明困難な口腔症状といえよう．

MUSとよばれるものに含まれる疾患として，

①まだ明らかとなっていない病気による身体の症状

②医師の能力不足のために診断がついていない身体の症状（身体の症状を伴う精神疾患を見逃している場合や，「心因性」と誤診して身体の病気を見逃している場合も含まれる）

③病気であることを患者が偽っている場合

④身体表現性障害（身体的な疾患や異常がないにもかかわらず，さまざまな身体症状が持続する病気の総称）

などがあげられている[1]．すなわち，MUSの診断には，身体科医（内科や外科の医師）としての的確な診断能力に加え，精神医学にかかわる知識も欠かすことができない．この中で，精神科の治療対象となる精神疾患は2～3割程度であり，他の7～8割には治療介入が行われないために身体科医による治療が必要になる．内科を主体とするプライマリ・ケアの外来ではMUSの患者が多いことから，近年，MUSの診断治療に向けた取り組みが活発となってきている．

歯科心身症とよばれるものの大半はMUSの概念に一致しているため，的確な診断能力と精神医学的な知識をもとに，精神科医の治療対象とならない7～8割の患者には，プライマリ・ケア医と同様に歯科医師や歯科医療従事者による対応と治療介入が必要になる．

2 歯科心身症の症状

歯科心身症の病名は，症状に名前が付けられることが多く，病名が病態を反映しているわけではない．主症状が痛みであるものとそれ以外のものに分けられるが，

ここでは，痛みを主症状とするものの代表例として，舌痛症と非定型歯痛について，それ以外のものとして，咬合違和感症候群，義歯不適合感症，口臭恐怖症，口腔セネストパチーについて説明する．

1) 痛みを主症状とする歯科心身症

(1) 舌痛症

　舌痛症は，国際的には「burning mouth syndrome（口腔灼熱感症候群）」ともよばれ，痛みや灼熱感が舌をはじめ口蓋部や口唇に及ぶことも多い．舌が痛い症状を訴えるものを総じて舌痛症ということもあり，その際には，原因不明のいわゆる心因性と考えられるものを一次性として，原因が明らかのものを二次性とする場合もある．

　舌痛症（心因性）の症状の大きな特徴に，食事中は痛くなく飴やガムなどを口の中に入れておくと痛みが紛れることや，症状は午前よりは夕方から夜にかけて強くなることなどがある．また，患者は，痛みにより憂鬱な状態になっているものの，むしろうつ病に罹患しているものは少なく，痛いのでがんではないかと考えるがん恐怖を始め不安傾向が強い人や，神経質な人が多いのも特徴である．

　舌の痛みがあるが，舌に大きな変化がみられないことから，心因性と勘違いしやすいものにカンジダ症がある．肉眼的に明らかな所見はみられず，通常のスワブによるカンジダ検査で陰性であっても，わずかなカンジダ菌の増殖が症状を引き起こしていることもあるため，鑑別には注意が必要である．

(2) 非定型歯痛

　非定型歯痛は，客観的評価や検査で明らかな歯痛の原因となるものは見当たらないにもかかわらず，執拗に歯や歯肉の痛みを訴えるものである．患者は，原因不明であっても執拗に歯痛を訴えるために，歯科医師は患者の訴えのままに抜髄や根管治療を行うが痛みが治らず，最後に抜歯にまで至り，歯がないにもかかわらず痛みを訴え続けることがある．また，痛みが移動することや，多数歯に渡ることも多い．

　口腔内診査やエックス線検査により痛みの原因となるものがみられないもの以外にも，根尖に骨の吸収像があってもわずかなものであり通常では痛みを感じることのないと考えられるものや，症状が改善しないために長期にわたって根管治療を継続する例や，症状の発現を何度も繰り返し根管治療を繰り返している例では，本疾患も念頭においておく必要がある．

2) 痛み以外を主症状とする歯科心身症

(1) 咬合違和感症候群

　咬合違和感症候群は，客観的な評価や検査で咬合関係に異常はみられないものの，執拗に咬合の異常を訴えるものである．補綴処置をはじめとした歯科治療が引き金となることが多く，治療に最も苦慮する歯科心身症の1つである．咬合関係に異常がないにもかかわらず，患者の訴えどおりに咬合調整を行うと，ますます症状が悪化することが多い．不必要な咬合調整は避けるべきである．

(2) 義歯不適合感症

義歯不適合感症は，客観的に適合した義歯が製作されているにもかかわらず，装着時に痛みやかみ合わせ異常感を訴え，装着できない状態のものである．義歯を何度作り変えても同様の症状があるため，患者は義歯を使えない状態のままである．この症状を訴える患者の背景にうつ病または抑うつ状態のあることがある．

(3) 口臭恐怖症

客観的に感じることのできる口臭がないにもかかわらず，口臭のあることを執拗に訴えるものである．客観的に口臭のないことを説明することによって比較的簡単に納得してくれる患者もいるが，背景に重度の社交恐怖や妄想性障害などのある場合には，説明に納得してくれない場合も多い．

(4) 口腔セネストパチー

客観的な評価や検査で異常はみられないものの，さまざまな異常症状や，存在しない物質の存在を執拗に訴えるものである．症状はさまざまであり，「歯が伸びる」「歯が頻繁に移動する」，「顎が変形する」，「歯肉から虫が出てくる，針金が出る，粉が出る」，「冠から電磁波が出る」，「歯に盗聴器が仕掛けられている」などがある．同時にさまざまな症状を訴える場合や，理解困難な症状を執拗に訴える際には，妄想性障害や統合失調症が患者の背景にあることがある．

❸ 歯科衛生士としての歯科心身症患者への対応

歯科心身症患者は，症状にかかわる疾患がなく，ストレスや心の変調から症状を訴えていることが多いため，症状の背景に精神疾患があるかないかについて可能な限り判断する必要がある．ただし，これをすべて心の問題と決めつけ，精神科や心療内科へ紹介すると，専門外として治療介入されないことが多いため注意が必要である．

口腔に明らかな病変が見当たらなくとも，口腔の症状を訴えている限り，患者の訴えを否定することなく，口腔の専門家としての対応が必要である．具体的には，心理療法や薬物療法による治療になるが，特に歯科衛生士は心理療法への関与が期待される．

心理療法の基本に「支持的精神療法」や「クライアント中心療法」がある．「支持的精神療法」は，患者の声を「傾聴」し，病態について「説明」し，病態は改善することを「保証」することからなっているものであり，患者に安心感を与えて少しでも症状を緩和する方法である．疾患や病変がみられなくとも，患者が症状を訴えている限り，「なんでもない」とか「気のせい」という言葉は決して発してはいけない．これらは，心が少し病んでいる患者の心にさらに傷をつけ，症状の悪化につながりかねない．

また，ロジャーズの「クライアント中心療法」は，患者への訴えに共感する「共感的態度」と訴えを否定せずにすべて受け入れる「全面的肯定感」，言動と自分の内面が一致している「自己一致」とからなっているものであり，これも患者に安心感を与え，場合によっては症状の緩和も期待できるものである．

その他，心理療法にはさまざまなものがあるが，なかでも認知行動療法は治療効果の科学的裏づけの最も高いものの1つである．最近，口腔の痛みに対して認知行動療法を応用しその有効性も確認されている．他の歯科心身症においても，認知行動療法の応用が期待されている．

　「支持的精神療法」や「クライアント中心療法」などの基本的な心理療法は，比較的簡単に学ぶことができることから，歯科衛生士もこれらを用いた歯科心身症患者への介入が早期に可能であるが，認知行動療法のようなものは，決して自己流になることのないようにしっかり学んだうえで応用すべきであろう．

Column　認知行動療法

　「認知行動療法」〈cognitive behavior therapy：CBT〉とは，「行動療法」と「認知療法」の総称である．両者を統合した技法を指すこともあるが，広い意味では，行動療法と認知療法のいずれか，あるいは両方を行うことを指す．治療効果の科学的な裏付けが最も進んでいる心理療法の1つであり，世界中で広く用いられている．

　「行動療法」とは，患者にこれまでとは違った行動を身につけさせ，問題を解決する方法である．たとえば，歯科恐怖症のため歯科治療を受けられない患者に対して，歯科治療の場面を少しずつ体験させて（エクスポージャー法）恐怖を取り除くものや，歯ブラシ（ブラッシング）をあまりしなかった子どもに，歯ブラシをしたことを褒めてあげて（オペラント法）歯ブラシを習慣づけることなどがある．

　「認知療法」とは，ある事柄に対する本人の考え（認知）を修正する方法である．たとえば，うつ病の人には，自分の失敗を過大にとらえたり，自分のよいところを過小に評価したりする「認知の歪み」があることが多く，これらを肯定的な考えに変えていくものである．

　認知行動療法では，まず，患者がどのような生活環境の中で（環境），どのような行いや言動をし（行動），どのように考え（認知），どのような感情や情緒をもち（感情），どのような身体の変化が出ているか（身体）という患者の訴えを整理することから始まる．治療の際には，コントロールしやすい「認知」と「行動」を変えることにより「感情」や「身体の症状」の改善を目指すものである．

　たとえば，社交不安の患者（他人との付き合いや社会での活動の際に著しい不安を感じる人），「人に変な目で見られているのではないか」「人に悪く思われているのではないか」などと，他人の自分への評価を気にしすぎてしまう傾向にある．その結果，人混みの中で，緊張が強くなり，心臓がドキドキしたり，冷や汗をかいたりするので，人混みを避ける傾向が出てくる．人混みを極力避けることで安静を保てることに気がつくと，ますます，人混みに入らざるをえない環境，たとえば通勤の電車やバスに乗ることを避け，生活に支障をきたすこととなる．

　このような患者の治療の際には，コントロールしやすい「認知」と「行動」の問題を解決するように目標を設定していく．すなわち，「人混みを避ける」や「電車・バスを避ける」という「行動」の問題に対しては，その場を少しずつ経験させる（エクスポージャー法）ことを行い，「人に変な目で見られているのではないか」という「認知」の問題に対してその修正を試みる．

　これらのことから，「人混みの中で緊張が強くなり，心臓がドキドキしたり，冷や汗をかいたりする」などの「感情」や「身体の症状」を変えていくものである．

References

1) 宮崎　仁：内科プライマリ・ケア医の知っておきたい"ミニマム知識"医学的に説明困難な身体症状．日内会誌，**98**：188～191，2009．

5 睡眠時無呼吸症

外木守雄・佐藤貴子

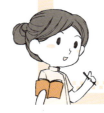

1 睡眠とは

　ヒトの睡眠は，生理的な欲求から自然に発生する脳の活動休止である．特にヒトにとって睡眠は生命維持に不可欠なもので，脳と身体の疲れを回復し，身体および精神を発達させるのに重要である．ヒトの睡眠には，急速な眼球運動（rapid eye movement：REM）が出現するレム睡眠と，レムのない（non-rapid eye movement：Non-REM）ノンレム睡眠がある．ノンレム睡眠とレム睡眠は周期的に交代して出現し，1回のノンレム-レム睡眠周期は約90分になる．これを1晩で3, 4回繰り返し，朝方にはレム睡眠が増える傾向がある（図1）．

　レム睡眠では睡眠は浅く，脳は起きている状態に近く，記憶の固定，情報整理などを行っているが，反面，身体は寝ているので筋が緩み，上気道閉塞を起こしやすい．一方，ノンレム睡眠は，脳が寝て，体は起きている状態で，主に組織修復，抗加齢要素，成長発育に関与するといわれ，いわゆる安らかな眠りの状態である．

　ヒトの睡眠時間は通常1日に6.5～7.5時間程度が適正といわれており，睡眠不足になると眠気の増強や作業エラーを起こしやすくなることが知られている．

1）睡眠のリズム

　ヒトの睡眠は，長く起きていると眠くなるという恒常性維持機構（ホメオスタシス）と，夜になると眠くなるという体内時計機構の2つにより調節されている．特に体内時計機構では，朝，明るくなることで，交感神経を刺激され，呼吸や循環系が活発になり，活動を開始しやすくなる．また，朝，太陽の光を浴びてから14～16時間程度経過すると，脳内では睡眠を調節するホルモン（メラトニン）が分泌され，

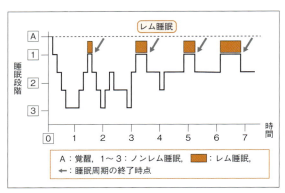

図1　健常成人の睡眠の状態
　まず，ノンレム睡眠から始まり，朝方レム睡眠が増える．このとき夢を見ることが多い．
［Dement, W. and Kleitman, N. 1957.］

眠気を促す．しかし，夜の時間帯に強い光を浴びると，体のリズムが狂い，眠りを妨げることになる．規則正しい生活が重要である．

2）睡眠障害

睡眠は，時間（量）だけでなく，質も重要である．十分な睡眠時間をとっていても，日中に眠気がある，疲れがとれない，日中イライラする，集中力がないなどの症状がある場合は，睡眠の質を疑う必要がある．

睡眠障害は，睡眠障害国際分類第3版（2014）によると，①不眠症，②睡眠関連呼吸障害，③過眠症，④概日リズム睡眠障害，⑤睡眠関連運動障害，⑥睡眠時随伴症の6つに分けられる．

2 閉塞性睡眠時無呼吸症と歯科

閉塞性睡眠時無呼吸症〔obstructive sleep apnea：OSA〕は前述の睡眠関連呼吸障害の1つであり，睡眠中に上気道周囲の筋肉が緩んで，気道が狭窄もしくは閉塞することで，低呼吸や無呼吸を起こすことをいう．呼吸中に10秒以上換気量が50％以下に低下するか，SpO_2が3～4％以上低下するものを「低呼吸」，口や鼻での気流の停止が10秒以上続くものを「無呼吸」という．

無呼吸や低呼吸が続くことにより，体内の酸素は減少し，二酸化炭素が増加するため，苦しくなって，眠りが浅くなり（覚醒）呼吸を再開させる．繰り返す覚醒により十分な睡眠の深さや時間を得られないため，日中に眠気を訴える病態である．

1）閉塞性睡眠時無呼吸症の検査法
(1) 問診
- 昼間の眠気の有無
- 肥満や糖尿病，高血圧，脂質代謝異常，心疾患，呼吸器疾患，うつ病などのOSAの患者に多いといわれる疾患の既往歴
- 入眠障害や中途覚醒，早朝覚醒などのOSA以外の不眠症状の有無
- 睡眠環境や睡眠習慣，薬物の使用，飲酒の習慣，精神的ストレスなど，睡眠の質に影響を与えているものの有無

などを聴取する．睡眠に対する質問の方法としては，睡眠日誌，ピッツバーグ睡眠質問票，エプワース眠気尺度（ESS）[*1]などがある．

(2) 睡眠検査

睡眠呼吸障害などの睡眠中の異常を評価する簡易型睡眠検査や終夜睡眠ポリグラフ（PSG）検査と，日中の眠気を評価する多回睡眠潜時検査（MSLT），覚醒維持検査（MWT）などがある．

OSAの確定診断はPSG検査にて行う．PSG検査は入院下に睡眠時の，脳波，眼球運動，筋電図，呼吸運動，心電図，酸素飽和度，下肢運動などを終夜記録する．簡易睡眠検査はPSG検査と比べ，脳波検査がないため睡眠状態を把握できないことから精度が落ちるが，自宅でできるため，OSAのスクリーニング検査および治療の

[*1] エプワース眠気尺度（ESS）
日常生活でよくみられる眠気をもたらす8つの状況のそれぞれにおける眠気のレベル（0～3）を，被検者が選択し，ESS総合得点を算出し，日中の眠気を評価するもの．10点以上で眠気が強いと判断するが，眠気が日常化している患者では過小評価していることが多い．

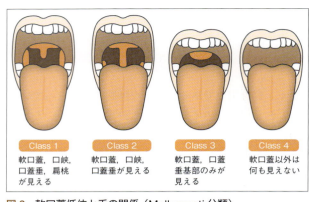

図2　軟口蓋低位と舌の関係（Mallampati分類）
［岡本浩嗣監修：気道管理ガイドブックより］

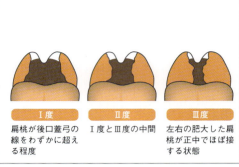

図3　扁桃肥大の状態で上気道の通気性を判断する指標（マッケンジー〈Mackenzie〉分類）
Ⅲ度の場合，扁桃切除をする可能性が高い．
［岡本浩嗣監修：気道管理ガイドブックより］

効果判定に有用であるといわれている．

（3）顎顔面口腔所見

- 下顎が小さい，開咬であるといった顎顔面の骨格形態異常がある．
- 上顎歯列弓の狭窄，歯列弓の幅や大きさの異常がある．
- 舌の大きさと軟口蓋との位置関係…開口時に口蓋垂が見えるかどうかで口腔容積と軟組織の割合を判断する（図2）．
- 口蓋扁桃の大きさ（図3）・舌根から咽頭後壁までの距離…OSAでは，咽頭気道を閉塞する要素の程度を確認する必要がある．

（4）画像検査

OSAでは，画像検査により，顎顔面形態や閉塞の部位を確認することが重要である．

セファログラムを用いて上顎骨，下顎骨，舌骨などの硬組織の形態や大きさ，位置関係を確認する．同時に，舌や軟口蓋などの軟組織の形態や大きさ，位置関係を確認する．

計測項目には，上下顎骨の突出や後退を表すSNA，SNB，ANB，Facial Axisや，軟口蓋の長さ厚さを表すPNS-P，MPTや，上気道部の前後径を表すPASや，舌骨の位置関係をみるMP-H，ANS-Hなどがある．

OSAの患者では，下顎が後退しており，軟口蓋の長さが長く，気道の幅が狭く，舌骨の位置が低いという特徴がある（図4）．

2）閉塞性睡眠時無呼吸症の診断

睡眠時にいびきや無呼吸の症状があり，日中に眠気があり，PSG検査にて1時間あたりの無呼吸低呼吸指数（AHI）が5回以上であったものをOSAと診断する．

AHI<5を正常，5≦AHI<15を軽症，15≦AHI<30を中等症，30≦AHIを重症と判定する．

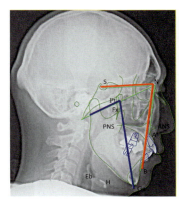
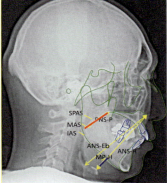

図4 睡眠呼吸障害患者の顎顔面形態の特徴
・下顎が後退（SNB が小さい，ANB が大きい，Facial Axis が小さい）
・軟口蓋が長い（PNS-P が大きい）
・気道の幅が狭い〔PAS（SPAS, MAS, IAS）が短い〕
・舌骨の位置が低い（MP-H が長い）

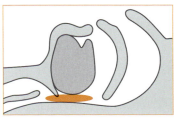
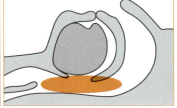
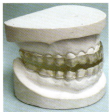

A：イビキをかいている状態　　B：口腔内装置を装着している状態　　C：下顎前方位装置（MAD）

図5　口腔内装置（下顎前方位装置，mandibular advancement device：MAD）
口腔内装置を装着することで気道が広がる．

3）閉塞性睡眠時無呼吸症の治療法

(1) 口腔内装置（図5）

　口腔内装置（oral appliance：OA）は，上下顎の歯列にマウスピースを装着し，下顎を前方に移動させることにより，狭窄した上気道を広げ，通気性をよくする装置である．OA により鼻呼吸を促す効果もある．OA による治療は AHI≧5 の場合から健康保険の適用がある．OA は，下顎が後退している，上気道が狭いなどの症例で，下顎を前方に移動することで息が楽になる，いびきが消失もしくは軽減する所見が得られる患者に有効である．しかし，残存歯が少ない，鼻呼吸ができない，肥満の患者には使用が困難な場合がある．

　なお OA の使用によって，唾液が過多となる，顎関節・咀嚼筋の違和感や疼痛が生じる，歯の移動といった咬合の変化などを起こすことがある．

(2) 顎顔面外科療法

　小顎症など，顎顔面の骨格的な問題から OSA が発症している場合，顎骨を移動して上気道を拡大する外科手術が有用な場合がある．

　術式には，オトガイ-舌筋/舌骨筋群前方牽引術（genio-hyoide advancement：GA）と，上下顎骨前方移動術（maxillo-mandibular advancement：MMA）がある．MMA とは，上顎は Le Fort 1 型水平骨切り，下顎は両側の下顎枝を矢状分割して，上下顎骨体部を前方に移動して，直接上気道を拡大する/口腔容積を拡大することに加え，GA によって舌を口腔内（舌房）に牽引して，結果として上気道を拡大するものである．

（3）経鼻的持続気道陽圧療法

閉塞や狭窄している上気道に対し，鼻から一定の陽圧の空気を送り込むことにより，舌や軟口蓋を押し上げ気道を広げて呼吸を持続させる方法である（continuous positive airway pressure：CPAP）．効果が高いので第一選択となるが，マスクを装着して眠ること，強制的に送気されることなどから，腹部の膨満感や耳の違和感が生じて，継続使用ができない場合がある．わが国での健康保険の適用はAHI≧20と制限がある．

（4）耳鼻科的な外科療法

上気道の通気障害の原因となるアデノイドおよび口蓋扁桃肥大があれば，これらの切除術を行って上気道を広げる治療法である．また鼻閉がある場合は，鼻粘膜焼灼術や鼻中隔矯正術などを行う．多くが軟組織に対する手術であり，MMAなど硬組織に対して行う手術と連携することによって効果が高くなることが知られている．

References

1) 千葉伸太郎：耳鼻咽喉，口腔領域疾患と睡眠時無呼吸症候群．医学のあゆみ，**214**（6）：549～554, 2005.
2) 厚生労働省健康局編：健康づくりのための睡眠指針2014．厚生労働省健康局，2014.
3) Dement, W. and Kleitman, N.: Cyclic variation in EEG during sleep and their relation to eye movements, body motility and dreaming. *Electroencephal. Clin. Neurophysiol.*, **9**：673～690, 1957.
4) 佐藤貴子，外木守雄：睡眠と歯科医療～ストップ　ザ　イビキ～そのイビキ！歯科で治るかもしれません!? 公益財団法人8020推進財団会誌，**14**：50～55，2015.
5) 有坂岳大ほか：閉塞性睡眠時無呼吸を歯科医師としてどう診るか？―そのイビキ歯科で治るかもしれません．日本歯科医師会雑誌，**69**：33～40.2017.

3章

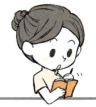

歯科診療に関連する全身的疾患

循環器疾患患者の歯科診療

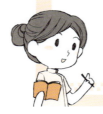

山根源之

I 循環器疾患とは

　循環器疾患とは，高血圧症，虚血性心疾患（狭心症，心筋梗塞），心不全などをいう．超高齢社会のわが国では，循環器疾患を有する者は多く，他の疾患との合併率も高い．歯科治療時のストレスで状態変動が大きいので，注意が必要な疾患の1つである．突然死につながる急変の背景は約50％が循環器疾患といわれている．

　高血圧症に対しては降圧薬（付録 Table ❶ 参照）が使われ，狭心症や心筋梗塞の再発予防には抗血栓療法（付録 Table ❷ 参照）が行われている．抗血栓療法患者の観血的処置時には術中の出血と止血が問題になる．一次止血法，永久止血法を理解してその準備を行う．

⚠ 歯科診療上の注意点（循環器疾患患者全般について）

　循環器疾患患者の歯科治療に際しては，循環器内科主治医との密接な連携が必須であり，歯科治療の侵襲程度を主治医に伝え，周術期に必要な対応と突発的に起こる症状も予測しておく．そのため歯科衛生士は，循環器内科への照会と，それに対する回答内容を理解し，歯科治療時に予想される患者の変化を頭に入れておくことが必要となる．生体モニターの取り扱いやそのデータの読み方，異常値が出た場合の対応を常に考えておく．歯科医師の指示に従い，救急薬剤や必要機器をすぐにチェアサイドに準備できなければならない．また日頃から救急薬剤在庫の点検や機器の管理を怠ってはならない．

　循環器疾患患者は，①循環器内科にてコントロールが良好な患者，②治療や生活指導を受けていても，コントロールが不十分な患者，③自覚症状の有無にかかわらず循環器内科へ受診していない患者（潜在的な循環器疾患患者）に分けられる．①のような患者であっても安心してはいけない．あくまでも無理のない日常生活が前提であり，虚血性心疾患では再発防止が治療目的となっている．歯科治療のようなストレスが心身に与えられると，コントロールされていても循環器系に変化が起こる可能性が高い．

　最悪の場合，心停止が起こったら，一次救命処置（BLS），呼吸の確認，気道の確保，胸骨圧迫（CPR），自動体外除細動（AED）の使用などの救命処置が，歯科衛生士もスムーズに行えなければならない．

Ⅱ 高血圧症患者の歯科診療

血圧は心臓が血液を押し出す力（心拍出量）と動脈の拡張程度（血管の弾力）で決まる．そのため運動などで心拍出量が増加したときに，動脈硬化などで血管が十分に拡張しないと血圧は高くなる．血圧は腎臓，神経系，内分泌系，血管内皮からの物質，食塩などによって調整されている．血圧は常に変動しており，日中は高く，夜間の睡眠時は低い．寒さや疼痛などの刺激で高くなり，入浴や飲酒で末梢血管が拡張すると低くなる．

"高血圧"とは「血圧が高い」という症状の1つであり，だれでも起こる．しかし，繰り返し測定しても正常より高い状態が持続すれば"高血圧症"である．

疾患の概要

血管や心臓に負担をかけないために，高血圧状態が続くことは避けたほうがよいとされている．日本高血圧学会高血圧治療ガイドライン作成委員会作成の『高血圧治療ガイドライン2019』[1]によれば，わが国を含めた世界のガイドラインのいずれにおいても，140/90 mmHg以上を高血圧とすることは共通である．成人における血圧値の分類（2019）を**表1**に示す．

高血圧症に肥満（脂質異常症）や糖尿病，動脈硬化などの合併や，喫煙習慣があると心臓血管および脳血管に対するリスクは非常に高くなる．高血圧症の予防のためには，食塩摂取量の制限，肥満対策，運動，飲酒対策などが挙げられる．

⚠ 歯科診療上の注意点

（1）血圧測定，バイタルサイン，投薬内容

自分の血圧が高いかどうかを知らない患者もいる．初診時には必ず血圧を測定し，脈拍，呼吸数などのバイタルサインを記録する．初診時の血圧がしばらく待っても高値のままの場合は，担当歯科医師の判断で当日の治療の可否が決まる．歯科衛生士は，スケーリングでも昇圧することを承知しておく必要がある．

再診時は毎回血圧測定を行い，観血処置前にバイタルサインを確認し，初診時と

表1 成人における血圧値の分類（mmHg）

分類	診察室血圧		家庭内血圧	
	収縮期血圧 （最高血圧）	拡張期血圧 （最低血圧）	収縮期血圧 （最高血圧）	拡張期血圧 （最低血圧）
正常血圧	<120　　かつ	<80	<115　　かつ	<75
正常高値血圧	120〜129 かつ/または	<80	115〜124 かつ/または	<75
高値血圧	130〜139 かつ/または	80〜89	125〜134 かつ/または	75〜84
Ⅰ度高血圧	140〜159 かつ/または	90〜99	135〜144 かつ/または	85〜89
Ⅱ度高血圧	160〜179 かつ/または	100〜109	145〜159 かつ/または	90〜99
Ⅲ度高血圧	≧180 かつ/または	≧110	≧160 かつ/または	≧100
（孤立性）収縮期高血圧	≧140　　かつ	<90	≧135　　かつ	<85

※色文字部分が一般的にいう高血圧［日本高血圧学会「高血圧治療ガイドライン2019」より[1]］

1 循環器疾患患者の歯科診療

比較する．循環器内科で治療中の患者に対しては，経過と投薬内容の確認は重要で，歯科受診当日にも決められた服薬を行っていたかを聞く．

歯科治療に際しては血圧のコントロールが基本となり，それは狭心症や心筋梗塞を予防し，脳血管疾患発症の予防にも有効である．

(2) 脈拍数の増加を伴う血圧上昇は危険

最高血圧と脈拍数の積を pressure rate product（PRP），または rate pressure product（RPP）という．RPP は単位のない数値で，心筋の酸素消費量に比例する．血圧が上昇し，脈拍数も増加した場合は心臓への急激な負担が推測でき，患者の急変を予知する指標になる．

(3) 血圧を左右する因子

歯科診療室で血圧に影響する因子は多い．歯科治療に対する不安感，恐怖心，疼痛などが血圧を上げる．それらを排除するのは歯科衛生士，歯科医師などの適切な対応である．初診時から患者との会話を心がけ，安心感と好印象を与えるように心がける．診療室内の清潔状態や，器材の不要な音や臭いなどにも配慮する．

初めて会った歯科衛生士，歯科医師に対する患者の不安も大きい．できるだけ再診時も同じメンバーで患者に対応するようにすることで患者に親近感が生まれ，血圧も安定することが多い．

診療体位は大事である．歯周検査やスケーリングなどは水平位で行うことが普通であり，上顎に対しては頭をさらに下げることがあるが，慣れない患者は不安感を覚え，息苦しく頭が重くなる．長時間の開口状態も，呼吸が苦しくなりストレスが増す．高齢患者では特に気をつける．

疼痛は血圧に大きく影響するので，歯周検査時やスケーリング時の軽い痛みも無視できない．表面麻酔で除痛できない場合は，早めに浸潤麻酔を行ったほうが血圧は安定する．血圧が高いから浸潤麻酔を避けるのではなく，無痛下に処置を進めるほうが循環動態を安定させる．

(4) 急に血圧が上昇した場合

血圧が低下した場合に比べ，上昇した場合のほうが緊急性は低いのであわてる必要はない．観血処置中ならガーゼをかませるなど止血処置を行った後，ただちに処置を中止する．

誰かがそばにいることが重要で，声かけをして患者に安心感を与え，衣服を緩めてリラックスさせる．水平位にするが頭を過度に低くしない．患者の肩に手を置き，ゆっくり深呼吸をさせる．

普通はこれで血圧は元に戻るが，180 mmHg 以上から下がらない状態が続いたら，降圧薬を使用する必要もある．比較的安全な方法は，カルシウム拮抗薬のニフェジピン〈アダラート®〉の投与である．投与法は，ニフェジピン 10 mg カプセルに 25G の細い注射針を刺して吸引し，最初の 4 滴を 30 mL の水に溶解し経口投与させる（図 1）．血圧は急激に下げる必要はなく，本法では 30 分前後で血圧は落ち着く．従来行っていた舌下に直接滴下する方法は，高齢者で過度に血圧が低下した事例があり現在は禁止されている．

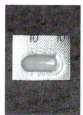 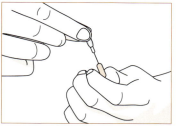 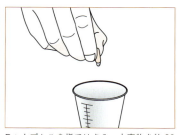

A：ニフェジピン　B：注射針を刺したカプセル　C：カプセルの端に注射針を刺す．5 mgのカプセルでも可能．　D：カプセルを指ではさみ，内容物を約30 mLの水に4滴滴下して服用してもらう．
10 mgカプセル

図1　降圧薬ニフェジピンを水に溶かして経口投与
10 mgカプセルに25Gの細い注射針を刺して吸引し，注射針から出る最初の4滴を30 mLの水に溶解して経口投与する．

(5) 高血圧患者の術後の注意

　循環器内科から処方されている薬剤の服用を忘れないように指示する．抜歯などの術後に鎮痛薬や抗菌薬が歯科から処方されるとそれを優先し，毎日服用している薬剤を自己判断で休薬する患者がいる．ほとんどの場合は歯科治療のストレスから解放されて，血圧は安定するが，術後疼痛や術後出血があると不安定になる．局所麻酔の奏功が切れて疼痛が発現し血圧は上昇する．同じ頃，局所薬に添加されたアドレナリンの影響がなくなると手術部位から出血が起こることがある．

　高血圧患者に対しては創の縫合は必須であり，術後のトラブルを避けるために非常に大事である．また鎮痛薬は麻酔が切れる前に服用させ，無痛状態を継続させるのが循環動態安定にも有効である．

III 心疾患患者の歯科診療

　歯科診療上問題となる心疾患には，狭心症，心筋梗塞，不整脈，心不全がある．
　狭心症は冠状動脈（冠動脈）の内腔が狭窄または閉塞したため心筋への血流量が減少し，一過性または持続性の心筋虚血が生じた状態である．このため心筋は酸素不足となり，諸症状が発現する．
　心筋梗塞は冠動脈が完全に閉塞したため閉塞部より遠心の心筋が壊死した状態である．
　不整脈とは脈がゆっくりになったり，速くなったり，不規則になった状態である．不規則になる場合は期外収縮がみられる．原因は病気によるものと，運動や発熱などの生理的なものがある．
　洞不全症候群は突然心停止の危険があり，房室ブロックでは徐脈が生じるので一般的にはペースメーカー植え込みの対象である．
　心不全とは，心臓が悪いために息切れやむくみが起こり，だんだん悪くなり生命を縮める病気［2017年10月31日，日本循環器学会，日本心不全学会］である．

1 各種心疾患と歯科診療

1) 狭心症

疾患の概要

もともと冠動脈に狭窄部があると起こりやすい．急に起こるが運動や精神的興奮が誘因で，歯科治療に対するストレスも原因になる．発作時の症状は前胸部の漫然とした絞扼感，圧迫感，胸痛がある．緊急性は少ないが発作後の症状改善を確認する必要がある．

歯科診療上の注意点

発作の前兆として歯痛で歯科を受診することがある．下顎前歯部の疼痛が多いが，診察して歯疾患が見つからない場合は狭心症を疑い循環器内科への受診をすすめる．歯科衛生士はこれらの疼痛が歯周病の所見と一致しない場合は慎重に対応する．

診療中に発作がみられた場合は，あわてずに診療を中止して安静にする．4～5分間の安静で改善される場合が多い．患者が狭心症の診断をすでに受けており，ニトログリセリン（亜硝酸塩）〈ニトロペン舌下錠® 0.3 mg〉を持参していればすぐに舌下投与する．1～2分で改善するが，無効なら5分おきに3回まで投与が可能である．患者が持参していなければクリニックに準備してある同薬を投与する．ニトロペン舌下錠®投与後は血圧が低下するため，ゆっくり休ませる必要がある．症状が治まっても緊急性のある歯科処置以外は中止する．

治療中で最近の1カ月間狭心症発作がないか，または月1～2回程度の軽い発作であれば歯科治療は可能である[*1]．

[*1] **亜硝酸製剤貼布薬**

狭心症患者は，主治医から歯科治療時に亜硝酸製剤貼布薬（フランドルテープ®など）を使用するように指示されている場合がある．

貼布薬は治療の2時間前から貼付していないと吸収せず有効ではないので，そのことを治療予定日の前から患者に伝えておく．

2) 心筋梗塞

疾患の概要

冠動脈の閉塞でそれより末梢に血液が行かず，その支配領域の心筋が壊死した状態である（図2）．壊死した部分は元に戻らず，正常な部分の心筋が機能を代用する．再度の梗塞や広範囲な壊死部分が生じると生命にかかわる．狭心症の発作は再梗塞を起こしやすく，その際は致死率が高い．

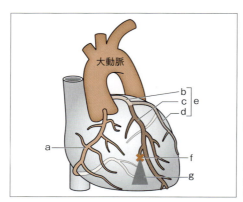

図2 心筋梗塞
　冠動脈の閉塞部遠心の心筋が壊死した状態．
　a：右冠動脈，b：左冠動脈主幹，c：左冠動脈前下行枝，d：左冠動脈回旋枝，e：左冠動脈．f：梗塞部，g：梗塞による壊死部．病理組織所見では扇形に心筋壊死がみられる．

⚠ 歯科診療上の注意点

診療中に発作が発現した場合，安静にして救急車をよぶしかない．狭心症に有効なニトログリセリン（亜硝酸塩）は効果がない．

発作があって6カ月間経過し，循環器内科のコントロールがよければ通常の歯科診療は問題ないとされているが，心筋梗塞が再発する可能性は否定できない．診療の際には最近の体調を聞き，心電計など生体モニターでの監視は必要である．過度なストレスを避け，患者に少しでも異変があれば診療を中止する勇気が必要である．歯科衛生士は生体モニターでの監視だけに頼らず，患者をよく観察して異変にいち早く気づき，歯科医師に連絡しなければならない．

3) 不整脈

疾患の概要

50/分以下を徐脈，100/分以上を頻脈という．40/分以下になると息切れやめまいが出る．また120/分以上の頻脈になり，動悸，息切れ，胸痛，めまいなどが起これば病的な頻脈を考え循環器内科の診察が必要である．

不整脈の中の期外収縮は珍しくなく，加齢とともに多くなる．心房性期外収縮，心室性期外収縮があり症状を自覚しない人も多い．高度房室ブロックのように心房の興奮が2回以上連続で起こり，心室に伝導しない状態が続くと，徐脈性不整脈や失神発作で死に至ることがある．また心房細動[*2, 3]は心房に生じた不整脈で，異常な電気的刺激により起こる．

症状があれば抗不整脈薬や精神安定薬を処方されている．原因となる心疾患がない場合でも，運動や飲酒で動悸や意識が遠くなるような症状があれば気をつけるようにいわれている．

⚠ 歯科診療上の注意点

循環器内科で期外収縮からさらに危険な不整脈に移行する可能性がないといわれている患者に対しては通常の対応でよい．精神的ストレスや睡眠不足，疲労時には期外収縮が悪化するので歯科診療に際してはこれらの患者環境に気をつける．抗不整脈薬を投与されている患者は不整脈の症状があるか，その原疾患が存在する場合なので，循環器内科主治医には歯科診療内容を伝えて連携をとる．

ペースメーカーは胸部に装着されているが，最近は性能が向上しており歯科診療上問題はない．しかし，ペースメーカー直上での機器の扱いには注意する．

心臓弁膜症で人工心臓弁置換術の術前術後の患者に対する注意事項は，感染性心内膜炎の予防である．『感染性心内膜炎の予防と治療に関するガイドライン』[2)]では，ハイリスク患者に対する歯科での予防法として，口腔内洗浄の推奨，定期的な歯科受診，電動歯ブラシを含めた正しい口腔内衛生管理をすすめている．さらに抗菌薬の予防投与を推奨している歯科治療の種類は，抜歯，歯周手術，スケーリング，インプラントの埋入，歯根管に対するピンなどの挿入を行う場合である．基本的に出血を伴ったり，根尖を越えるような大きな侵襲を伴うものは抗菌薬の予防投与がすすめられている．

[*2] **心房細動**

心房が痙攣したように不規則に震え，脈は不規則に速くなる．心電図検査で診断された患者は約80万人と言われ潜在的な患者を含めると100万人以上となる多い疾患である．

加齢とともに増加し，心原性脳塞栓症や心不全のリスクとなる．そのため抗凝固療法を受けている人が多い．

[*3] **高齢者の心房細動**

高齢者の甲状腺機能亢進症では，一般症状が発現せず，心房細動のみがみられることがあるので原疾患の精査が必要である．

表2　日本化学療法学会が推奨する歯科治療時抗菌薬予防投与法

対象および抗菌薬	投与方法
ハイリスク群	
アンピシリン	2.0 g を加刀 30 分前より点滴
クリンダマイシン	600 mg を加刀 30 分前より点滴
リスクが少なく経口投与が可能である群	
アモキシシリン	500 mg を加刀 45 分前に内服
セフジトレン	300 mg を加刀 45 分前に内服
アジスロマイシン*注	500 mg を加刀 45 分前に内服
クラリスロマイシン*注	400 mg を加刀 45 分前に内服

*注：アジスロマイシン，クラリスロマイシンはペニシリンアレルギーを有する例に使用．

表3　NYHA（New York Heart Association）心機能分類

Ⅰ度：身体活動を特に制限する必要はない心疾患患者．
　　　日常労作により，特に呼吸困難，狭心痛，疲労，動悸などが生じない．
Ⅱ度：身体活動を軽度または中等度に制限する必要がある心疾患患者．通常の身体活動により疲労，動悸，息切れ，狭心症症状が起こる（例：階段上昇，坂道歩行など）．
Ⅲ度：身体活動を高度に制限する必要がある者．
Ⅳ度：身体活動の大部分を制限せざるをえない心疾患患者．

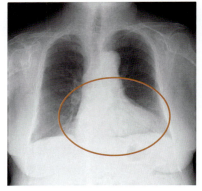

図3　心不全患者の心陰影拡大

日本化学療法学会が推奨する歯科治療時抗菌薬予防投与法を**表2**に示す．

4）心不全

疾患の概要

　心臓が悪いために息切れやむくみが起こり，だんだん悪くなって生命を縮めるため，心不全は発症すると5年間で半数が死亡している．いったん発症すると完治しないが，治療や生活習慣を見直して心機能を維持し，悪化を防ぐことが可能であり，予防が有効である．

　高血圧症，心筋梗塞，不整脈などの病気で引き起こされる．原因は，喫煙，肥満，食塩の過剰摂取，大量飲酒などの生活習慣である．高齢化に伴い心不全患者は増加しており国内には推計年間100万人の患者がいる．心不全の重症度を自覚症状から判断した心機能分類にNYHA心機能分類（**表3**）がある．

歯科診療上の注意点

　NYHA心機能分類を参考にすると，Ⅲ度の患者では歯科治療は応急処置に止める．Ⅱ度でも動悸，息切れ，頻脈（100以上）があり，静脈の怒張や下腿の浮腫がみられる場合は診療を中止する．循環器内科対診で心陰影の拡大（**図3**）や心胸郭比CTR60％以上といわれた場合はコントロール不十分なので観血処置は控える．

歯科衛生士は，循環器内科への照会とそれに対する回答内容を理解し，歯科治療時に予想される患者の変化を頭に入れておく．また，生体モニターの取り扱いやそのデータの読み方，異常値が出た場合の対応を常に考えておく．救急薬剤や必要機器をすぐにチェアサイドに準備できなければいけないので，日頃から薬剤在庫の点検や機器の管理をしておくことが求められる．

2 抗血栓療法と歯科診療

1) 抗血栓療法とは【付録4頁Table 2参照】

狭心症，心筋梗塞，脳梗塞の発作後や予防として，また静脈血栓塞栓症の発症抑制に抗血栓療法が行われる．抗血栓療法は，抗血小板療法，抗凝固療法，血栓溶解療法（t-PA治療）の3つに分かれる．血栓溶解療法（t-PA治療）は発作直後に行われる[*4]が，抗血小板療法と抗凝固療法は発作予防のため長期間投薬されている患者が多い．それらの患者の歯科治療では，薬物性の出血しやすい状態および止血困難が生じる．

よく処方されている抗血小板薬は，バイアスピリン®，ミニマックス®，パナルジン®，プラビックス®，プリリンタ®，エフィエント®などがあり，患者の話やお薬手帳で確認する．

抗凝固薬は多くがワーファリン®だが，最近はプラザキサ®も増えている．ワルファリンカリウム〈ワーファリン®〉は肝臓におけるビタミンKの作用を阻害することで効果がある．しかし，納豆菌は腸内でビタミンKを生成することから，またほうれん草など緑黄色野菜は多量のビタミンKを含むので，一緒に食べるとワーファリンの効果が減弱するので納豆は食べられない．この点，直接トロンビン阻害薬のダビガトラン〈プラザキサ®〉は納豆を食べられることが利点である．

ワーファリン®と抗真菌薬のフロリードゲル®は併用禁忌なので注意する【←2章-2：51頁参照】．

2) 出血を伴う歯科治療に際しての休薬期間

手術の際に抗血栓薬を休薬して行うかどうかについては種々の見解がある．抜歯（埋伏歯を除く）に関しては学会からのガイドライン[2)]では，いずれも休薬せず行うことが推奨されている．休薬により原疾患の脳梗塞や心筋梗塞の再発が危惧されるからである．

しかし，抜歯以外の口腔外科小手術や口腔がんのような口腔・顎顔面外科手術では，一般外科手術や内視鏡手術と同様に一定期間の休薬が望ましいといわれている（表4）．休薬期間については各施設で若干異なる期間を設定しているが，表4では平均的な期間を記載した．

なお，抗血栓薬とは別に，易血栓薬とされている経口避妊薬〈ヤーズ配合錠®，ルナベル配合錠®〉は4週間前から術後2週間まで休薬を，骨粗鬆症治療薬〈エビスタ®，ビビアント®〉は3日前から歩行可能になる日まで休薬するようにすすめられている．

[*4] **血栓溶解薬**

血栓溶解薬t-PA薬（tissue-type plasminogen activator 組織型プラスミノーゲン活性化物質）は，プラスミノゲンの作用を増強することで血栓を強力に溶かす酵素をもつ遺伝子組み換え薬である．梗塞後速やかに血流を回復させれば，症状も軽くすむので脳梗塞発作後に使用されている．しかし時間制限があり脳梗塞が起こってから3時間以内に投与を開始しなければいけない．

また，本治療法は壊死巣に出血を起こす危険性も高い（出血性梗塞）ので適応を慎重に選ぶ必要がある．易出血性があるかどうかの既往歴や術前検査が必要である．

表4 抗血小板薬・抗凝固薬の手術時休薬期間（内服薬）

商品名	一般名	休薬期間
抗血小板薬		
バイアスピリン 　ミニマックス	アスピリン	7〜10日前から
パナルジン	塩酸チクロピジン	10〜14日前から
プラビックス	塩酸クロピドグレル	14日前から
プリリンタ	チカグレドル	5日前から
エフィエント	塩酸プラスグレル	14日前から
抗凝固薬		
ワーファリン	ワルファリンカリウム	4〜5日前から
プラザキサ	ダビガトラン	24〜48時間前から

歯科診療上の注意点

　前述のように抜歯（埋伏歯を除く）は抗血栓薬の投与継続で行う．しかし，できるだけ出血を抑えるためには，血液凝固の指標である検査のPT-INR（International Normalized Ratio．プロトロンビン時間国際標準比）を参考にする．PT-INRは抜歯直前値が理想であるが，ガイドラインでは24時間以内，少なくとも72時間前のPT-INR値を測定するのが望ましいとされている．PT-INRは2.0〜3.0であることが望ましい．

References

1) 日本高血圧学会高血圧治療ガイドライン作成委員会編：高血圧治療ガイドライン2019．ライフサイエンス出版，東京，2019．
2) 日本循環器学会，日本心臓病学会，日本心エコー図学会，日本胸部外科学会，日本心臓血管外科学会，日本小児循環器学会，日本成人先天性心疾患学会，日本脳卒中学会，日本感染症学会，日本化学療法学会の合同研究班：感染性心内膜炎の予防と治療に関するガイドライン（2017年改訂版）．2018年5月1日更新．www.j-circ.or.jp/guideline/pdf/JCS2003_miyatake_h.pdf
3) 一社日本有病者歯科医療学会，公社日本口腔外科学会，一社日本老年歯科医学会編：科学的根拠に基づく抗血栓療法患者の抜歯に関するガイドライン2015年改訂版．学術社，東京，2015．

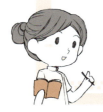

2 脳血管疾患（脳卒中後遺症）患者の歯科診療

松野智宣

I 脳血管疾患とは

疾患の概要

脳血管疾患は，何らかの原因で脳の血管が詰まったり，裂けて出血し，そこから先の脳細胞への血液供給が断たれ（虚血），脳の働きに障害を及ぼすような疾患である．その総患者数は111万5,000人（2017年患者調査の概況）であり，脳血管障害による死亡率は7.7%と悪性新生物（27.3%），心疾患（15.0%），老衰（8.8%）に次いで第4位である（2019年人口動態統計）．しかし，要介護の原因としては第1位の認知症（17.6%）に次いで脳血管疾患が第2位（16.1%）である（2019年国民生活基礎調査／要支援者を含む）．

脳卒中は，血栓症や塞栓症に起因する虚血性の**脳梗塞**と，血管破裂に起因する出血性の**脳出血**に大別され（図1），これらを総称して脳卒中とよんでいる（厳密には，突発性あるいは急性発作したものが脳卒中として扱われる）．図2には脳梗塞，脳内出血，くも膜下出血の違いを示す．また，一過性に脳神経症状が現れる一過性脳虚血発作〔transient ischemic attack：TIA〕もある．

脳卒中の危険因子としては，高血圧，糖尿病，脂質異常症，心房細動，喫煙[*1]，飲酒などがあるが，発症予防，再発予防ともに血圧のコントロールが最も重要と考えられている．さらにハイリスク群として管理が必要なものにメタボリックシンドローム，睡眠時無呼吸症候群，慢性腎臓病がある．

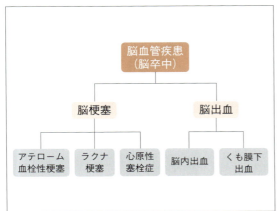

図1 脳血管疾患（脳卒中）の分類

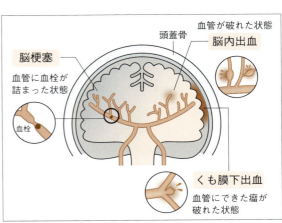

図2 脳梗塞，脳内出血，くも膜下出血の違い

*¹ 喫煙と脳卒中

これまでの多くの調査研究で，喫煙は脳卒中の危険因子であることが知られている．タバコに含まれるニコチンが血管を萎縮させて高血圧に，さらに一酸化炭素が動脈壁にコレステロールを沈着させ，アテロームを形成しやすくするためである．病型別にみると，脳梗塞（ラクナ梗塞，アテローム血栓性梗塞）とくも膜下出血には有意な危険因子であるが，脳出血は有意な危険因子ではなかった．

また，喫煙本数が多くなるほど脳卒中のリスクが高まり，5～10年の禁煙でそのリスクが低下することも明らかにされている．

さらに，受動喫煙も脳卒中のリスクになることが知られ，受動喫煙を避けることで脳卒中といくつかの心血管イベントのリスクは減少する．

*² 脳卒中後遺症

脳卒中は発症後1カ月以内を「急性期」，それ以上経過した時期を「慢性期」とよび，さらに慢性期以降も残存している症候を「脳卒中後遺症」とよぶ．

⚠ 歯科診療上の注意点（脳血管疾患患者全般について）

脳血管疾患は**表1**に示すようなさまざまな後遺症（脳卒中後遺症）*² を生じやすい．また，脳卒中後遺症は顎顔面領域に多くの機能障害をもたらす（**表2**）．歯科診療においては，片麻痺が生じると自力でユニットに座れないため，その介助が必要となる．構音障害や失語がある患者に対しては意思疎通が困難なため，何らかのツールが必要となる．

また，脳血管障害の既往を有する患者はその再発を防止するため，抗血栓薬や降圧薬などが投与されている．さらに，基礎疾患として糖尿病や不整脈などの疾患を合併していることも多く，十分なリスク管理が求められる．

したがって，歯科診療に際しては，脳血管疾患のタイプと病期，発症時期，合併疾患の有無，服用薬剤，後遺症の程度，歯科治療の内容とその可否，治療にあたっての注意などの医療情報を主治医に照会して，その内容を十分把握しておかなくてはならない．特に，抜歯などの観血的処置が必要な場合は，抗血栓療法中患者への対応【← 89～90 頁参照】と血圧の管理を厳密に行わなくてならない．

また，片麻痺で手が不自由になると箸や食器などがうまく持てずに，食事自立度が低下して低栄養になりやすい．さらに，舌，口唇，頬が動かしにくくなるので自浄作用が低下し，麻痺側の口腔内に食物残渣が停滞しやすくなり，歯ブラシもうま

表1　脳血管疾患による障害（脳卒中後遺症）

障　害	主な症状
片麻痺	片側の上肢・下肢・顔面の運動麻痺，あるいは運動障害 ⇒交代性麻痺：顔面と四肢で麻痺側が異なる（脳幹梗塞）
片側のしびれ感	身体の片側の感覚鈍麻，異常感覚 慢性期には疼痛も出現
言語・嚥下障害 （球麻痺）	発語障害（失語症）や構音障害，あるいは喉頭・咽頭・舌の運動・感覚障害による嚥下や発声機能障害 ⇒嚥下障害による誤嚥性肺炎は生命への影響が大きい．
失　調	平衡機能の悪化，歩行時のつまずき，よろめき，身体一側性の協調運動障害，めまい
眼症状	片眼の視力低下・視野狭窄，複視など
意識障害	脳幹の覚醒系の障害や広範な大脳皮質の破壊で意識レベルが低下
高次脳機能障害 （認知障害）	失語，失認，失行の他，記憶障害，注意障害，半側空間無視（空間の左右どちらかが意識から外れる）など

表2　顎顔面領域にみられる脳卒中後遺症

麻　痺	主な症状
中枢性顔面 神経麻痺	口角下垂，口角からの水漏れ，浅い鼻唇溝，まぶたを閉じられる（顔のしわ寄せは可能）
中枢性舌下 神経麻痺	舌突出時に舌尖が脳の障害側と反対に偏位 両側性障害では会話・嚥下障害
仮性球麻痺	構音障害，嚥下障害（嚥下喉頭期での食塊の送り込み遅延および誤嚥）
球麻痺	咀嚼，嚥下，発音，構音障害

く握れないためブラッシングが不十分となるので口腔衛生管理は必須となる．特に，高齢者はこのような低栄養，嚥下障害，加えて誤嚥性肺炎を招きやすいため，適切な嚥下リハビリテーションも含めた総合的な口腔のケアを行っていかなくてはならない．

II 脳血管疾患の特徴

1 脳梗塞（脳血栓，脳塞栓）

1）脳血栓と脳塞栓

　血管内腔が狭窄して血流が低下すると，血小板は凝集して血小板血栓を形成する．それによって脳血管が閉塞したものが脳血栓である．一方，脳塞栓は心疾患などで心臓に生じた，あるいは頸動脈などにできたフィブリン血栓がそこから剝がれ，血流に乗って脳血管に運ばれて，脳血管を閉塞したものである．つまり，脳梗塞とは脳血管が脳血栓や脳塞栓によって閉塞して，灌流域の脳組織に虚血が生じている状態である．

　脳梗塞の発生機序には，塞栓性，血栓性の他に，血行力学性がある（図3）．

　脳梗塞はラクナ梗塞，アテローム血栓性脳梗塞，心原性脳塞栓症に大別される（表3）．脳梗塞の発症率は，ラクナ梗塞38.8％，アテローム血栓性脳梗塞33.3％，心原性脳塞栓症21.8％，その他6.1％で，ラクナ梗塞の減少とアテローム血栓性脳梗塞の増加している［1999～2000年の大規模国内登録調査・J-MUSIC］．

2）脳梗塞

（1）ラクナ梗塞

　脳深部の小動脈（穿通枝）が細動脈硬化，微小粥腫，微小塞栓などで血管内腔が狭窄し，その灌流域に直径1.5cm未満の小梗塞（ラクナ）が生じたものをラクナ梗塞という．

（2）アテローム血栓性脳梗塞

　動脈硬化によって大動脈の血管壁にアテローム性プラーク（粥腫）が沈着する．その結果，血管壁は肥厚して血管内腔が50％以上狭窄し，血小板血栓が形成されて血

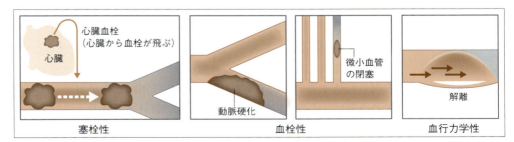

図3　脳梗塞の発症機序

表3　脳梗塞の特徴

	ラクナ梗塞	アテローム血栓性梗塞	心原性塞栓症
発生機序	血栓性，微小塞栓性	血栓性，血行力学性 動脈原性塞栓性	塞栓性
病因・病態	脳深部の小動脈（穿通枝）の動脈硬化による閉塞（微小塞栓）	頸動脈から脳底部の大血管にできたアテローム性プラークに起因する血栓による閉塞	心臓あるいは頸動脈などの大血管にできた栓子の脳血管への流入による閉塞
危険因子	高血圧，糖尿病，喫煙	高血圧，糖尿病，脂質異常症，喫煙	心房細動，心臓弁膜症の既往
血栓の種類	血小板血栓	血小板血栓	フィブリン血栓
経　過	比較的緩徐に進行し，症状は軽度	数日間で段階的に症状が進行	突発的に現れ，重症化しやすい
治　療	抗血小板療法 慢性期：降圧薬	抗血小板療法 抗トロンビン薬 ステント，内膜剝離	血栓溶解療法 凝固療法
梗塞巣	梗塞巣は小さい	ラクナ梗塞よりも大きな梗塞巣	大きな梗塞巣

管内腔はさらに狭窄し，脳への血液供給が低下する．このようにして，生じた梗塞巣が1.5cm以上のものをアテローム血栓性脳梗塞という．

（3）心原性脳塞栓症

　心臓や頸動脈に生じたフィブリン血栓（栓子）が脳内に流入して脳動脈を閉塞し，その灌流域に大きな梗塞巣が生じたものを心原性脳塞栓症という．

（4）その他

　血行力学性に生じる脳動脈解離の他に，奇異性塞栓症，大動脈原性塞栓症などがある．

3）脳血管障害の治療

　急性脳梗塞では，血栓溶解作用を有する薬剤や血栓抑制薬を用いる．また慢性脳梗塞では，再発予防のために原因に応じた薬剤が処方される（付録 Table ❸ 参照）．

　すなわち，急性期（発症後4.5時間以内）には，血栓溶解療法としてt-PA（遺伝子組換え組織プラスミノゲンアクチベーター：アルテプラーゼ0.6mg/kg）の静注療法が行われる．その他，抗血小板療法，開頭外減圧療法が行われる．

　慢性期には降圧療法，抗凝固療法などが行われる．なお，アルテプラーゼと歯科処方薬との相互作用は認められていない．

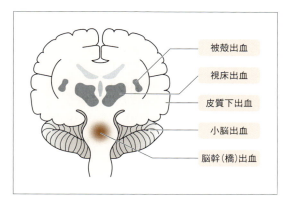

図4 脳内出血の部位

2 脳内出血

　脳の深部に行く穿通枝に動脈硬化性の変性（微小動脈瘤）が生じ，脆弱になった血管が破綻し出血して生じる（図2）．出血部位により，被殻出血（40%），視床出血（35%），皮質下出血（10%），脳幹（橋）出血（5%），小脳出血（5%），その他（5%）に分けられる（図4）．脳出血の原因の70%は高血圧である（高血圧性脳出血）．
　脳出血の前兆として一過性脳虚血発作（TIA，後述）の症状が現れることがあるが，ほとんどの場合は突然発症し，症状は出血部位で異なる．
①被殻出血：片麻痺，感覚障害，片側の視野障害，意識障害，失語症（優位半球に出血が生じた場合），失行，失認
②視床出血：しびれ，片麻痺，感覚障害，視床痛（半身の激しい痛み）など．また，死亡率が高く後遺症が残りやすい．
③皮質下出血：片麻痺，失語，半盲，けいれんなど
④脳幹出血：呼吸障害，意識障害，眼球運動障害，四肢麻痺，縮瞳，高熱など．数分で昏睡状態になり，数時間で死亡することもある．
⑤小脳出血：突然の回転性のめまい，吐き気・嘔吐，頭痛，歩行障害，意識障害，起立障害．

3 くも膜下出血

　75〜90%が脳表面の太い血管の脳動脈瘤の破綻により，出血がくも膜と軟膜の間に広がったもの（図2）．その他，脳動脈解離，外傷（脳挫傷），脳動静脈奇形によっても生じる．好発部位は内頸動脈・後交通動脈分岐部，脳底動脈終末部である．
　脳動脈瘤が破綻するとくも膜下腔に大量の血液が一気に流れ込み，頭蓋内圧が急激に上昇する．そのため，激しい頭痛が出て，悪心，嘔吐や意識消失も現れる．

表4　脳卒中を疑う5症状

1. 片側の上下肢および顔面の筋力低下・感覚障害
2. 構音障害, 失語
3. 運動失調
4. 単眼の視力障害
5. 激しい頭痛

表5　脳卒中の症状を早期発見するサイン『FAST』

Face：笑って下さい.
　→片方の顔が下がっていませんか？
Arms：手のひらを上にして両手を肩の高さまで前方に挙げて下さい.
　→片方の手が下がってきませんか？
Speech：簡単な文章を言って下さい.
　→ろれつがまわっていませんか？　文章を正しく繰り返せますか？

Time：これらの症状がどれか1つでもあれば, 時間が勝負です.
　→ 119番に電話するか, 一刻も早く病院に行って下さい（ACT F.A.S.T）

脳卒中を疑う人をみたらF, A, Sの3つのテストを行い, そのうち1つでもあれば脳卒中を疑う（米国脳卒中協会による）.

4　一過性脳虚血発作（TIA）

　一過性脳虚血発作は, 脳梗塞の前駆症状として現れやすく, 血栓や急激な血圧低下などで脳への血流が一過性に悪くなることで生じる. 内頸動脈系のTIAでは半身の運動麻痺, 感覚鈍麻, 失語症, 片眼の視野障害など, 椎骨脳底動脈系のTIAではめまい, 構音障害, 複視, 意識障害を伴わない下肢脱力による転倒（ドロップアタック）が現れる. これらの症状は24時間以内（多くは数分以内）に完全に消失する. しかし, TIA発症後3カ月以内に脳梗塞に移行する率は15〜20％と高く, その半数は48時間以内に集中して起こる.

　脳卒中は発症からの迅速な対応が求められる. そのため, 歯科診療中にTIAや脳卒中を疑う症状（**表4**）がみられた場合は, 早期発見のテスト（FAST）を行う（**表5**）.

3 代謝・内分泌疾患患者の歯科診療

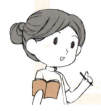

酒巻裕之

I 代謝・内分泌疾患とは

疾患の概要（代謝・内分泌疾患全般について）

　ヒトの生体は，栄養物質を食事として摂取し，必要なものに変えて利用したり蓄積したり，不要になれば体外に排出する．この代謝の過程は多くの酵素やホルモンにより調節されている．物質摂取から最終産物生成にいたる過程の異常が代謝性疾患である．ホルモンの産生の過剰（機能亢進），または不足（機能低下）をもたらすことがある．まれにホルモンに対する組織の反応異常が原因で内分泌疾患（通常は機能低下症）が生じる．

　代謝・内分泌疾患に対して適切に治療されている場合は，日常生活に大きな支障をきたすことは少ない．しかし未治療の場合やコントロール不良の場合では，急激な病変の変化や合併症が進行して，多大な問題が生じることがある．さらに合併症は無自覚で進行し，生命予後にかかわる場合があるので，代謝性疾患の病態について理解しておく必要がある．

⚠ 歯科診療上の注意点（代謝・内分泌疾患患者全般について）

　代謝・内分泌疾患に対して適切に治療されている場合は，歯科治療は通常どおりできるが，未治療の場合やコントロール不良の場合では，歯科治療中に急激な病変の変化や，合併症の影響により歯科治療に支障が生じることがあるので，主治医への照会事項を確認する．また診療室で管理できる範囲を申し合わせておき，急変時の対処法を準備するとともに，専門医受診を要する場合には，躊躇なく搬送する．

II 代謝性疾患の特徴と歯科診療における留意点

1 ビタミン欠乏症

疾患の概要

　ビタミンは正常な生理機能を維持するために不可欠な有機化合物である．ビタミンは体内ではホルモンと同様の働きを有する．ビタミンは必要量が体内で合成されないため，欠乏症が生じることがある．

表1　ビタミン欠乏症

種　類		欠乏症
脂溶性ビタミン	ビタミンA	夜盲症，角膜乾燥症，粘膜の角質化，胞状過角化症
	ビタミンD	骨軟化症，くる病，骨粗鬆症
	ビタミンE	運動失調，筋力低下，視覚障害など（脂質吸収不良または脂質輸送異常がある場合に発症）
	ビタミンK	出血傾向，新生児メレナ
水溶性ビタミン	ビタミンB$_1$	脚気，多発性神経炎，ウェルニッケ脳症，アシドーシス
	ビタミンB$_2$	口角・口唇・舌炎，皮膚炎，眼症状（羞明，異物感など）
	ビタミンB$_6$	多発性神経炎，口角炎，舌炎，皮膚炎（代謝を阻害するINH投与患者で発症）
	ナイアシン（ニコチン酸＋ニコチンアミド）	ペラグラ（皮膚炎，振戦，認知症）
	パントテン酸	きわめて稀，足の異常感など
	ビタミンB$_{12}$	巨赤芽球性貧血【← 3章-10：146頁参照】，神経障害（内因子の欠乏で起こる．5年分程度の貯蔵がある）
	ビタミンC	壊血病【← 3章-10：150頁参照】，創傷治癒障害，ヒステリー，うつ病，歯肉炎
	葉　酸	巨赤芽球性貧血，舌炎，消化器障害
	ビオチン	きわめて稀，剥離性皮膚炎，脱毛，食欲不振など

　各ビタミン欠乏症について**表1**に示し，治療に用いるビタミン製剤を**付録** **Table ❹** で後掲する．

⚠ 歯科診療上の注意点

　歯科診療において，栄養指導など食事によるビタミン摂取の支援を行う．ビタミンB$_2$，B$_{12}$，C欠乏症は口腔内に症状を生じることがあるので，注意を要する．臨床症状からビタミン欠乏症が疑われた場合は，医科との連携を行う．

② 骨粗鬆症

疾患の概要

　骨粗鬆症についてWHOでは，「骨粗鬆症は，低骨量と骨組織の微細構造の異常を特徴とし，骨の脆弱性が増大し，骨折の危険性が増大する疾患である」と定義している．「骨強度」は骨密度と骨質の2つの要因からなり，骨質を規定するのは，微細構造，骨代謝回転，微小骨折（マイクロクラック），骨組織の石灰化度などである．

　骨粗鬆症の危険因子には，①遺伝に関係するもの（閉経の時期，痩せ型，家族歴），②生活の仕方に関係するもの（偏食，運動不足，アルコール・コーヒーの多飲，喫煙，日光照射不足），③病気に関係するもの（胃切除，糖尿病，甲状腺機能亢進症，高カルシウム尿症，ステロイド剤〈グルココルチコイド剤〉投与，原発性副甲状腺機能亢進症，腎不全）がある．

　骨粗鬆症では骨折をきたし，その結果身体機能の低下，運動機能障害と内臓器障害をきたし，ADLとQOLを低下させ，重症では寝たきりにいたる．したがって骨粗鬆症の治療と予防の目的は，骨折を予防し，骨格の健康とQOLの維持改善を図

ることである．骨粗鬆症の治療薬を付録 Table ❺, ❻ で後掲する．

> ❗ **歯科診療上の注意点**
>
> 骨粗鬆症による多発性脊椎圧迫骨折の結果，円背となる．椎間板や椎骨の加齢変化による「変性後彎症」が重なっていることもある．極端な前傾姿勢（亀背）の患者では，診療体位に配慮する．水平診療は困難で，タオルケットやバスタオルでの補正が必要である．

1）薬剤関連顎骨壊死（MRONJ）[*1] について

[*1] **薬剤関連顎骨壊死**
Medication-related osteonecrosis of the jaw (MRONJ).

[*2] **ビスホスホネート**
Bisphosphonate (BP). 破骨細胞の活動を阻害し，骨吸収を抑制する．

[*3] **RANKL**
RANK リガンド (Receptor activator of nuclear factor κβ ligand). RANK と結合して破骨細胞を形成する．

[*4] **ビスホスホネート製剤関連顎骨壊死**
Bisphosphonate-related Osteonecrosis of the jaw (BRONJ).

骨粗鬆症やがんの骨転移による骨病変の治療薬として，破骨細胞による骨吸収を抑制するビスホスホネート（BP）[*2] 製剤（付録 Table ❻ 参照）やデノスマブ（Dmab）のような RANKL[*3] に対するヒト型 IgG2 モノクローナル抗体製剤（抗 RANKL モノクローナル抗体．付録 Table ❺ 参照）がある．これらの薬剤により，難治性の顎骨壊死が発生することがある．BP により生じた顎骨壊死をビスホスホネート製剤関連顎骨壊死（BRONJ）[*4] といい，抗 RANKL モノクローナル抗体による顎骨壊死を含めて，骨吸収抑制薬関連顎骨壊死（ARONJ）とよばれるようになった．さらに，新たにベバシズマブやスニチニブを含む血管新生阻害薬等による顎骨壊死が報告され，現在では薬剤関連顎骨壊死（MRONJ）が一般的な名称となっている．

以下の 3 項目を満たした場合を MRONJ と診断する．
① BP またはデノスマブによる治療歴がある．
② 顎骨への放射線照射歴がない．また骨病変ががん転移ではないことが確認できる．
③ 医療従事者が指摘してから 8 週間以上持続して，口腔・顎・顔面領域に骨露出を認める．または口腔内，あるいは口腔外の瘻孔から触知できる骨を 8 週間以上認める．

MRONJ の治療と管理については基本的に以下の 3 項目に集約される．
① 骨壊死領域の進展を抑える．
② 疼痛，排膿，知覚異常などの症状の緩和と感染制御により患者の QOL を維持する．
③ 歯科医療従事者による患者教育および経過観察を定期的に行い，口腔管理を徹底する．

> ❗ **歯科診療上の注意点**
>
> 骨吸収抑制薬の投与を受ける予定の患者の歯科治療では，主治医である医師と歯科医師との緊密な連携が大切である．骨吸収抑制薬治療中は歯科医師による定期的な口腔内診査を患者に対して推奨し，歯科医師は口腔内診査の結果を主治医に連絡する．患者には骨吸収抑制薬治療のベネフィット（有益な効果）と顎骨壊死発生のリスク，顎骨壊死の病状，経過，予後，処置などの正確な情報を提供しておく．
> MRONJ の治療法はステージにより異なるが，いずれのステージにおいても歯/歯周疾患の積極的治療と抗菌性洗口剤使用による口腔衛生状態の改善，そして全身的

抗菌薬投与による治療は共通して重要である．したがって，口腔機能管理を行う歯科衛生士の役割は大きい．またステージにかかわらず分離した腐骨は除去し，軟組織の治癒を促進させ，かつ顎骨壊死の進展を防ぐ．

③ 糖尿病

疾患の概要

糖尿病は，血液中のブドウ糖量を調節するホルモンであるインスリンの作用不足により生じる，慢性の高血糖を主な症状とする代謝性疾患である．糖尿病は内分泌疾患に分類されることもあるが，本項では代謝性疾患として解説する．

血液中のブドウ糖は，筋肉や脳が働くための重要なエネルギー源である．腸で吸収されたブドウ糖は，膵臓から分泌されるインスリンにより肝臓や筋肉，脂肪組織でエネルギーとして貯蔵される．食後，血糖が上がるとすぐにインスリンが分泌されるため，血糖値はすぐ下がる．ところが糖尿病の場合，インスリンの分泌量が減ったり，働きが悪くなる（インスリン抵抗性）．そのため，血液中のブドウ糖が各種臓器に取り込まれず，血糖値がなかなか下がらなくなる．

糖尿病には1型と2型の2つの型がある．1型糖尿病は，インスリンを合成・分泌する膵ランゲルハンス島β細胞の破壊・消失がインスリン作用不足の主要原因である．2型糖尿病は，インスリン分泌低下やインスリン抵抗性をきたしたうえに，過食，運動不足，肥満，ストレスなどの環境因子および加齢が加わり発症する．

糖尿病初期には，はっきりした自覚症状はないことが多く，そのために放置している人も少なくない．したがって，①口渇，多飲，多尿，②体重減少，③下肢のしびれ，④歯周病，⑤全身倦怠感，⑥視力障害，⑦手や足の変色，傷が治りにくいなどのような症状がある場合は，糖尿病初期ではなく進行した状態であることが多いので，早急に検査・治療が必要である．

1）糖尿病の治療（薬物療法について）

糖尿病の治療には，①食事療法，②運動療法，③薬物療法があるが，ここでは薬物療法について述べる．薬物療法は，糖尿病の根本治療ではなく，インスリンの作用不足を改善して血糖値の上昇を抑えることが目的であり，血糖降下薬（付録 **Table ⑦** 参照），インスリン製剤（付録 **Table ⑧** 参照）が用いられる．

インスリン製剤は指示された時間に皮下に自己注射する．注射部位は，上腕外側部，腹壁，臀部，大腿部の上半分の外側とする．前回注射した部位より指1本（2 cm ぐらい）は離して注射する．ペン型注射器によるインスリン注射の手順を図1に示す．

2）糖尿病の合併症

（1）急性合併症

急性合併症は主に代謝異常に基づく病態で，糖尿病のいかなる時期にも起こりうる．重症になると意識障害や昏睡の原因になるので，的確な対応が必要である．急

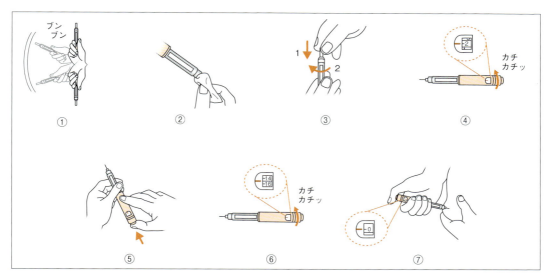

図1 ペン型注射器によるインスリン注射
①速効型・超速効型・持効型溶解インスリン以外の白く濁ったインスリン製剤は，カートリッジを両手の平で回転させるか，片手に持って上下さかさまにして，インスリンが均一になるように最低でも10回は混ぜ合わせる．
②インスリンカートリッジの先端のゴム栓をアルコール綿で消毒する．
③注射針の保護シールを剝がし，カートリッジのゴム栓にまっすぐ取り付け，針カバーを取り外す．
④空打ち注射単位を設定する．
⑤針キャップを外し，注入ボタンを押し，インスリンが出ることを確認する．
⑥④と同様にして指示注射単位を設定する．
⑦注射部位を消毒し，注射器を取って注射部位に刺し，注入ボタンを最後まで押して5秒以上（インスリンによっては10秒以上）待ち，注入ボタンを押したまま針を抜く．注射部位は，もまないでアルコール綿で軽く押さえる．
[日本糖尿病学会編著：患者さんとその家族のための糖尿病治療の手引き2017（改訂第57版），南江堂，東京，52，2017．より]

性合併症が生じた場合は直ちに救急搬送する．

　①高血糖…ケトン体の蓄積による脱水とアシドーシスから意識障害（重症は昏睡）をきたす．1型糖尿病に多い．直ちに輸液とインスリン投与が必要である．

　②低血糖…糖尿病における低血糖症は経口血糖降下薬やインスリン製剤の不適切な使用が原因となる．中枢神経症状（頭痛，空腹感，生あくび，目のかすみ，傾眠）から急速に昏睡にいたる．口腔疾患により食事量が少なくなった場合に通常量のインスリンを服用して発症する場合があるので，注意が必要である．

(2) 慢性合併症

慢性合併症として，高血糖の持続による血管性合併症が重要である．糖尿病に特異的な微小血管障害（網膜症，腎症，神経障害）と，糖尿病以外でも生じるが糖尿病患者で多く発現する大血管障害（虚血性心疾患，脳血管障害，閉塞性動脈硬化症）を把握する．

　①糖尿病性網膜症…網膜の細小血管が障害される．糖尿病の約40％に合併し，わが国の失明原因の2位である．

　②糖尿病性腎症…糸球体に硬化性病変が生じ，進行すれば慢性腎不全に至る．わが国の人工透析導入の原因の第1位である．

　③糖尿病性神経障害…糖尿病三大合併症の最も早期に出現し，頻度も高い．感覚神経や自律神経のなどが障害される．

④**大血管障害**…糖尿病患者は健常者に比べて動脈硬化をきたしやすい．虚血性心疾患は糖尿病患者の場合，健常者の2～4倍，脳血管障害は約2倍，閉塞性動脈硬化症は約4倍である．

　⑤**糖尿病性足病変**…神経障害と血流障害を基礎とし，外傷や感染が加わり，爪白癬，足の変形，潰瘍，壊疽など多彩な病変をきたす．進行すると足の切断を要する．

　⑥**歯周病**…「第6の糖尿病合併症」として注目されている．高血糖による易感染性や血流障害により糖尿病患者では歯周病の有病率が高く，重症化しやすい．また歯周病は炎症性疾患で，動脈硬化の悪化とインスリン抵抗性の亢進により糖尿病が悪化する可能性がある．

> ⚠ **歯科診療上の注意点**

　①糖尿病は歯科疾患に罹患しやすい．
　②医療面接のポイントは，糖尿病と診断されたことがあるか，罹患期間，治療内容，食事療法や運動療法だけか，内服薬の処方か，インスリン治療中か，薬の内容と量，血糖値・HbA1c，合併症の有無と程度など，担当医に診療情報を求める．
　③薬物療法を受けている糖尿病患者では，低血糖を起こすことがあるので，空腹時の歯科治療は避ける．歯科治療の予約は午前あるいは午後の早い時間帯に予約するようにする．
　④不良な血糖コントロールでは，創傷の治癒の遷延や重篤な合併症を起こしうる．
　⑤糖尿病患者は易感染性であり，歯周手術や抜歯の際に十分な感染対策を講じる．
　⑥糖尿病であると気づかない場合や，糖尿病と診断されても治療を受けていないことがある．
　⑦糖尿病が疑わしい患者には内科受診を勧め，血糖コントロールをしながら歯科治療を行う．
　⑧歯科治療中の急性合併症に注意する．特に低血糖が疑われるときには，速やかにブドウ糖の投与などで対処する．
　⑨糖尿病治療薬と他の薬剤との相互作用に注意する[*5]．

[*5] **糖尿病治療薬と他の薬剤との相互作用**
副腎ステロイド薬は糖尿病治療薬の作用を抑制して血糖値の上昇をきたすことがある．

III 内分泌疾患の特徴と歯科診療における留意点

1 甲状腺機能亢進症・機能低下症

　ホルモンは内分泌器官で生産され，血流にのって標的臓器に到達すると，標的細胞にある受容体（レセプター）に結合して作用を発揮する．各分泌器官はフィードバック機構により，互いに連携している．これらの作用により，生体の恒常性が維持される．

　ホルモンの異常は分泌過剰と分泌低下に分けられる．病気の進行がゆっくりで自覚症状に乏しいが，体型，顔貌，骨，眼など外観に特徴が現れることが多い．

　ホルモン過剰をきたす原因は，腫瘍（主に腺腫が多い），過形成が多く，外科的ま

たは内科的治療でホルモンの生成，分泌を抑制する．一方，欠乏症の原因は，治療後（外科切除や放射線治療後）や炎症，自己免疫疾患で，ホルモン補充療法を行う．

1）甲状腺機能亢進症

疾患の概要

甲状腺機能亢進症は，甲状腺ホルモンが分泌過剰により全身の代謝が異常に高まる．その結果，身体的には頻脈，発汗増加，体重減少，手指振戦や食欲旺盛などがみられる．また精神的にはイライラしたり，興奮しやすくなる．甲状腺腫や眼球突出も特徴的な症状である．これらがみられれば臨床的に甲状腺機能亢進症を疑い，甲状腺ホルモン（T_3，T_4）と甲状腺刺激ホルモン（TSH）の検査を行う．

治療は原因によって異なるが，抗甲状腺薬の服用が一般的である．抗甲状腺薬で効果が得られない場合は外科的切除または放射線療法が行われる．

甲状腺機能亢進症の原因疾患のほとんどがバセドウ病である．

（1）バセドウ（Basedow）病

バセドウ病とは，甲状腺の TSH 受容体に対する抗体ができてしまう自己免疫疾患である．グレイブス（Graves）病ともいう．甲状腺ホルモンの過剰により，全身の代謝が亢進する．刺激された甲状腺は甲状腺ホルモンの分泌を促進し，甲状腺は腫大する．女性に多く，好発年齢は 20〜40 歳代である．

症状は，①甲状腺中毒症所見（頻脈，動悸，体重減少，暑がり，発汗過多，皮膚浸潤，手指振戦，月経異常，下痢など），②びまん性甲状腺腫，③眼球突出などがある．甲状腺機能検査で，遊離 T_4・遊離 T_3 で高値を，TSH で低値を示す．

治療としては，①薬物療法（抗甲状腺薬，付録 **Table ⑨** 参照），②手術療法（甲状腺全摘出），③放射線ヨード療法などが行われる．

重症合併症である甲状腺クリーゼは，甲状腺機能亢進患者が手術，外傷，感染などの強い身体的ストレスが加わることで，甲状腺機能が極度に亢進し，生命の危機に直面した状態である．直ちに集中治療室へ搬送する．

歯科診療上の注意点

①甲状腺機能が正常範囲内にコントロールされているかを確認する（主治医と連携）．

②感染症，外傷，外科手術や抜歯などのストレス時に，甲状腺機能が亢進していると甲状腺クリーゼをきたす危険がある．症状などから甲状腺機能亢進が疑われる患者は，応急の歯科処置にとどめ，内科に紹介する．

③甲状腺機能亢進症治療中の患者で，自覚症状がなく日常生活には支障がなくとも，治療経過が不十分なこともあるので，血液検査で甲状腺機能が正常範囲にコントロールされている（euthyroid）を確認することが必要である．

④甲状腺機能が正常範囲内にコントロールされている甲状腺機能亢進症患者では，通常の歯科治療には問題ない．

2）甲状腺機能低下症

疾患の概要

甲状腺機能低下症とは甲状腺ホルモンの合成低下，または反応性の低下による病態である．代謝が低下する結果，倦怠，体重増加，浮腫，徐脈などが徐々に進行する．本症の原因の大部分は慢性甲状腺炎（橋本病）である．

（1）慢性甲状腺炎（橋本病）

自己免疫疾患で，成人女性に多い．症状はびまん性の甲状腺腫，無力感，皮膚乾燥，全身倦怠感，活動が緩徐，体重増加，寒さに弱い，浮腫（粘液水腫，特に眼瞼），粘液水腫様顔貌，巨大舌，嗄声，脱毛（特に眉毛の外側），徐脈，便秘を有する．

治療は，甲状腺機能が正常の場合，経過観察を行う．甲状腺機能低下では，甲状腺ホルモン製剤（チラージン S®．付録 Table ❾ 参照）を内服する．副腎皮質機能低下の合併例では副腎皮質ホルモン補充を優先する．

他の自己免疫性疾患を合併することがある．

予後は良好で，甲状腺ホルモン製剤の維持量服用を続けることで健常人と変わらない生活を送ることができる．患者の多くは生涯にわたり甲状腺ホルモンを服用する必要がある．

⚠ 歯科診療上の注意点

①巨大舌，口唇肥厚を主訴に歯科を受診することが多い．

②甲状腺は腫大していることが多いが，まれに萎縮していることもあり，甲状腺腫がなくとも症状から本症が疑われた場合は内科へ紹介する．

③甲状腺機能が正常範囲にコントロールされているかを確認する（医科との連携）．

④コントロールの指標は血中の遊離 T_4，遊離 T_3，TSH である．

⑤甲状腺機能が正常範囲にコントロールされ，かつ合併症のない症例では，歯科治療に対する問題はない．

⑥合併症に対して副腎皮質ホルモンを内服している症例では，感染，外傷，外科手術,抜歯などのストレス時には副腎皮質ホルモンの内服量を増量する必要がある．

❷ 副腎皮質機能亢進症・機能低下症

1）副腎皮質機能亢進症

疾患の概要

副腎皮質機能亢進症は副腎皮質ホルモンの過剰分泌（アルデステロン症）による．また先天性副腎過形成でみられるように代償性の場合や，後天性過形成，腺腫，腺癌が原因の場合がある．

（1）クッシング〔Cushing〕症候群

副腎からのコルチゾール分泌が慢性的に過剰になり，特異的な症候を呈する状態

表2　ステロイドの副作用

特に注意すべき副作用（高頻度かつ重症化）	他の注意すべき副作用
感染症（全身性および局所）の誘発・増悪 骨粗鬆症・骨折，幼児・小児の発育抑制，骨頭無菌性壊死 動脈硬化病変（心筋梗塞，脳梗塞，動脈瘤，血栓症） 副腎不全，ステロイド離脱症候群 消化管障害（食道・胃・腸管からの出血，潰瘍，穿孔，閉塞） 糖尿病の誘発・増悪 精神神経障害（精神変調，うつ状態，痙攣）	生ワクチンによる発症 不活性ワクチンの効果減弱 白内障，緑内障，視力障害，失明 中心性漿液性網脈絡膜症，多発性後極部網膜色素上皮症 高血圧，浮腫，うっ血性心不全，不整脈，循環性虚脱 脂質異常症 低カリウム血症 尿路結石，尿中カルシウム排泄増加 ミオパチー，腱断裂，ムチランス関節症 膵炎，肝機能障害
高頻度の軽症副作用	**稀な報告例・因果関係不詳の副作用**
異常脂肪沈着（中心性肥満，満月様顔貌，野牛肩，眼球突出） 痤瘡，多毛症，皮膚線条，皮膚萎縮，皮下出血，発汗異常 月経異常（周期異常，無月経，過多・過少月経） 食欲亢進，体重増加，種々の消化器症状 白血球増加	アナフィラキシー様反応，過敏症 カポジ肉腫 気管支喘息，喘息発作 ショック，心破裂，心停止 頭蓋内圧亢進，硬膜外脂肪腫

をクッシング症候群という．

　症状は，中心性肥満（体感が太く，四肢が細い），満月様顔貌，皮下溢血，近位筋萎縮による筋力低下，水牛様脂肪沈着，耐糖能異常（糖尿病），高血圧，月経異常，にきび，骨粗鬆症，多毛，うつ状態などがみられる．

　治療は腫瘍摘出が一般的で，その他放射線療法や薬物療法がある．

(!) 歯科診療上の注意点

　副腎皮質機能亢進症の患者は，糖尿病，高血圧を合併することも多く，うつ傾向にある．原因腫瘍の摘出術後の副腎皮質ステロイド補充療法中の患者において，感染，外傷，外科手術，抜歯などのストレス時には内服量を増量する必要がある．

2）副腎皮質機能低下症

(1) アジソン（Addison）病

　慢性原発性の副腎皮質機能低下症である．コルチゾール，アルデステロン，副腎アンドロゲンのすべての副腎皮質ホルモン分泌が低下した状態である．

　症状は，易疲労感，全身倦怠感，脱力感，筋力低下，体重減少，低血圧がみられる．食欲不振，悪心・嘔吐，下痢などの消化器症状，精神症状（無気力，不安うつ）などさまざまな症状を訴える．皮膚，肘や膝などの関節部，爪床，口腔内に色素沈着がみられる．

　治療は副腎皮質ステロイド（グルココルチコイド，ミネラルコルチコイド．付録

表3　ステロイドと他の薬剤との相互作用

機　序	治療薬	影響する方向	歯科処方薬	結　果
1. 同じ作用	免疫抑制薬	⇔	ステロイド	重篤な感染症
	アムホテリシンB	⇔	ステロイド	低K血症
	非ステロイド抗炎症薬	⇔	ステロイド	消化性潰瘍合併率増加
2. 相反する作用	糖尿病治療薬	←	ステロイド	血糖値上昇
	生ワクチン	←	ステロイド	弱毒ワクチンの全身感染症
	抗凝固薬	←	ステロイド	抗凝固効果減弱/増強
3. 吸収阻害	経口カルシウム	←	ステロイド	吸収率低下
	ケイ酸アルミニウム	→	ステロイド	吸収率低下
4. 薬物代謝	バルビタール系薬物（フェノバルビタールなど）フェニトインカルバマゼピンリファンピシリン	→	ステロイド（種類により代謝亢進の程度異なる[*1]）	CYP3A4誘導によるステロイド代謝亢進のために薬効低下
	シクロフォスファミド	←	ステロイド	活性化減弱（初期）活性化増強（長期服用）
	経口避妊薬（エストロゲンを含む製剤）	→	プレドニゾロン	代謝阻害による薬効増強[*2]
5. 受容体拮抗	イミダゾール系抗真菌薬	→	ステロイド	結合阻害による薬効低下

[*1]：デキサメタゾン＞プレドニン＞ヒドロコルチゾンの順で代謝が亢進する．
[*2]：代謝阻害による作用が強く，結局は薬効は増強する．

Table ⑭ 参照）補充を行う．これは生涯にわたり補充が必要である．副腎皮質ステロイドの副作用を**表2**に示す．

！ 歯科診療上の注意点

①感染，外傷，外科手術などのストレスにより副腎クリーゼとなりショックに陥る可能性がある．

②副腎皮質ステロイドの服用は生命維持に必須であり，中断は厳禁である．抜歯，発熱などのストレス時には，内服量を1.5〜2倍に増量する．

③ステロイドと他の薬剤との相互作用を**表3**に示す．

4 消化器疾患患者の歯科診療

髙田 訓

1 胃腸・食道疾患

1）胃潰瘍および十二指腸潰瘍

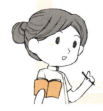

　胃潰瘍は40〜50歳代，十二指腸潰瘍は20〜40歳に多く発症し，ほとんどがヘリコバクター・ピロリ（ピロリ菌）感染が要因となっている．ピロリ菌により胃や十二指腸の粘膜が脆弱化し，萎縮性胃炎を起こした後，胃酸による潰瘍が起こる．その他，歯科治療後の除痛や鎮痛に多く処方されるNSAIDsにより，粘膜保護作用を有するプロスタグランジン産生が抑えられ，潰瘍が生じる場合もある[1]．

　胃潰瘍は円形で単発し早期に治癒する場合もあるが，十二指腸潰瘍は深く進行して出血や穿孔を起こしやすい．診断には内視鏡検査が有効である（図1）．

2）胃食道逆流症〔gastroesophageal reflux disease：GERD〕

　胃や食道の運動機能が低下することにより胃酸を含む胃の内容物が食道内に逆流する．空腹時や夜間に胸やけや呑酸[*1]がみられ，喉の不快感，声がれ，咳，胸の痛みにより嚥下障害や食欲不振にいたる場合もある．胃食道逆流症の中で炎症が強い状態を逆流性食道炎という．逆流性食道炎は上部消化管の内視鏡検査で観察できる（図2）．

*1 呑酸
口の中に広がる苦さと酸っぱさで，口臭の原因にもなる．

❗口腔への影響

（1）口腔内pHの変化

　胃液は強酸性である．空腹時，胃の中はpH 1.0〜1.5であるが，摂食するとpH 4.0

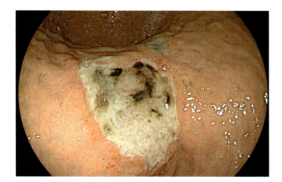

図1　胃潰瘍の内視鏡写真
〔小樽掖済会病院消化器外科・大野敬祐先生ご提供〕

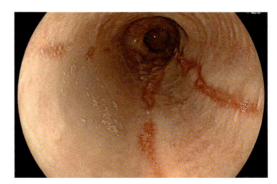

図2　逆流性食道炎の内視鏡写真
〔小樽掖済会病院消化器病センター長・勝木伸一先生ご提供〕

〜5.0 になり，食後 2〜3 時間で胃の中の pH は空腹時に戻る．口腔内は中性（pH 6.8〜7.0）であるが，食事により酸性（pH 5.5〜6.5）になることが多い．胃食道逆流症では口腔内の pH は長時間 5.5 以下になる．

(2) 酸蝕歯

酸性度の高い食物（炭酸飲料，柑橘類，ドレッシング，酢漬け，梅酒，ワインなど）を多く摂ると広範囲の歯にエナメル質の脱灰がみられ，象牙質が露出し酸蝕症になる．胃食道逆流症では胃液の逆流に伴い口腔内の pH が長時間 5.5 以下になるため酸蝕歯になる[2]．

3）潰瘍および食道炎の治療薬（付録 Table 10 参照）

①消化性潰瘍には攻撃因子抑制薬や防御因子増強薬が使用される．

②胃部不快や胃痛の改善，膨満感や吐気を抑制する目的では消化管運動改善薬や健胃消化薬，整腸薬が使用される．

③ピロリ菌感染が原因で胃潰瘍や十二指腸潰瘍が再発する場合，潰瘍から出血がみられる場合などでは，胃酸分泌抑制薬と 2 種類の抗菌薬を配合したピロリ菌除菌療法を行う．ピロリ菌の除菌は胃潰瘍や十二指腸潰瘍の他，胃がんの予防にも効果がある．

④胃食道逆流症には胃酸分泌抑制薬の H2 受容体拮抗薬やプロトンポンプ阻害薬（PPI）が有効である．

2 肝疾患

[*2] **出血傾向**
肝臓は止血に必要な凝固因子を産生している．肝機能が低下すると凝固因子の産生が滞り歯肉出血，鼻血，皮下出血などの出血傾向がみられる．

[*3] **黄疸**
肝機能が低下し黄色素のビリルビンが体内に残ってしまうと眼球や粘膜，皮膚に沈着し，眼球や皮膚が黄色になる．

肝臓では糖や脂質の代謝，アルコールや薬物の解毒などの他，血液凝固因子を産生している．肝臓疾患に伴い肝機能が低下すると発熱や全身倦怠感，出血傾向[*2]，腹水，黄疸[*3] などの症状がみられる[3,4]．

1）肝炎

肝炎の約 80％はウイルスが原因で発症するウイルス性肝炎である【← 3 章 -12：164 頁参照】．その他にアルコールや薬物，脂肪の蓄積，自己免疫疾患などにより発症する．急性期には発熱や全身倦怠感の症状がみられ，肝機能低下が 6 カ月以上続き慢性肝炎になると肝細胞が破壊され，線維化が進み肝硬変に移行する[5]．

2）肝硬変

ウイルス肝炎やアルコール性肝炎，先天性代謝異常，原発性胆汁性肝硬変などが原因で肝臓の線維化が進み肝硬変になる．初期は正常な肝細胞が肝機能を代償するため自覚症状がなく，病状の悪化に気づかない場合もある．肝硬変が悪化して末期になると食道静脈瘤，消化管出血，腹水の出現，肝性脳症などの肝不全症状を呈する．

3）肝炎や肝硬変の合併症

（1）食道静脈瘤
　肝臓の血流が悪くなると肝臓に流れ込む門脈圧が高くなり食道の粘膜下層の静脈が太くなると食道静脈瘤が生じる．静脈瘤が破裂すると突然の吐血や下血が起こり，内視鏡的緊急治療を要する．

（2）腹水
　肝機能が低下して循環が悪くなり血液中の水分調整ができなくなると浮腫や腹水貯留がみられる．治療によって肝臓や腎臓の血流が回復し，利尿効果が得られると浮腫や腹水は改善する．

（3）肝性脳症
　アンモニアの解毒ができなくなり，血液中から脳にまわると意識障害が現れる．軽度な場合は睡眠障害，情緒不安などが生じ，悪化すると判断力の低下や手の震え，異常行動がみられ，昏睡状態にいたる場合もある．

References

1) 日本消化器病学会編集：消化性潰瘍診療ガイドライン 2015．改訂第 2 版．南江堂，東京，2015．
2) 渡部　茂：唾液と口腔内 pH ─緩衝能の正しい理解．*J. Health Care Dent.*, **12**：25～31, 2010.
3) 北川善政ほか：消化器疾患．口腔内科学（山根源之ほか編）．永末書店，京都，236～247，2016．
4) 山田浩之，濱田良樹：患者の評価および管理．標準口腔外科学第 4 版（内山健志ほか編）．医学書院，東京，67～75，2015．
5) http://www.kanen.ncgm.go.jp/（アクセス 2019/6/19）

泌尿器疾患患者の歯科診療

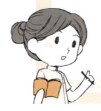

岩渕博史

I 泌尿器疾患とは

　泌尿器とは血液中の老廃物を尿として排出することに関与する組織であり，血液から老廃物などを濾過・選別，濃縮して蓄積，適宜体外へ排出することを司っている．腎臓，尿管，膀胱，尿道が泌尿器となるが，男性生殖器も含めて取り扱われていることが多い．

　これら臓器や組織に生じる疾患が泌尿器疾患であり，腎臓では腎臓病や腎細胞がん，副腎腫瘍，尿管では腎盂・尿管がんや尿路結石，膀胱では膀胱がん，神経因性膀胱，間質性膀胱炎，男性生殖器では前立腺がん，前立腺肥大やそれに伴う頻尿が代表的疾患である．また，女性に多いものとして，尿失禁，頻尿，過活動膀胱が代表的疾患である．これら排泄障害を生じる疾患では，治療薬として抗コリン薬が使われることが多く，口腔乾燥症の原因となる．

　本項では，特に歯科診療上問題となることが多い腎臓病について解説する．

II 腎臓病とは

疾患の概要（腎臓病全般について）

　腎臓病は，腎臓の糸球体や尿細管が障害されることで腎機能が低下する疾患である．腎臓病にはさまざまな種類があり，それぞれの原因や症状，経過が異なる．腎臓の機能は一度失われると，回復することがない場合が多く，慢性腎不全の病態となる．しかし，近年では早期治療により，腎機能低下を防いだり，遅らせたりすることが可能になってきた．また，末期腎不全まで進行し，腎機能の回復が見込めず，全く機能していない状態でも，透析療法や移植といった腎代替療法が行われている．透析療法も患者のQOL（生活の質）に合わせて治療ができるようになってきている．

　腎臓病は，原発性（一次性）と続発性（二次性）に分けられる．また，疾病の発生と進展の速さによって急性と慢性に分けられる．

　原発性の腎臓病とは，腎臓自体に何らかの異常が生じて疾病が発症したものである．腎臓の糸球体や間質などに炎症が生じる腎炎が代表的である．腎炎は炎症が生じた部位により，糸球体腎炎や間質性腎炎などの種類がある．さらに，糸球体腎炎

の中にも，急性糸球体腎炎（急性腎炎），慢性糸球体腎炎（慢性腎炎）などの種類がある．続発性の腎臓病とは，糖尿病や痛風，高血圧，膠原病などの腎臓以外の疾病が原因で腎臓病が発症したものである．糖尿病性腎症，腎硬化症，痛風腎などがある．

　急性腎臓病とは，症状が急激に出現し，時間や日の単位で悪化してくる腎臓病で，急性糸球体腎炎が代表的な疾病である．慢性腎臓病は，通常，徐々に進行する．そのため，病状が末期状態になるまで自覚症状が出ないことがほとんどある．疾病を発見するには，定期健診などでの尿検査が重要である．慢性腎臓病には慢性糸球体腎炎，糖尿病性腎症，腎硬化症，多発性囊胞腎などがあるが，根本的な治療法はなく，多くの場合は腎不全へと進行していく．

！歯科診療上の注意点（腎臓病患者全般について）

　腎臓病にはさまざまな原因や病態または合併症があり，歯科治療上の留意点が異なる．腎臓病患者における歯科治療上の主な留意点は，①易感染性であること，②多くの併発症や合併症を有していること，③薬剤投与に留意が必要であること，④透析患者では抗凝固薬が使用されていることの4点である．

　慢性腎臓病では，その病態に至る原因として，糖尿病や高血圧に罹患していることが多い．糖尿病ではコントロール状態や使用薬剤について対診する必要がある．腎臓病の原因となっているコントロール不良な高血圧症患者では動脈硬化を伴うため，心血管系など腎臓病以外の高血圧症の併発症や合併症を有している可能性があるので注意を要する．また，腎臓病の併発症として腎性高血圧，腎性貧血，心不全，消化器障害，精神神経障害，骨粗鬆症などを有していることが多いため，必ず問診などで確認をする必要がある．腎臓病患者の多くは，生活面で水分や食事制限（塩分，タンパク質，カロリー，カリウム）を有していることも多いので，あわせて確認を必要とする．

　慢性腎臓病患者では糖尿病に罹患している人が多いため，歯周炎のコントロールが糖尿病の管理にも重要である．加えて，易感染性であるため，観血処置後の感染に注意する必要がある．また，腎機能の状態によって使用薬剤やその投与量を変更する必要がある．

III 腎臓病患者の歯科診療

1 慢性腎臓病（CKD）

疾患の概要

　慢性腎臓病〔chronic kidney disease：CKD〕とは慢性に経過するすべての腎臓病を指す．わが国における患者数は1,330万人（20歳以上の成人の8人に1人）と推定され，新たな国民病ともいわれるほど多い．メタボリックシンドロームとの関連も深く，誰もがかかる可能性のある疾病である．

5　泌尿器疾患患者の歯科診療　　111

CKD の初期には自覚症状がないのが一般的である．疾病が進行すると，夜間尿，貧血，倦怠感，むくみ（浮腫），息切れなどの症状が現れてくる．これらの自覚症状が現れてくる頃には，すでに CKD がかなり進行している場合が多い．そのため，早期発見は難しいのが CKD の特徴の 1 つである．早期発見には，定期的な検査が有効である．CKD は，腎機能の低下に伴い，心血管病（CVD）を合併する頻度が高くなる特徴がある．また，透析予備軍でもある．

CKD は表 1 の 1，2 のいずれか，または，両方が 3 カ月間以上持続した場合に診断が下される．CKD にいったん罹患すると腎機能が完全に回復することはなく，徐々に腎機能は低下していく．そのため，治療の目標は，低下した腎機能を維持させることにある．CKD の予後を規定する因子としては，タンパク尿，腎機能低下，加齢，高血圧がある．

CKD の治療は，腎機能がほぼ正常な CKD ステージ 1～3 では，可能な限り，原疾患の治療を十分に行う．さらに，規則正しい生活，減塩・タンパク制限を含めた食事管理，血圧管理などが重要である．

⚠ 歯科診療上の注意点

CKD 患者には糖尿病性腎症が多いため，歯周炎のコントロールが重要である．糖尿病が歯周病の危険因子であると同時に，歯周病が糖尿病の危険因子であることがわかってきている．また，糖尿病患者は易感染性で，創傷治癒が遅延する傾向がある．そして，多くの CKD 患者も低タンパク血症などによる免疫機能低下に伴い，易感染性傾向を示す．そのため，CKD 患者（特に糖尿病合併患者）における観血処置では感染対策が重要であり，処置前からの抗菌薬の投与が必要となる．

糖尿病と同じく，CKD 患者では併発症である腎性高血圧患者も含め，高血圧症患者が多い．高血圧症患者ではバイタルサインのモニタリングを行い，血圧の変動に注意する．心不全を併発している患者や虚血性心疾患，脳出血の既往がある患者では特に注意が必要である．糖尿病や高血圧患者における詳細な注意点は他項を参照されたい．

CKD 患者では使用薬剤を考慮する必要がある．腎障害を有する NSAIDs の薬剤を使用は避け，肝排泄型のアセトアミノフェンを使用する．抗菌薬の投与では，腎排泄型の抗菌薬（ペニシリン系，セフェム系）の使用は避け，肝排泄型の抗菌薬（テトラサイクリン系，マクロライド系）を使用する．または腎機能に応じて投与量を減量（1/2～1/3）する．

表 1　慢性腎臓病（CKD）の診断基準

1：尿検査，画像診断，血液検査，病理などで腎障害の存在が明らかで，特に 0.15 g/gCr 以上のタンパク尿（30 mg/gCr 以上のアルブミン尿）がある．
2：GFR*（eGFR）が 60（mL/分/1.73m²）未満に低下している．

上記 1，2 のいずれか，または両者が 3 カ月以上持続した場合に CKD と診断される．
* GFR：糸球体濾過量．

2 腎不全と人工（腎臓）透析

疾患の概要

腎臓病が進行して腎機能が低下すると腎不全状態になる．腎不全には，急性腎不全と，数カ月から数十年の長い年月をかけて腎機能が悪化した慢性腎不全がある．

慢性腎不全では，腎不全の進行に伴って腎機能が徐々に低下し，失われた腎機能が回復する見込みはほとんどない．症状は，急性腎不全では通常，尿の出が悪くなったり（乏尿），あるいは全く出なくなったり（無尿）する．慢性腎不全では腎機能低下の程度が軽度の症例では無症状であることが多いが，腎機能がさらに悪化すると，尿量の増加（特に夜間），眼裂部周囲の腫脹や下肢の浮腫，易疲労感，食欲不振，息切れ，皮膚搔痒感などの症状が出現する．

1）腎不全保存期

慢性腎不全で体内に尿毒素や余分な水分が蓄積し，尿毒症が出現しているが，透析を受けなくてもよい状態を腎不全保存期という．この時期は，降圧薬による血圧管理，塩分と水分の制限によって余分な水分の蓄積を防ぎ，タンパク質・リン・カリウムの摂取制限とエネルギーの十分な摂取などの食事療法，症状に応じた薬剤の投与などによって腎不全の進行を遅らせることができる．

2）末期腎不全（透析期）

腎不全保存期の治療にもかかわらず，腎機能の低下が進行した状態が末期腎不全である．末期腎不全（透析期）では尿毒症の症状が強くなるため，体内にたまった老廃物を除去するためになんらかの腎代替療法が必要となってくる．末期腎不全では，対症療法として人工透析療法（腹膜透析や血液透析），根治療法として腎臓移植（献腎移植や生体腎移植）がある．わが国では，32万9,609人（2016年）の患者が透析を受けており，増加の一途をたどっている．透析に至った原疾患が糖尿病による糖尿病性腎症の患者が増えている．

透析の方法には血液透析（hemodialysis：HD）と腹膜透析（peritoneal dialysis：PD）がある．また，医療施設に通院して行う透析と，患者自身が自宅で行う在宅透析がある．血液透析では患者に2本のカニューレを挿入し，血液を体外へ導出して限外濾過と溶質除去を行う．残腎機能によるが，基本的に週に3回（月水金または火木土）の通院が必要である．

腹膜透析は患者自身の腹膜を透析膜として利用する手法である．腹腔にカニューレを留置し，腹腔内に透析液を貯留することで時間をかけて老廃物を濾過する．自宅で手技を行うためには，患者本人や介護者にある程度の判断力と技術が必要になる．

■在宅透析について

在宅透析には，腹膜透析と在宅血液透析（home hemodialysis：HHD）があるが，33万人近い透析患者のうち，腹膜透析は1万人未満，残りはほぼ施設での血液透析で，在宅血液透析は全国で635人とされている（2016年）．

在宅血液透析には，透析不足の解消や家族とともに過ごせる，治療開始時間を生活に合わせて設定できるなど，メリットは多いにもかかわらず，普及率は依然低い．在宅血液透析の方法は，患者自身が在宅で行うこと以外，施設における血液透析と変わりない．

⚠ 歯科診療上の注意点

人工透析に至る多くの患者は糖尿病に罹患していることに注意が必要である．多くの人工透析患者では日常生活における水分制限と，透析により急速に水分が排出されるため，口腔乾燥症を生じる．口腔乾燥症は口腔環境を劣悪化するため，患者に対し十分な口腔衛生指導を行うことが重要である．口腔乾燥症では，う蝕や歯周病の進行，義歯の装着不良，味覚障害，発語障害などが生じることがある．人工透析患者の口腔乾燥症に対しては水分量が少なく，清涼感が得られやすいので，氷をなめさせるのがよい．近年，発売されている各種保湿剤の使用も考慮する．

人工透析中患者における投薬では，腎機能に及ぼす影響を考慮する必要はない．しかし，腎排泄型薬剤を使用中の血液透析患者では，透析により薬剤を代謝しているため，次回の透析日まで薬剤が体内に留まっていることになる．そのため，薬剤投与量の減量が必要である．また，腎排泄型薬剤は，透析により体内の薬剤が排泄されてしまうため，透析後に投薬する必要がある．

また，施設での血液透析や在宅血液透析ではヘパリン，低分子ヘパリンを代表とする抗凝固薬を使用している．そのため，観血処置時には後出血に注意を要する．しかし，血液透析で使用されるヘパリンなどの抗凝固薬は作用時間が短いため，透析の翌日に観血処置を行えば，ヘパリンなどの影響を受けにくい．

6 周産期患者の歯科診療

重石英生・杉山　勝

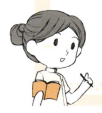

妊娠中はホルモンバランスの変化，食生活の変化，つわりなどにより口腔内の環境が変化する．妊娠初期に，多くの妊婦には悪心・嘔吐がみられる[*1]．また，高血圧[*2]，浮腫，タンパク尿などの合併症を認めることもある．妊娠中は情動的に不安定になりやすい時期でもあり，不眠やうつ病を発症することもある．

妊娠中の歯科治療においては，妊婦の生理学的な特性を十分に理解したうえで，妊婦の不安を取り除き，できるかぎり緊張感を与えないよう治療を行うことが大切である．

*1 妊娠悪阻
栄養や代謝上の問題を伴うつわりの重症例を妊娠悪阻という．入院下での栄養管理が必要となる．

I 妊婦の歯科診療・口腔管理の留意点

1 妊娠による口腔の変化

妊婦の口腔内には具体的に
・唾液の分泌量や粘稠度が変化するため，唾液による自浄作用が低下
・嗜好の変化や食事および間食の回数増加に伴う口腔清掃不良
・つわりに伴う胃酸の逆流による口腔内の酸性化

*2 妊娠高血圧症候群
妊娠20週以降から分娩後12週までに，高血圧がみられる場合，または，高血圧にタンパク尿を伴う場合のいずれかを妊娠高血圧症候群という．

といった変化が生じる．そのため，妊娠中はう蝕や歯肉炎になりやすい．また，妊娠中はある種の歯周病原菌（*Prevotella intermedia*）が増加することが知られており，歯周炎になりやすい[1]．

これまでの研究で，歯周疾患に罹患すると，血液中の炎症性サイトカインの濃度が上昇し，早期出産（妊娠22週以降，37週未満での出産）または低体重児（2,500 g未満）出産の危険性を高めることが報告されている[2]．また，羊水や胎盤の組織に歯周病の原因となる口腔内細菌が検出されることから，口腔内の細菌が血流を介して全身に運ばれ，子宮に達した口腔内細菌が何らかの悪影響を及ぼすものと考えられている[3]．

1）妊娠性歯肉炎（図1）

妊娠性歯肉炎は比較的多くの妊婦にみられる[4]．妊娠性歯肉炎は妊娠初期の終わり頃に生じることが多く，妊娠末期になると症状が軽減し，完全に消退する場合がある[4]．妊娠性歯肉炎は前歯部に多くみられ，強い赤みを帯びた辺縁歯肉の腫脹や，歯間乳頭部の丸みのある腫脹を特徴とする[4]．また，歯の動揺も妊娠8カ月までみ

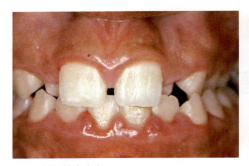

図1　妊娠性歯肉炎
［広島大学・松本厚枝先生のご好意による］

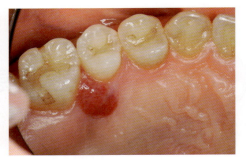

図2　妊娠性エプーリス
［広島大学・武知正晃先生のご好意による］

られるが，その後は改善，消退する[4]．

　妊娠性歯肉炎の発生には，妊娠による黄体ホルモン（プロゲステロン）などの女性ホルモンのバランスの変化が関係する[4]．血液中の黄体ホルモンが，歯肉溝滲出液に移行して局所のホルモンの濃度が上昇すると，歯肉縁下の細菌叢のバランスが変化し，その結果，歯周病原細菌の1つである *Prevotella intermedia* が増殖して歯肉炎が生じる[1]．また，歯肉溝滲出液に含まれる黄体ホルモンは，歯周組織でのプラークに対する炎症反応を増強させる働きがあり，そのため妊娠前と比べて歯肉の腫脹や発赤が生じやすくなる[5]．

　妊娠初期から口腔衛生管理を行い発症させないことが最も重要であるが，発症した場合には，できるかぎり歯肉を傷つけないようなブラッシング法を指導し，プラークコントロールの改善を図る．歯肉炎がある程度改善したら，スケーリングやルートプレーニングなどを行う．

2）妊娠性エプーリス（図2）

　歯間乳頭部に生じる限局性で有茎性の腫瘤をエプーリスという．特に，妊娠中に生じるエプーリスを妊娠性エプーリスとよぶ．妊娠性エプーリスは上顎に生じることが多く，妊婦の0.5〜5.0％に生じる[5]．組織学的には膿原性肉芽腫を主とするが，肉芽組織，血管組織に加えて線維組織を主体とするものがある[6]．妊娠性エプーリスは，女性ホルモンやプラークなど複数の因子が関与して生じると考えられる[5]．

　妊娠性エプーリスは，妊娠9カ月から，その大きさが徐々に縮小してくることが多いので，原則的に妊娠中は経過観察を行う．エプーリスから持続的に出血を認めたり，エプーリスが大きくなり食事の際などに支障があるような場合には，妊娠中に切除する．

2　妊娠経過と歯科診療

　妊娠期間は，最終月経の開始日を0週0日として計算し，これを妊娠齢という．そのため，排卵日が2週0日となる．妊娠期間は大きく妊娠初期（妊娠16週未満），妊娠中期（妊娠16週から28週未満），妊娠後期（妊娠28週以降）に分かれる．分

娩予定日は，妊娠40週0日となり，妊娠満42週以降の分娩を過期産という．
　一方，発生学では受精した日を0日として計算し，これを胎齢という．胎齢第4週から第8週を器官形成期といい，主要な臓器が形成される重要な時期である（図3）．この時期は，胎児の先天異常および奇形が生じる危険性が高いと考えられており，歯科処置や投薬については十分に注意を払う必要がある．しかしながら，この時期には，女性が妊娠に気づかないケースも少なくない．各器官において，催奇形因子への感受性が高い時期を図3に示す．
　第1週では，受精卵の卵割が生じ，細胞数は2細胞期，4細胞期，8細胞期を経て増加し，桑実胚が形成される．第2週になると，胚結節は2層（上胚盤葉と下胚盤葉）に分かれる．
　胎齢第3週になると，胚盤は3層に分かれ，外胚葉，中胚葉，内胚葉の3つの胚葉が形成される．外胚葉からは，神経溝を経て神経管が形成される．中胚葉は外胚葉と内胚葉の間にあり，体節（後に軸骨格になる）を形成する．胎齢21日頃になると，壁側中胚葉が内胚葉を側方から折りたたみ，内胚葉から腸管が形成される．外胚葉からは神経，眼，耳，鼻や歯のエナメル質が，中胚葉からは心臓，血管，血液，筋，骨，軟骨が，内胚葉からは消化管，甲状腺，肝臓，脾臓，膀胱などが形成される．
　胎齢第8週には，明らかにヒトとしての外観を認めるようになる．胎齢第8週までを胚子期といい，胎齢第9週から出生までを胎児期という．

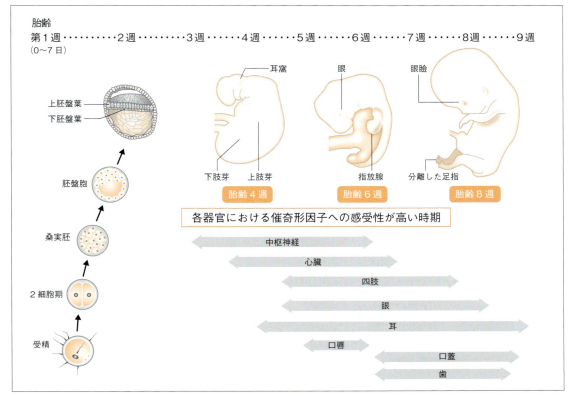

図3　受精から胚葉分化，器官発生までの過程

6　周産期患者の歯科診療　　117

⚠ 歯科診療上の注意点

『産科婦人科ガイドライン―産科編2020』によると,「歯科医師と連携し,妊婦・授乳婦に適切な口腔ケアを勧める」とあり,妊婦や授乳婦を理由に歯科治療を制限する必要はないとしている[7].妊娠中期は比較的安定した時期であり,一般的な歯科治療や抜歯をはじめとする観血的処置を行うのに適している.

妊婦は,歯科治療に伴う麻酔や,エックス線撮影,投薬について過敏になっていることがあるため,治療を行うにあたっては,患者に十分な説明を行い,不安を軽減するように努めることが大切である.また,歯科治療に伴うストレスをできるかぎりなくして,リラックスさせるように努める.

以下,実際の歯科診療時の具体的な注意点について述べる.

1) エックス線撮影

妊娠中の胎児への放射線被ばくの影響について,『産科婦人科ガイドライン―産科編2020』では,「受精後11日から妊娠10週での胎児被爆は奇形を誘発する可能性があるが,50 mGy 未満の被ばく量では奇形発生率を上昇させない」と説明している[7].さらに,アメリカ産科婦人科学会のガイドラインでは,50 mGy 未満の被ばく量では,胎児奇形などの有害事象は起こらないとしている[8].実際の歯科用エックス線撮影装置による被ばく量は,1回のデンタルエックス線撮影,パノラマエックス線撮影ともに,人体が自然放射線により1年間に受ける被ばく量の1/200から1/50ほどである[9,10].また,撮影時には放射線防護用のエプロンを着用するため,腹部への影響はほとんどないと考えられる.

エックス線撮影は必要最小限にとどめるべきであるが,必要な場合には,防護用エプロンの着用で胎児への放射線の影響はほとんどなくなることを患者に説明する.

2) 局所麻酔

妊娠中であっても,適切な局所麻酔薬を使用して十分な除痛を行い,妊婦にストレスを与えないようにすることが大切である.歯科治療で使用するリドカイン塩酸塩(アドレナリン含有)(商品名:歯科用キシロカインカートリッジ,オーラ注カートリッジ)については,通常使用する量(1.8 mL のカートリッジ1～2本程度)であれば,胎児への影響はないと考えられる.しかし,大量に投与すれば,子宮血流量が減少し,胎児に危険が及ぶ可能性もあるので,使用量を必要最小限にとどめる.

一方,プロピトカインに血管収縮薬としてフェリプレシンを含有したシタネスト-オクタプレシン® は,フェリプレシンによる子宮筋の収縮作用が分娩を促進するため,特に妊娠後期での使用は避けるべきである.

3) 投薬について

妊娠中の投薬については,妊娠の時期ごとに薬剤の影響を考える必要がある(**表1**).妊娠初期には催奇形性が,また妊娠中期から後期にかけては胎児毒性が問題となる.ヒトで催奇形性や胎児毒性を示すことが明らかになっている,妊娠中に使用を避けるべき薬剤を**表2**に示す.

表1　妊娠初期における催奇形性

妊娠4週未満	薬剤によって奇形が生じる危険性はほとんどない.
妊娠4週〜7週末	重要な臓器が形成される時期であり, 投薬は慎重に行う. サリドマイドの投与により, 妊娠4週以降で奇形が生じたと報告されている. また, 催奇形性が確認されているその他のものとして, 抗凝固薬のワルファリンや抗悪性腫瘍薬・抗リウマチ薬のメトトレキセートがある[11].
妊娠8週〜12週末	口蓋や性器の形成はまだ続いているため, なお慎重に投薬を行う必要がある.
妊娠13週以降	奇形が生じることはないが, 胎盤を通じて薬剤が胎児に移行するため, 臓器障害などを生じる可能性があり, 注意が必要である.

表2　ヒトで催奇形性や胎児毒性が報告されている薬剤

	一般名（商品名）	適応症	催奇形性・胎児毒性
妊娠初期	カルバマゼピン（テグレトール他）	精神運動発作, てんかん性格およびてんかんに伴う精神障害, 三叉神経痛	催奇形性：二分脊椎
	サリドマイド（サレド）	再発又は難治性の多発性骨髄腫, らい性結節性紅斑	催奇形性：上下肢形成不全, 内臓奇形
	バルプロ酸ナトリウム（デパケン他）	てんかん, てんかんに伴う性格行動障害（不機嫌, 易怒性など）	催奇形性：二分脊椎, 胎児バルプロ酸症候群
	ビタミンA（チョコラA, 他）（大量投与の場合）	ビタミンA欠乏症（夜盲症など）の予防および治療	催奇形性：頭蓋神経堤などを中心とする奇形
	フェニトイン（アレビアチン, ヒダントール他）	てんかんの痙攣発作, 自律神経発作, 精神運動発作	催奇形性：胎児ヒダントイン症候群
	フェノバルビタール（フェノバール他）	不眠症, 不安緊張状態の鎮静, てんかんの痙攣発作	催奇形性：口唇口蓋裂
	メソトレキセート（リウマトレックス他）	関節リウマチ, 関節症状を伴う若年性特発性関節炎	催奇形性：メソトレキセート胎芽病
	ワルファリンカリウム（ワーファリン他）	血栓塞栓症の治療および予防	催奇形性：ワルファリン胎芽病
妊娠中・後期	アミノグリコシド系抗結核薬（カナマイシン注, ストレプトマイシン注）	細菌感染症（肺結核およびその他の結核症など）	胎児毒性：非可逆的第Ⅷ脳神経障害, 先天性聴力障害
	テトラサイクリン系抗菌薬（アクロマイシン, ミノマイシン他）	細菌感染症	胎児毒性：歯の着色, エナメル質形成不全
妊娠後期	非ステロイド系抗炎症薬（NSAIDs）（インダシン, ボルタレン他）	ボルタレンの適応症：関節リウマチ, 変形性関節症, 手術ならびに抜歯後などの鎮痛・消炎	胎児毒性：動脈管収縮, 羊水過小. 新生児遷延性肺高血圧, 新生児壊死性腸炎

［産科婦人科ガイドライン―産科編2020. より］

　医薬品の添付文書の中に,「妊娠または妊娠している可能性のある婦人には投与しないこと, または投与しないことが望ましい」との記載があれば, 投与は避ける. また,「治療上の有益性が危険を上回ると判断される場合にのみ投与すること」の記載がある薬剤については, 投与の必要性があれば, 患者に対して十分なインフォー

6　周産期患者の歯科診療　119

ムドコンセントを行ったうえで投与する.

(1) 抗菌薬

歯性感染症のため,妊娠中に抗菌薬の内服を必要とすることもある.その際には,ペニシリン系(商品名:サワシリン,パセトシン,ワイドシリンなど),セフェム系(商品名:セフゾン,フロモックス,メイアクトなど),マクロライド系(商品名:ジスロマックなど)の抗菌薬が比較的安全であり,第1選択となる.ニューキノロン系(商品名:オゼックス,クラビット,グレースビットなど)やテトラサイクリン系(商品名:アクロマイシン,ビブラマイシン,ミノマイシンなど)の抗菌薬は,胎児毒性があるため,内服は避けるべきである.

(2) 抗ウイルス薬

ウイルスに感染すると,母体から胎児へ垂直感染する可能性があるため,抗ウイルス薬による治療を行う.口腔のヘルペスウイルス感染症の治療に使用されるアシクロビル(商品名:ゾビラックス)は,妊娠中でも使用可能である.

(3) 鎮痛薬

妊娠中に鎮痛薬を必要とする場合には,アセトアミノフェン(商品名:カロナール)の使用が第1選択である.非ステロイド性消炎鎮痛薬(NSAIDs)は胎児の動脈管収縮を招き,死産につながる可能性があるため,ロキソプロフェンは妊娠末期において禁忌とされ,ジクロフェナクは妊娠中を通じて禁忌である.

(4) ワクチン

インフルエンザワクチンについては,現在では胎児に及ぼす影響はきわめて低いと考えられており,インフルエンザワクチンの接種を希望する妊婦には接種が可能である.

4) 仰臥位性低血圧症候群

妊娠末期には,仰臥位性低血圧症候群に注意が必要となる.これは,妊娠末期になると子宮が増大するため,仰臥位になると子宮が下大静脈を圧迫し,心臓に戻る血液量が減少して低血圧になるために起こる.症状としては頻脈,悪心,冷や汗,顔面蒼白などを認め,ショック状態になることもある.そのため,妊娠末期に口腔内の診察や歯科治療を行う際には,仰臥位にせず,座位や半座位(ファーラー位:仰臥位から上半身および頭部を約45°起こした状態)にする(図4).

仰臥位性低血圧症候群の症状が生じた際には,左側を下向きに寝かせるか,右側にクッションなどを入れることにより,胎児が背中の右側を走る下大静脈を圧迫しないようにする(図5).

3 妊婦の口腔管理

妊娠中は,口腔内が不潔になり,う蝕や歯周炎になりやすくなるため,妊娠前から,口腔内の環境を整えておくことが大切である.そのため,日頃のセルフケアや定期的なかかりつけ歯科医院への通院が重要となる.

母子保健法によって,「妊娠したものは速やかに市町村に妊娠の届け出をしなけれ

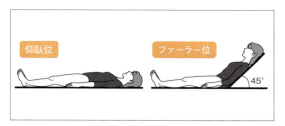

図4 仰臥位とファーラー位
［深井喜代子，前田ひとみ編：EBN志向の看護実践．南江堂，2006．より］

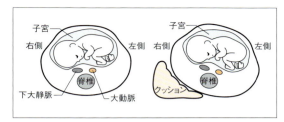

図5 仰臥位性低血圧に対する対処法
［Ostheimer, G.W.：Regional Anesthesia Techniques in Obstetrics. Breon Laboratores Inc, New York, 1080．より］

ばならない」と定められている．妊娠の届け出をしたものには，市町村から母子健康手帳が交付され，各自治体から提供される母子保健サービスを受けられる．

1）妊娠中の口腔衛生管理

妊娠中はホルモンバランスの変化による唾液の性状の変化，食べ物の好みの変化や食事回数の増加などにより，口腔内がふだんとは異なる状態になり，う蝕や歯周炎になりやすいことを妊婦に理解してもらうことが大切である．さらに，口腔内の炎症が胎児にも悪影響を及ぼす可能性があることを説明する必要がある．口腔衛生管理を行う際には，妊婦の体調に応じて，負担をかけないように注意しながら，ブラッシング指導やスケーリングなどのプロフェッショナルケアを行う．

妊婦の口腔内の状態は妊娠周期により変化し，特につわりのある時期で，セルフケアが十分にできないことがあり，不衛生な状態になる．つわりのある時期では，1日の中で，できるだけ気分がよい時間帯を選んで口腔内の清掃を行うようにする．

吐き気を起こさないようにブラッシングを行う工夫として，歯ブラシはヘッドが小さめのものを用い，顔を下に向けて歯を磨くとよい．また，歯磨剤はにおいが強いものは避けるようにする．

ブラッシングができないときには，食後にブクブクうがいを十分に行うようにする．また，歯列不正のある部位では，1歯ずつ丁寧にブラッシングするとともに，デンタルフロスなどを用いて歯間部を清掃する．

2）う蝕や智歯周囲炎に対する対応

妊娠中にう蝕や智歯周囲炎による痛みを訴え，歯科を受診するケースがある．う蝕の治療は安定期であれば可能であるが，妊娠初期や後期においては応急処置にとどめ，妊娠中期や出産後に治療を行う．

智歯周囲炎に対しては，まず，患部の洗浄や，抗菌薬の投与を行い，消炎を行う．また，歯肉弁切除を行い，歯冠周囲を清掃しやすくする．膿瘍形成を認めた場合には，膿瘍部の切開・排膿処置を行う．妊娠中は基本的には抜歯は行わず対症療法が中心となるが，う蝕が進行して保存が困難な場合や，妊娠中に炎症を繰り返し，周囲組織に炎症が波及する危険性があるときには，安定期に抜歯を行う．

3）抜歯などの口腔外科処置

妊娠中に抜歯などの外科処置が必要な場合には，かかりつけの産婦人科医師に妊婦の全身状態について対診し，処置が可能であるかを確認する必要がある．また，実際に外科的処置を行う際には，妊婦の全身状態や診療に際して注意すべき点を確認し，産婦人科医と連携をとりながら進める．妊娠中期は比較的安定している時期であり，外科処置を行うには適している．

外科処置を行う際には，手術による侵襲を必要最小限にとどめる．またモニターを装着してバイタルサインを確認しながら処置を行う．妊婦に身体的および精神的なストレスを与えないように工夫して，リラックスした雰囲気の中で処置を行うよう心がける．特に長時間の処置は避け，体位は座位あるいは半座位にして，妊婦に負担がかからない楽な体位をとらせる．

II 新生児の口腔管理

出生から28日未満までの時期を新生児期という．新生児の哺乳行動は，浅い呼吸をしながら口をあけて飲むことが特徴的である．この時期の哺乳行動は，探索反射*3，吸啜反射*4，嚥下反射*5が協調して働くことにより行われる．これらの反射は原始反射とよばれ，健常な新生児にみられる行動であり，中枢神経系の発達とともに，生後4～5カ月程度で消失する．

新生児期は哺乳が主体となる時期であり，まだ歯も萌出していないためブラッシングの必要はないが，乳歯が萌出して口腔清掃が必要になったときのための準備段階といえる．生後4～5カ月頃になると，おもちゃをなめたり，しゃぶったりするようになる．この頃から，口の周りにやさしく触れたりしてスキンシップをはかりながら，口に触られることに慣れさせ，ガーゼによる歯面清掃や歯磨きがスムーズに行えるようにする．

病院や行政機関などで行っている母親教室などを通じて，妊婦自身や生まれてくる子どもの口腔の健康に関する悩みや疑問を解決できるような場が提供されている．

*3 探索反射
口腔の周囲に刺激を与えると，刺激が与えられた方向に顔を向け，口を開く行動．

*4 吸啜反射
口の中に乳首などが入ると，口唇と舌で吸引する行動．吸啜は「きゅうせつ」とも読む．

*5 嚥下反射
口腔内に母乳がたまると，自然に飲み込む行動．

1）新生児期の口腔清掃

新生児期の口腔内は，唾液による自浄作用があるため，特別な口腔清掃は必要なく，授乳後には口腔内を清潔に保つため，ガーゼなどで口腔内をやさしく拭くようにする．離乳期に入ると，まず口の中を触られることに慣れさせることが大切であり，乳歯が萌出し始めた時期には，綿棒やガーゼなどでやさしく歯面を拭く．上顎の乳前歯は唾液による自浄作用が及びにくいため，歯ブラシで磨くようにする．また，乳臼歯が萌出する頃には，1日1回，寝る前にブラッシングを行う習慣を付けるようにする．

キシリトールは糖アルコールの1種で，う蝕の原因となるミュータンス菌（*Streptococcus mutans*）により代謝されず酸が産生されないため，う蝕予防に有効と考え

られている．妊娠6カ月から出産後9カ月まで，妊婦にキシリトールガムを毎日かませたところ，生まれた子どもは，キシリトールガムをかませなかった母親から生まれた子どもと比べて，ミュータンス菌の検出割合が減少したとの研究報告がある[12]．妊娠時から，母親のう蝕予防を行うことは，子どものう蝕のリスクの低減につながるため，妊婦の口腔衛生管理は非常に大切である．

2）妊婦母親教室

広島大学病院では，妊婦を対象に母親教室を開いている．その中で歯科衛生士は，歯科保健指導を担当しており，①妊娠中の口腔内の変化とブラッシング，②妊娠中に罹りやすい口腔内疾患，③生まれてくる子どもの口腔衛生管理などを中心に話を進め，妊娠期における歯科保健の必要性を理解させている．

一方で，妊産婦における口腔衛生の重要性の認識はまだ十分とはいえず，定期的に歯科検診を受けている妊婦は1～2割程度との報告がある[13]．また，妊娠中の口腔内の状態が生まれてくる子どもに影響を及ぼすことを知っている妊婦も少ない[13]．そのため，妊娠前から口腔衛生に関心をもってもらうように，歯科保健指導を積極的に行っていく必要がある．その過程で，生まれてくる子どものためにも，妊婦の口腔の健康が重要であることを理解してもらう．

今後，歯科衛生士は口腔保健指導のスペシャリストとして，妊産婦の口腔衛生への意識を高め，セルフケアを充実させていくために，重要な役割を果たすことが期待される．

References

1) Kornman, K.S. and Loesche, W.J.：The subgingival microbial flora during pregnancy. *J. Periodontal Res.*, **15**（2）：111～112, 1980.
2) León, R. et al.：Detection of Porphyromonas gingivalis in the amniotic fluid in pregnant women with a diagnosis of threatened premature labor. *J. Periodontol.*, **78**（7）：1249～1255, 2007.
3) Offenbacher, S. et al.：Periodontal infection as a possible risk factor for preterm low birth weight. *J. Periodontol.*, **67**（10 Suppl）：1103～1113, 1996.
4) Shafer, W.G. et al.：A textbook of oral pathology. 4th ed. Saunders, Philadelphia；1983.
5) Lindhe, J. and Lang, N.P.：Clinical Periodontology and Implant Dentistry. 6th edition. Blackwell Publishing Company, 2015.
6) 福田容子ほか：エプーリスの病理学的検討（第2報）妊娠性エプーリス．日本口腔外科学会雑誌，**33**（9）：1795～1799, 1987.
7) 産科婦人科ガイドライン－産科編2020．公益社団法人日本産科婦人科学会/日本産婦人科医会．
8) ACOG Committee Opinion. Number 299, September 2004（replaces No.158, September 1995）：Guidelines for diagnostic imaging during pregnancy. ACOG Committee on Obstetric Practice. *Obstet. Gynecol.*, **104**（3）：647～651, 2004.
9) 丸山隆司ほか：歯科X線撮影における件数および集団線量の推定1989年．歯科放射線，**31**：285～295, 1991.
10) United Nations Scientific Committee on the Effects of Atomic Radiation：Sources and effects of ionizing radiation. UNSCEAR 2000 Report to the General Assembly, with scientific annexes.United Nations,New York, 2000.
11) 林　昌洋ほか：実践 妊娠と薬 第2版．じほう，東京，2010.
12) Nakai,Y.et al.：Xylitol gum and maternal transmission of mutans streptococci. *J. Dent. Res.*, **89**（1）：56～60, 2010.
13) 野沢ゆり乃，米田 昌代：妊婦と医療者の口腔衛生に対する意識と保健指導の実際に関する文献検討．石川看護雑誌，**13**：127～136, 2016.

7 アレルギー性疾患患者の歯科診療

野村武史

I アレルギー性疾患とは

1 免疫応答について

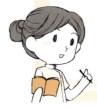

図1 免疫の仕組み

外界にはさまざまな異物が存在し，これらが生体に侵入すると，免疫担当細胞が異物を排除して体を守ろうとする．これを免疫応答とよぶ（図1）．アレルギー性疾患とは，ある特定の異物（抗原）に接触した際に起こる免疫応答の一種で，これが過剰に反応した場合に病的症状として現れる．アレルギーを引き起こす抗原はアレルゲンとよぶ．アレルゲンには，花粉・ダニ・動物の毛など吸入性のもの，蕎麦・鶏卵・牛乳など食物性のもの，うるし・ゴム・金属など接触性のものがある．

アレルギー症状は，皮膚，粘膜の発赤，びらん，喉頭浮腫などが代表的であるが，全身症状が急速に発症した場合をアナフィラキシーとよび，さらに血圧低下によりショック状態を呈したものをアナフィラキシーショックという．

アレルギー反応は発生機序によりⅠ型からⅣ型に分類される．これをクームス分

表1 アレルギー反応の分類（クームス分類）

Ⅰ型アレルギー（即時型，アナフィラキシー型）
肥満細胞表面にある免疫グロブリン（IgE）が抗原と接触するとヒスタミン，セロトニンなどの生理活性物質を放出する．これにより，血管拡張や血管透過性亢進が起こり，浮腫，搔痒などの症状が発現する．即時型アレルギーとよばれる． ・代表的疾患：気管支喘息，じんま疹，花粉症，食物アレルギー，薬物アレルギー

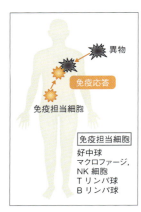

Ⅱ型アレルギー（細胞障害型）
免疫グロブリン（IgG）が，抗原を有する自己の細胞を破壊する反応である．臓器特異的自己免疫疾患とよばれる． ・代表的疾患：天疱瘡，類天疱瘡，溶血性貧血，不適合輸血，特発性血小板減少性紫斑病，悪性貧血，重症筋無力症，橋本病，バセドウ病

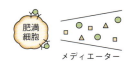

Ⅲ型アレルギー（抗原抗体結合型）
抗原・抗体・補体が互いに結合し免疫複合体が形成される．この免疫複合体が血流に乗って流れた先で，全身性に攻撃する自己免疫反応である． ・代表的疾患：シェーグレン症候群，関節リウマチ，全身性エリテマトーデス

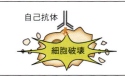

Ⅳ型アレルギー（細胞免疫型，遅延型）
抗原と反応したTリンパ球から，生理活性物質（サイトカイン）が遊離し，マクロファージを活性化し，周囲の組織傷害を起こす． ・代表的疾患：薬物アレルギー，接触性皮膚炎，金属アレルギー ※リンパ球の増殖・活性化に時間が掛かるため，遅延型アレルギーとよばれる．

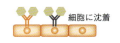
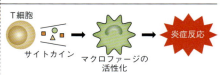

類という（**表1**）．Ⅰ型アレルギーに対する治療は，抗ヒスタミン薬，抗アレルギー薬が用いられる（付録 Table ⑪，⑫ 参照）．抗ヒスタミン薬は，H_1受容体を阻害することで，肥満細胞から生理活性物質の放出を抑制しアレルギー症状を抑える．口腔内の副作用として，抗コリン作用による口腔乾燥が挙げられる．抗アレルギー薬も，基本的には生理活性物質の抑制による抗アレルギー作用である．

Ⅰ型以外のアレルギーに対しては，副腎皮質ステロイド薬と免疫抑制薬が用いられる（付録 Table ⑭，⑮ 参照）．また，アナフィラキシーが発症した場合は，速やかにアドレナリン〈商品名：エピペン〉の筋肉注射を行う（付録 Table ⑬ 参照）．

Ⅱ アレルギー性疾患の特徴と歯科診療における留意点

1 薬物アレルギー

1）固定薬疹（図2）

疾患の概要

ある特定の薬物を摂取すると，同一の部位にアレルギー症状が発現する．これを固定薬疹という．原因は薬剤に対する過剰な免疫反応による．

❶ 症　状…特定薬剤の内服後，数十分から数時間でひりひり感を伴う類円形の浮腫性紅斑が発現する．薬疹が重症になると，多形滲出性紅斑，スティーブンス・ジョンソン症候群，中毒性表皮壊死症（TEN．後述）へと移行する（これらを総称して多形滲出性紅斑症候群とよぶ）．

❷ 治　療…原因薬物の投与を中止し，副腎皮質ステロイド薬，抗アレルギー薬の投与を行う．

2）苔癬型薬疹（扁平苔癬様病変）（図3）

疾患の概要

Ⅳ型アレルギー（遅延型アレルギー）であり，ある特定の薬物が原因で粘膜に白色病変とびらんを認めるものをいう．口腔扁平苔癬に所見が類似するため扁平苔癬様病変〔oral lichenoid lesion：OLL〕とよぶ．口腔扁平苔癬と比べ，口唇や口蓋に生じやすいことや，副腎皮質ステロイド外用薬が効きにくいことが知られている．

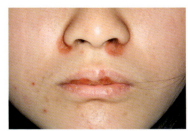
A：鼻翼基部に生じた紅斑

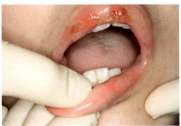
B：口唇粘膜に生じたびらん

図2　固定薬疹

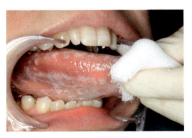
図3　薬物による苔癬型薬疹（扁平苔癬様病変）

❶症　状…口腔粘膜の灼熱感，接触痛．
❷治　療…原因薬物の投与を中止し経過観察を行う．

3）多形滲出性紅斑（図4）

疾患の概要

　口腔，眼，鼻，外陰部などの粘膜・皮膚に紅斑，丘疹，水疱，びらん，潰瘍が発現するⅠ型アレルギーである．原因は薬物であることが多く，抗菌薬や消炎鎮痛薬が代表的である．また，ほかにはウイルスやマイコプラズマが関与することもある．
❶症　状…口腔粘膜に紅斑やびらん，潰瘍を形成する．この部は出血しやすく，痂皮を形成する．軽症型では，口腔粘膜のみに症状が限局するが，重症型では発熱，頭痛，下痢，腹痛を伴う．
❷治　療…原因の除去，栄養管理，副腎皮質ステロイド薬の投与．

4）スティーブンス・ジョンソン症候群（皮膚・粘膜・眼症候群，SJS〔Stevens Johnson syndrome〕）（図5）

疾患の概要

　多形滲出性紅斑の重症型で，口腔粘膜，眼粘膜，外陰部皮膚に発赤，びらん，出血を認めるものをいう．38℃以上の高熱を伴い，失明のリスクや皮膚の熱傷に似た広範な多形紅斑様皮疹を生じるため死亡率も高い．
●治　療…原因薬物の中止と副腎皮質ステロイド薬大量療法（ステロイドパルス），感染予防ならびに皮膚熱傷に準じた補液，全身管理を行う．

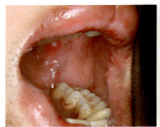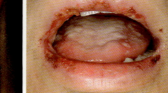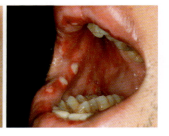

図4　多形滲出性紅斑

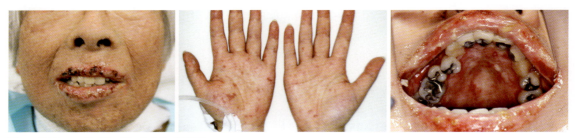

図5　スティーブンス・ジョンソン症候群

5）中毒性表皮壊死症〔toxic epidermal necrolysis；TEN〕

疾患の概要

上述の SJS がさらに重症化したもので，表皮の剝離面積が 10％未満のものを SJS，30％を超えるものを中毒性表皮壊死症（TEN），その間は overlap SJS/TEN と定義される．

2 接触性アレルギー

1）接触性口唇炎（図6）

疾患の概要

Ⅳ型アレルギー（遅延型アレルギー）の代表である．化粧品や歯磨剤，食物などが原因で接触した部位に症状が発現する．化粧品によるアレルギーが最も多く，いわゆる「化粧品かぶれ」である．口紅が代表的で，その他にリップクリーム，サンスクリーンなどが挙げられる．

❶症　状…口唇の発赤，腫脹，浮腫，亀裂などを生じる．かゆみ，ひりひり感などの自覚症状を伴う．

❷治　療…原因となる製品の使用を中止する．副腎皮質ステロイド外用薬の投与，ワセリンなどによる保湿を行う．

2）食物アレルギー

疾患の概要

食物の摂取により，IgE 抗体と食物アレルゲンが反応しⅠ型アレルギー（即時型）を誘発する．原因食物として，乳児期では，鶏卵，牛乳，小麦によるものが多く，学童期になると甲殻類，果物類のアレルギーが増える．また，成人では，そば，ピーナッツなどがあげられ，生涯持続する傾向がある．

❶症　状…じんま疹，発疹，喘鳴（気管支症状）が発現し，重症になるとアナフィラキシー症状を誘発する．果物アレルギーとして，アボカド，バナナ，キウイフルーツなどが知られ，口腔内や口唇の浮腫，しびれ，呼吸困難が発現し，総称して口腔アレルギー症候群とよぶ．また，これら果物アレルギーの既往のある患者は，ラテックスアレルギーの可能性があり，歯科治療の際は注意を要する．

❷治　療…基本的に原因食物を避ける．もしアナフィラキシーショックを起こした場合は，仰臥位にして下肢を挙上し，バイタルサインの確認，アドレナリン〈商品名；エピペン〉の筋肉内注射を行う．

*1 ラテックスフリー
ラテックスアレルギーに備えるためには，ラテックス手袋の使用を回避する以外に方法はない．最近は，診療室や手術室などで，ラテックスの手袋を廃止して，ラテックスフリーの手袋に変更する医療機関が増えている．

3）ラテックスアレルギー*1（図7）

疾患の概要

天然ゴム製品に接触することによって起こるⅠ型アレルギー（即時型）である．天然ゴム製品は，手袋，カテーテル，絆創膏，ラバーダムなどの医療用具，炊事用手袋，ゴム風船，コンドームなどの日用品として日頃から接触する機会が非常に多い職種に発症する．医療従事者は日常的にラテックスを使用しているため，患者だけ

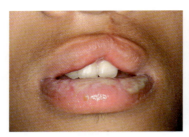
図6　接触性口唇炎

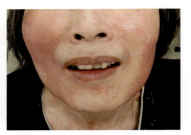
図7　ラテックスアレルギー

でなく使用している当事者もアナフィラキシー症状を誘発する可能性がある．

> !　歯科診療上の注意点

歯科治療を行う際は，ラバーダムによるアレルギーの可能性もあるため，注意を要する．

4）歯科金属アレルギー

> 疾患の概要

歯科金属が原因で生じるアレルギーは，Ⅳ型アレルギー（遅延型）である．アレルギーは，タンパク質に対して起こるものなので，金属はアレルゲンにならない．金属アレルギーは，唾液などで金属から溶出した金属イオンが，粘膜のタンパク質と結合することによって初めて抗原性を発揮する[*2]．このような単独では不完全な抗原をハプテンとよぶ．

❶症　状…扁平苔癬様病変を呈する．また金属アレルギーが原因で手掌や足底に症状が現れるものを掌蹠膿疱症（後述）とよぶ．

❷アレルギーを誘発しやすい金属…ニッケル，クロム，パラジウムなどが知られている．歯科インプラントで用いられるチタンやタンタル，ジルコニウムは化学的に安定で，金属イオンが溶出しにくい性質をもつためアレルギーを起こしにくい．

原因金属を同定するためにはパッチテストが必須である．また，パッチテストで陽性であった金属が口腔内に存在するか確認するため，金属採取を行い金属分析を行う．

[*2] メタルフリー歯科治療

近年審美的な観点から，金属を使用しないセラミックスなどを使用したメタルフリー治療が行われるようになった．これは金属アレルギーの予防という観点からも推奨され，今後この分野の発展が期待されている．

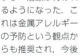

> !　歯科診療上の注意点

歯科用金属が原因である場合，外用薬や内服薬では完全に治癒しないため，金属除去を考慮する．ただし，除去しても根治しない可能性や，改善しない可能性もあるため，患者に十分に説明しておく必要がある．皮膚・粘膜の炎症に対しては副腎皮質ステロイド外用薬を処方する．また，痒みが強い場合には抗アレルギー薬を投与する．

一般に，歯科金属除去後はレジン修復に置き換えて経過をみるが，レジンモノマーによるアレルギーも頻度が高いので慎重に代替材料を選択する必要がある．

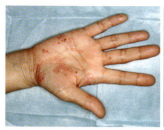
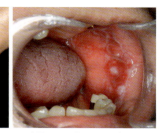

A：手掌での発症例　　B：足部での発症例　　C：金属アレルギーによるびらん

図8　掌蹠膿疱症

3 掌蹠膿疱症（図8）

疾患の概要

手掌や足底に，無菌性の膿疱が反復して出現する難治性の皮膚疾患である．明らかな原因は不明であるが，慢性扁桃炎（扁桃病巣感染症）やう蝕，歯周炎などの歯性病巣との関連が指摘されている．一部はこれらの治療で改善することがある．

また，歯科用金属に代表される金属アレルギーの関与も指摘され，金属イオンが血流によって全身に運ばれて発症すると考えられている．

❶症　状…手掌・足底に多数の無菌性膿疱が出現し，しばらくすると乾燥し，痂皮を形成する．その後，症状の増悪と寛解を繰り返す．約10％に胸肋鎖骨関節や脊椎に関節炎を併発する．

❷治　療…局所療法として，副腎皮質ステロイド外用薬の使用，全身療法としてビタミン剤（ビオチン），ミノサイクリンやシクロスポリン，マクロライド系抗生物質を投与する．また，扁桃摘出術や根管治療，原因歯の抜歯が有効な症例もある．

歯科診療上の注意点

歯科金属・歯科材料が原因のアレルギーが疑われる場合はパッチテストを行い，金属が特定すればその金属を除去し[*3]，レジンやセラミックスによる歯冠修復を行う．

*3 フレアアップ

掌蹠膿疱症は，原因の除去後に症状が消失するまで，2～6カ月の長期経過観察が必要なことが多い．また，原因となる金属などを除去する際に，金属の微細な屑が飛沫し，一時的に皮膚症状が悪化する場合がある．これをフレアアップとよぶ．

4 血管性浮腫

1）クインケ浮腫（図9）

疾患の概要

突然発症する皮膚や粘膜の限局性浮腫をいう．血管運動神経の局所的興奮により発症することが知られ，血管透過性が亢進し，細胞間に組織液が貯留して浮腫を形成する．別名血管性神経性浮腫とよばれている．原因は，食物や薬剤アレルギーや，温熱，寒冷，振動，外傷，ストレス，日光などの物理的刺激によるものなどが考えられている．歯科治療中に発症することがある．

❶症　状…眼瞼，口唇，皮膚に突然浮腫が発現する．浮腫は数分から数時間続き，その後自然に消失する．

❷治　療…経過観察や抗ヒスタミン薬の投与，副腎皮質ステロイド外用薬が用い

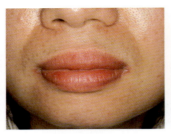
図9 クインケ浮腫

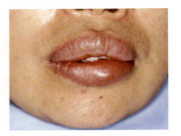
図10 遺伝性血管性浮腫（HAE）

られる．

2）遺伝性血管性浮腫〔hereditary angioedema：HAE〕（図10）

疾患の概要

血管性浮腫の中で遺伝的要因が明らかなものをいう．HAEは，血液中の補体成分C1-インヒビター（C1-INH）の先天的欠損または機能不全により生じるアレルギー性疾患で，常染色体優性遺伝を示す．

浮腫の発症状況によっては気道閉塞など致命的な結果をきたすことがある．血液検査でC1-INH活性を測定する．

●症　状…外傷や機械的刺激，精神的ストレス，歯科治療などが発症誘因になり，突然血管透過性が亢進し，突然発症する．

歯科診療上の注意点

HAE患者の抜歯時には，2～3日前から抗プラスミン薬投与を行い，静脈内鎮静法によりストレス軽減を図り浮腫を予防する．また浮腫発作が起こりやすい場合は，あらかじめ予防的にC1-INH製剤を投与しながら抜歯を行う．

III アレルギー検査

1）血清免疫学的検査

I型アレルギーに対して行われる検査である．血清総IgE値および特異的IgE抗体を測定してアレルゲンを同定する．

2）パッチテスト（図11）

パッチテスト（貼付試験）は，IV型アレルギー（遅延性）である金属アレルギーや掌蹠膿疱症の診断に欠かせない検査であり，多数の試料を一度に検索できるため，広く行われている．薬物や食物など遅延型アレルギーの原因特定に最も信頼性の高い検査である．

方法は，被験物質を通常背部に48時間貼付して，皮膚反応から感作の有無を判定する．48時間後，72時間後，1週間後に判定する．

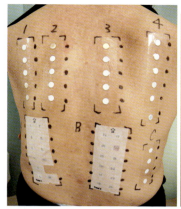
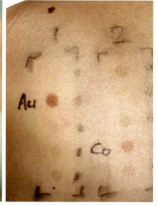

A：背部への被験物質貼付　　　　　　　　B：パッチテストの結果（Au 陽性を示す）
図11　パッチテスト

3）LST（リンパ球刺激試験）

　LST（lymphocyte stimulation test）は抗原刺激によるリンパ球の幼若化現象を利用した検査法である．採血を行い，患者の末梢血に薬物や金属試薬を加えリンパ球の増殖能を判定する．遅延型アレルギーの原因物質の特定に用いる．偽陰性であることも多いので，本検査はパッチテストの補助的診断法として用いる．

4）皮内テスト，スクラッチテスト，プリックテスト

　いずれも即時型アレルギー反応を証明する方法であり，アトピー性皮膚炎の原因抗原（アレルゲン）の検索にも使用される．

　皮内テストはツベルクリン針を用いて抗原液を皮内注射し，15分で判定する．スクラッチテストは，注射針先で皮膚に擦り傷をつけた後，抗原液1滴を滴下する．プリックテストは，抗原液を滴下して，その部の皮膚を注射針で浅く刺し傷をつけて判定する．

　侵襲が多い検査ほど感度が上がるため，皮内テスト，スクラッチテスト，プリックテストの順に信頼性が高い．皮内テストは，ときにアナフィラキシーを誘発することがあるので注意が必要である．

References

1) 一般社団法人日本アレルギー学会：アレルギー総合ガイドライン 2016．協和企画，東京，434〜448，2016．
2) 清水　宏：新しい皮膚科学 第2版．中山書店，東京，27〜36，2011．
3) 山根源之ほか編：口腔内科学．永末書店，京都，275〜287，2016．
4) 片倉　朗ほか，オーラルメディシンに基づいた次世代の歯科診療．クインテッセンス出版，東京，68〜69，2016．
5) 全国歯科衛生士教育協議会監修：最新歯科衛生士教本 顎・口腔粘膜疾患 口腔外科・歯科麻酔．医歯薬出版，東京，50〜79，2011．
6) 井田和徳ほか：歯科のための内科学 改訂第3版．南江堂，東京，321〜337，2010．
7) 野村修一，橋本明彦：歯科金属アレルギーの臨床．新潟歯学会誌，**34**（1）：1〜10，2004．
8) 森山雅文ほか：口腔扁平苔癬および掌蹠膿疱症の発症と金属アレルギーとの関連についての検討．日口腔外会誌，**58**（12）：718〜722，2012．

8 自己免疫疾患患者の歯科診療

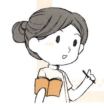

野村武史

I 自己免疫疾患とは

1 自己免疫疾患の発症

　通常免疫は，細菌やウイルス，金属，薬剤やハウスダストなど外界からの異物を排除するために働く防御機転である．自己免疫疾患は，自分自身の体の成分（自己抗原）に対する抗体（自己抗体）を作り，自分自身を攻撃してしまう異常な防御反応をいう．一部の自己免疫疾患は，全身の血管や皮膚，筋肉，関節などに炎症を伴うことがあり，これを膠原病とよぶ．

2 自己免疫疾患の種類

[*1] **特発性血小板減少性紫斑病**
　血小板に対する自己抗体が発現し，血小板の破壊が亢進する自己免疫疾患である．血小板が減少するため，止血が困難となる．

[*2] **ステロイドカバー**
　ステロイドを長期間使用している患者では，副腎の廃用萎縮が起こり，外科手術の際に体内のステロイド必要量が増え，副腎皮質不全（副腎クリーゼ：ショック症状）をきたす可能性がある．このため術前にステロイド薬の投与量を増やす必要があり，これをステロイドカバーという．

　自己免疫疾患は，アレルギー性疾患の1つであり，臓器特異的自己免疫疾患と全身性自己免疫疾患に分けられる．それぞれの代表疾患を**表1**に示す．
　臓器特異的自己免疫疾患は，免疫グロブリン（IgG）が，抗原を有する自己の細胞を破壊する疾患であり，Ⅱ型アレルギーに分類される．これに対し，抗原・抗体・補体が互いに結合し免疫複合体が形成され，これが，血流に乗って流れた先で，全身の臓器を攻撃するのが，全身性自己免疫疾患であり，Ⅲ型アレルギーに分類される【← 3章-7：124頁参照】．

表1　自己免疫疾患の種類

臓器特異的自己免疫疾患	全身性自己免疫疾患
天疱瘡 類天疱瘡 クローン病 自己免疫性溶血性貧血 特発性血小板減少性紫斑病[*1] 悪性貧血 重症筋無力症 橋本病 バセドウ病	シェーグレン症候群 関節リウマチ 全身性エリテマトーデス

3 自己免疫疾患の治療

1) 副腎皮質ステロイド薬（付録 Table ⑭ 参照）

　ステロイドとは，副腎皮質から作られるホルモンの1つで，強力な抗炎症作用や免疫抑制作用を示す．多くの自己免疫疾患は，副腎皮質ステロイド薬による薬物療法が行われる．しかし副作用も多く，歯科治療には注意を要する[*2]．

（1）副腎皮質ステロイド軟膏

　天疱瘡，類天疱瘡，全身性エリテマトーデスの皮膚症状など，症状が軽度な皮膚，粘膜症状に対して用いられる．

（2）経口ステロイド療法

　一般的な自己免疫疾患に対する治療法である．プレドニゾロンが使われることが多く，初期投与量20〜60mg/日程度で開始し，2〜4週ごとに5〜10mgずつ減量していく．

（3）ステロイドパルス療法

　症状が進行している場合は，抗炎症，免疫抑制を早急に行う必要があり，本治療法が選択される．通常メチルプレドニゾロン500〜1,000mgの点滴注射を3日間行い，その後経口ステロイド療法に切り替える

（4）副作用[*3]

　易感染性，骨粗鬆症，糖尿病，消化性潰瘍，血栓症，食欲亢進，満月様顔貌，精神症状，肥満．

2) 免疫抑制薬（付録 Table ⑮ 参照）

　免疫反応の中心となるリンパ球の増殖や機能を抑えることにより免疫抑制作用を期待する薬剤である．主にステロイド薬と併用して治療効果を高めたり，ステロイド薬を減量する目的で使用する．多くの薬剤で口内炎の副作用がある．また，免疫抑制薬であるシクロスポリンの副作用として歯肉増殖が知られている．

> **[*3] ステロイドが口腔に及ぼす影響**
>
> **①ステロイド性骨粗鬆症**
> 　ステロイド薬を長期服用した際に，ビスホスホネート製剤の投与を受けていることがある．この際顎骨壊死に注意する必要がある．
>
> **②ステロイド吸入薬によるカンジダ症の発症**
> 　気管支喘息患者などステロイド吸入薬を長期使用している場合，口腔粘膜の免疫抑制により口腔カンジダ症を発症することがある．吸入後に口腔清掃を徹底するよう指導する．

II 自己免疫疾患の特徴と歯科診療における留意点

1 口腔に症状を表す臓器特異的自己免疫疾患

1) 天疱瘡（図1）

疾患の概要

　中高年に好発し，皮膚や口腔粘膜に水疱やびらんを形成する難治性疾患である．上皮の細胞接着にかかわるデスモゾームの構成タンパクであるデスモグレインに対する自己抗体が発現し，上皮を破壊する疾患である．①口腔に限局して発生するもの，②皮膚に限局して発生するもの，③両者に発生するものの3つに分類される．

　口腔粘膜に発生するものは，尋常性天疱瘡とよばれ，デスモグレイン3の自己抗体がみられる（粘膜優位型）．これに対し，皮膚に発生するものはデスモグレイン1

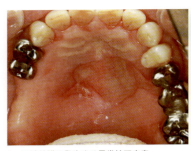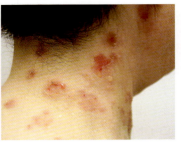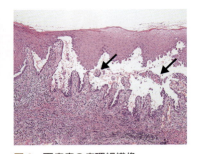

A：口腔粘膜に発生する尋常性天疱瘡　　B：皮膚に発生する落葉状天疱瘡　　図2　天疱瘡の病理組織像
図1　天疱瘡　　　　　　　　　　　　　　　　　　　　　　　　　　　　　　上皮内水疱が生じ，水疱内にTzank細胞（矢印）がみられる．

の自己抗体がみられる（皮膚優位型）．デスモグレイン1と3の自己抗体の発生により口腔粘膜と皮膚の症状が発現する．

❶症　状…突然，口腔内や咽頭，皮膚など広範囲に水疱が発症し，こすると容易に破れてびらん，潰瘍を形成する．これをニコルスキー現象とよぶ．潰瘍面は偽膜で覆われ，強い接触痛を認め，やがて痂皮を形成する．

❷診　断…病理組織学的に上皮細胞間の接着が障害され，棘融解がみられる．その結果，上皮内水疱を生じ，水疱内に上皮細胞が浮遊してみられる．これをTzanck細胞という（図2）．また，血液検査で血清中のデスモグレインに対する抗体価の測定や，蛍光抗体法やELISA法による抗デスモグレイン抗体（IgG抗体）の証明が必要である．

❸治　療…経口ステロイド療法，免疫抑制薬の投与，難治性の場合は免疫グロブリン療法，血漿交換療法を行う．

> **⚠ 歯科診療上の注意点**
>
> ステロイドを使用しているため，口腔粘膜は感染しやすい状態になっている．また，水疱が自壊して接触痛が強くなってセルフケアが困難となるため，軟らかいブラシを用いたブラッシング指導などを行う．また，歯科衛生士によるプロフェッショナルケア（口腔衛生管理）を行うことで，症状の緩和が期待できる．

2）類天疱瘡（図3）

疾患の概要

天疱瘡と症状が類似し，中高年に好発する．口腔粘膜優位の粘膜類天疱瘡と，皮膚優位の水疱性類天疱瘡に分かれる．上皮の基底膜を構成するタンパクに対する自己抗体が発現する．粘膜類天疱瘡は基底膜を構成するBP180やラミニン332に対する自己抗体が発現する．これに対し，水疱性類天疱瘡は緊満性水疱（図3-C）が特徴で，基底膜を構成するBP180やBP230に対する自己抗体が発現する．

❶症　状…天疱瘡と同じ．

❷診　断…病理組織学的に結合組織から上皮が剥離して上皮下に水疱を形成する（図4）．蛍光抗体法やELISA法による抗基底膜抗体（IgG抗体）の証明が必要である．

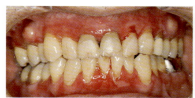
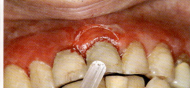
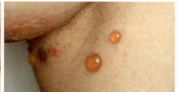

A：粘膜類天疱瘡　　B：エアにより水疱が剥離される（慢性剥離性歯肉炎[*4]）．　C：水疱性類天疱瘡．緊慢性水疱を認める．

図3　類天疱瘡

[*4] **慢性剥離性歯肉炎**
　歯肉に限局する浮腫性紅斑と剥離性びらんを特徴とする原因不明の疾患．きわめて難治性で，刺激痛や接触痛を伴い，長期的な経過をたどることが多い．類天疱瘡，天疱瘡，扁平苔癬との関連が指摘されている．

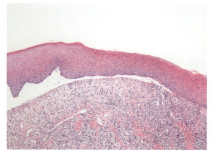

図4　類天疱瘡の病理組織像（上皮下水疱の形成）

❸治　療…天疱瘡と同じ．

⚠ 歯科診療上の注意点

天疱瘡と同様，セルフケア指導とプロフェッショナルケアを行う．

3）その他

　特発性血小板減少性紫斑病【← 3章-10：150頁参照】，悪性貧血【← 3章-10：146頁参照】，甲状腺機能低下症（橋本病．【← 3章-3：104頁参照】），甲状腺機能亢進症（バセドウ病．【← 3章-3：103頁参照】）がある．

2 全身に症状を表す自己免疫疾患

1）関節リウマチ〔rheumatoid arthritis：RA〕

疾患の概要

　免疫複合体が主として手足の関節に沈着し，関節痛，関節の変形を生じる自己免疫疾患である．女性に多い．関節だけでなく，全身臓器にも障害を示し，全身性自己免疫疾患の代表である．

　❶症　状…主として手足の関節に沈着し，関節痛，関節の変形を生じる．「朝のこわばり」が有名で，起床後しばらく手を握るのが困難となる．
　❷診　断…血液検査によるリウマトイド因子（RF．RAテスト）および抗CCP抗体の測定を行う．
　❸治　療…抗リウマチ薬としてメトトレキサート〈商品名：リウマトレックス〉が第1選択薬である．薬理作用としては，葉酸代謝を阻害して免疫抑制作用を示す．口腔内の副作用として，口内炎の発症頻度が高い．また，MTX関連リンパ球増殖

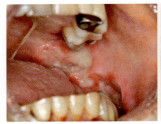
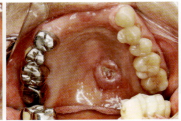

A：薬物性口内炎　　B：MTX-LPD（口蓋；ミラー像）

図5　関節リウマチの副作用
　抗リウマチ薬メトトレキサート〈商品名：リウマトレックス〉の副作用で生じた口内炎．

性疾患（MTX-LPD）の発症が報告されている（図5）．またその他の薬剤として，抗TNF-α抗体製剤や抗IL-6受容体抗体製剤などの生物学的製剤の投与が行われる（付録 Table⑯ 参照）．

> !) 歯科診療上の注意点

　関節の変形により，歯ブラシをもつことが困難となり，セルフケアが難しくなる．このため，電動歯ブラシの使用などを指導するとともに，プロフェッショナルケアを行う．
　ステロイドが長期投与されている場合は，前述の口腔症状の発現に注意する．また，メトトレキサートによる口内炎が疑われる場合は，主治医と相談して投薬の中止も考慮する．

2）全身性エリテマトーデス〔systemic lupus erythematosus：SLE〕（全身性紅斑性狼瘡）

> 疾患の概要

　急速に経過して全身に広がる自己免疫疾患で膠原病とよばれる．皮膚に病変が限局するものを円板状エリテマトーデス〔discoid lupus erythematosus；DLE〕という．患者は女性が90％を占め，20〜30歳代に好発する．
　❶症　状…全身症状として，発熱，全身倦怠感，多発性関節炎，腎障害（ループス腎炎）などがみられる．また頬部を中心とする紅斑がみられ，蝶形紅斑とよばれる．皮膚型エリテマトーデスは，円板状の萎縮性紅斑（ディスコイド疹）が特徴的である（図6）．
　口腔症状として，多形紅斑や小潰瘍などがみられる．硬口蓋部に好発し，初期は無痛性であることが多い．二次性のシェーグレン症候群を伴うことがあり，口腔乾燥もみられる．
　❷診　断…血液検査で抗核抗体，抗DNA抗体が陽性となる．
　❸治　療…副腎皮質ステロイド薬や免疫抑制薬の投与．

> !) 歯科診療上の注意点

　副腎皮質ステロイド薬や免疫抑制薬の副作用に対する対応が必要である．口腔症状に対しては対症療法が主体となり，歯科衛生士によるプロフェッショナルケアを

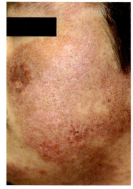
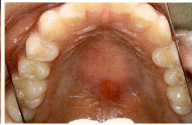

A：蝶形紅斑　　　　　B：口蓋の潰瘍

図6　全身性エリテマトーデス

行うことで症状の緩和が期待できる．難病のため，精神的な支援が必要となる．

3）シェーグレン症候群
【↑2章-2：61頁参照】

3　その他の免疫系の異常

1）クローン病

疾患の概要

　消化管粘膜に炎症および潰瘍が発現する自己免疫疾患で，若年者に多い．口腔粘膜から肛門までどの消化管にも炎症性潰瘍が発現するが，特に小腸と大腸に多い．炎症性サイトカインであるTNF-αが局所で大量に産生され，慢性炎症を引き起こす．口腔潰瘍の発症頻度は約20％である．
　❶症　状…腹痛，下痢，全身倦怠感，下血，発熱，肛門病変（痔ろう・裂肛など），腹部腫瘤，栄養障害，貧血などがみられ，症状の増悪と寛解を繰り返す．
　❷治　療…食事療法（成分栄養剤），薬物療法（経口ステロイド療法，生物学的製剤（抗TNF-α抗体），免疫抑制薬の投与．

歯科診療上の注意点

　食事療法中の患者は，成分栄養剤の経口摂取によるう蝕や歯周病の増悪に注意する．また，口内炎を契機に発見されることがあり，難治性口内炎を認めた場合は，クローン病の発症も考慮する必要がある．

References
1）井田和徳ほか：歯科のための内科学 改訂第3版．南江堂，東京，339〜353，2010．
2）清水 宏：新しい皮膚科学 第2版．中山書店，東京，232〜243，2011．
3）山根源之ほか編：口腔内科学．永末書店，京都，183〜186，2016．
4）山崎雙次ほか：歯科医のための皮膚科学 第2版．医歯薬出版，東京，46〜50，2004．

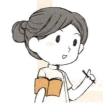

9 呼吸器疾患患者の歯科診療

池邉哲郎

I 呼吸器疾患とは

疾患の概要（呼吸器疾患全般について）

　呼吸器は，気管，気管支，肺から成るため，そのいずれかに生じる病変が呼吸器疾患となる（図1）．呼吸とは，組織と環境（空気）との間で行われるガス交換（酸素を入れて，二酸化炭素を出す）である．肺での酸素と二酸化炭素の出入りを換気という．したがって，呼吸器疾患では，結果的にガス交換が阻害されるため，酸素量が低下することによって呼吸困難などの症状が現れる．

　呼吸器疾患による換気障害の原因は大きく2つに分類され，空気の通り道（気管支，気管）が狭くなる閉塞性（気管支喘息，COPDなど）と，肺が硬くなってふくらみが悪化する拘束性（肺線維症，間質性肺炎など）に分けられる．両者が合併する混合性もある．本項では閉塞性換気障害の疾患について述べる．

歯科診療上の注意点（呼吸器疾患全般について）

　呼吸器疾患の問題点は，呼吸による酸素の取り込みが不良となるため，酸素不足に陥りやすいことである．歯科治療や印象採得などで長時間開口すると鼻呼吸に頼らざるをえず，換気量が減少しやすい．そのため，治療はできるだけ短時間で行うか，休み休み行うほうがよい．

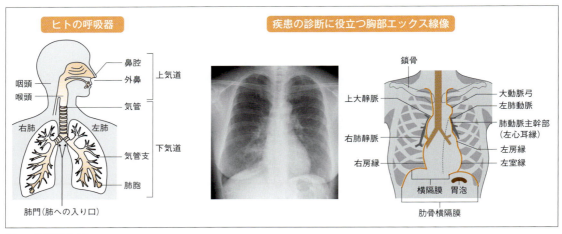

図1　呼吸器とは

また，切削時の水や粉塵，さらにはレジン，印象材，根管洗浄で用いる過酸化水素水などの薬品が咽頭に流れこむと，気管を刺激して，咳を誘発しやすくなる．その刺激が思わぬ喘息発作を引き起こすことも考えられる．咽頭への流れ込みや咳発作時の対応を考えると，仰臥位よりも座位での診療が望ましい．

　患者が咳発作，息切れ，さらに呼吸困難を訴えた際は，パルスオキシメーター（後述）で動脈血中の酸素飽和度を迅速に測定することが望まれる．パルスオキシメーターの扱いに慣れておくべきであろう．パルスオキシメーターの数値が低ければ酸素吸入が必要である．

　喘息の既往がある患者では，治療前に吸入薬を持参していることを確認することが大切である．吸入薬は気管内の分泌物を減少させ，空気の通りを改善するため，歯科治療中の喘息発作にはまず吸入薬で対応できる．

1 呼吸器機能検査

1）パルスオキシメーター（図2）

　赤色光の出る装置（プローブ）を指にはさんで，皮膚を通して動脈血酸素飽和度（SpO_2）（％）と脈拍数を測定する装置である．赤色光は酸素化ヘモグロビンと還元型ヘモグロビンとで吸収率に大きな差があることを利用している．SpO_2 96～99％が標準値で，90％以下の場合は呼吸不全の可能性がある．息苦しさや喘鳴などの症状が強くなり，SpO_2 が普段の値から3～4％低下した場合は，酸素を吸入させたほうがよい．改善しなければかかりつけ医に連絡する．

2）スパイロメトリ

　スパイロメトリとは肺気量分画を測定する肺機能検査である．肺活量（VC）は最大吸気位（最大限に息を吸い込んだ状態）から最大呼気位（最大限に息を吐き出した状態）までの空気量で，低下すると拘束性換気障害とみなされる．肺実質の疾患（肺水腫，無気肺，肺線維症など）により肺の伸展性が減弱するとVCが低下する．

　最大吸気位から最大呼気位まで最大努力して呼出して測定した肺活量が努力肺活量（FVC）である．最大吸気位から1秒後までの呼出量を1秒量（$FEV_{1.0}$），FVCに

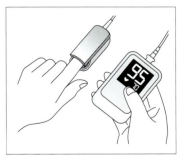

図2　パルスオキシメーターによる経皮的酸素飽和度測定

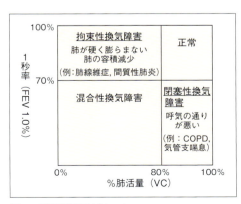

図3　呼吸障害のパターン

対する1秒量の割合を1秒率（$FEV_{1.0}\%$）という．$FEV_{1.0}\%$は，気道抵抗の増加，肺の弾性収縮力の低下によって低下し，閉塞性障害の指標となる．FVCと$FEV_{1.0}\%$との関係（図3）は，拘束性障害および閉塞性障害の診断に役立つ．

II 呼吸器疾患の特徴と歯科診療における留意点

1 気管支喘息

喘息は，①気道の炎症（気道内の分泌物増加）と，②気道の狭窄によって特徴づけられ，いろいろな刺激に敏感になった気道が，発作性に狭窄することを繰り返す．発作性の咳，喘鳴（ゼーゼー音，ヒューヒュー音），呼吸困難を示す．気道狭窄が致死的な結果をもたらすことがある（図4）．

疾患の概要

喘息発作の最大の素因として，アトピーがある．アトピーとは環境アレルゲン（ダニ，ペット，カビなど）に対してIgEを介した免疫反応を起こしやすい体質のことである．また，喘息発作を誘発する喘息増悪因子として，ウイルス感染，運動，飲酒，心因性変化，気候変化などがある．

わが国では成人の9〜10％，小児の8〜14％が喘息である．小児では男児が1.5倍多く，成人では男女ほぼ同数か，女性がやや多くなる．小児喘息の大半（70〜90％）はダニを原因アレルゲンとするアトピー型で，成人喘息では非アトピー型が多くなる．

症状として，発作性の呼吸困難，喘鳴，咳が反復し，夜間や早朝に出現しやすい．

また，非ステロイド性抗炎症薬（NSAIDs）によって喘息発作が引き起こされるアスピリン喘息には特に注意を要する．

歯科診療上の注意点

歯科治療前にアレルギーおよび喘息発作の既往を問診することが最重要である．喘息患者は気道粘膜が過敏になっているため，切削時の粉塵，レジンや薬剤の刺

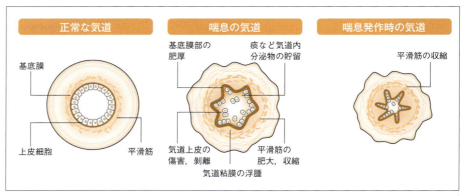

図4 喘息患者の気管

激臭を吸い込むと，気管を刺激して，喘息発作を引き起こすことが考えられる．水や印象材の下咽頭への流れ込みも咳を誘発することを考えると，仰臥位よりも座位での診療が望ましく，粉塵に対して口腔外バキュームを積極的に使用することが望まれる．発作が起こりやすい季節や風邪をひいた際は歯科治療を避けたほうがよい．

喘息の既往がある患者では，治療前に吸入薬を持参していることを確認することが大切である．歯科治療中の喘息発作にはまず吸入薬で対応できる．

アスピリン喘息は，気管支喘息とは異なる機序によって発生する．NSAIDs の服用によって誘発されるため，鎮痛薬の服用によって喘息発作を起こした既往がないか，注意深く問診する必要がある．しかし，以前は NSAIDs を服用しても発症しなかった人が，その後に NSAIDs を服用して発症することもある．アスピリン喘息患者でなくても，気管支喘息患者に鎮痛薬を処方する場合，NSAIDs と作用機序が異なるアセトアミノフェンを処方するほうがよい．気管支喘息の治療薬は付録 Table ⑰ を参照のこと．

2 慢性閉塞性肺疾患（COPD）

慢性閉塞性肺疾患（chronic obstructive pulmonary disease：COPD）とは，「肺気腫」と「慢性気管支炎」とをあわせた病名で，タバコ煙などの有毒物質を長期に吸入曝露することで生じた肺の炎症性疾患で，喫煙する中高年者の生活習慣病といえる．病態は不可逆的で，もとどおり改善することはない（図5）．40歳以上の日本人の約530万人が COPD に罹患していると考えられ，死因の第9位である．

疾患の概要

タバコの煙で気管支に炎症が生じた場合が「慢性気管支炎」，肺胞が破壊された場合が「肺気腫」である．いずれもガス交換が低下し，低酸素血症・高二酸化炭素血症となり，歩行時や階段昇降時の息切れ，慢性の咳や痰などの症状が現れる．進行すると日常生活が制限され，在宅酸素療法など常時の酸素吸入が必要となる．肺炎などに罹患すると急速に病態が悪化する．

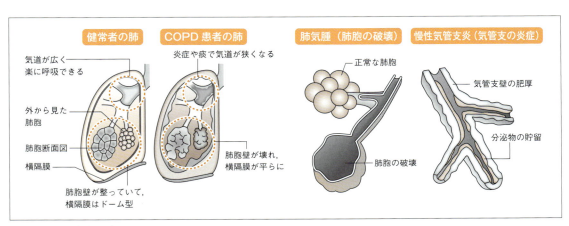

図5　COPD 患者の肺

> ・COPD の診断基準
> ①気管支拡張薬投与後のスパイロメトリーで
> $FEV_{1.0}$（1秒量）/FVC（努力肺活量）＜70％を満たすこと
> ②他の気道閉塞をきたしうる疾患を除外すること

　禁煙が最重要である．喫煙者であれば，歯科衛生士も口腔健康指導の1つとして積極的に禁煙をすすめるべきである．

　①肺気腫…肺胞壁の破壊と気腔の拡張という形態学的な特徴を示す．喫煙者の約15％が肺気腫へ進行するといわれている．体動時の呼吸困難，息切れが特徴で，咳や喀痰を伴うこともある．中高年の喫煙男性に多い．一般的に痩せた体型が多く，呼吸促迫時に口すぼめ呼吸や補助呼吸筋（胸鎖乳突筋，大胸筋など）を使った努力呼吸が観察される．呼吸数が多く，胸郭はビア樽状（胸郭の前後径の増大）になり，打診で鼓音を呈する．
　気道閉塞に対して吸入気管支拡張薬や副腎皮質ステロイド薬が用いられる．気管支拡張薬として抗コリン作動薬や β_2 刺激薬がある．テオフィリンも気管支拡張薬として用いられる．
　②慢性気管支炎…気管支を中心とした気道の慢性炎症により喀痰を伴う咳が長期間持続する疾患で，喀痰症状をもたらす他の肺疾患と心疾患を除外したものである．咳痰症状が，2年以上持続し，3カ月以上ほとんど毎日咳が持続するという Fletcher の基準が用いられている．冬に咳や痰が増悪する．痰は粘液性〜膿性である．呼吸障害は少ない．

1）COPD の治療

（1）薬物療法

　薬物療法の中心は気管支拡張薬（抗コリン作動薬，β_2 刺激薬，テオフィリン薬）で，主として長時間気管支を拡張する吸入抗コリン薬や吸入 β_2 刺激薬が使用される．気道閉塞が重症で増悪を繰り返す場合は，吸入副腎皮質ステロイド薬が使用される．長時間作用性 β_2 刺激薬と吸入用副腎皮質ステロイドの配合薬も有用である．

（2）非薬物療法

　非薬物療法では呼吸リハビリテーション（口すぼめ呼吸や腹式呼吸などの呼吸訓練・運動療法・栄養療法など）が中心となる．低酸素血症が進行してしまった場合には在宅酸素療法が導入される．

（3）在宅酸素療法（home oxygen therapy；HOT）

　体内の酸素が低い状態（低酸素血症）によって障害が出ると，「呼吸不全」とよばれる．この状態が1カ月以上続く場合が慢性呼吸不全である．また，動脈血の酸素分圧が，60 mmHg 以下，パルスオキシメーターによる経皮的動脈血酸素飽和度が90％以下のときに呼吸不全と診断される．在宅酸素療法（HOT）とは，呼吸不全の患者が，自宅に酸素供給機を設置し，24時間酸素吸入をする治療である．健康保険が適応される．

・在宅酸素療法の適応基準

空気呼吸で，血液ガス分析の結果，
① 動脈血酸素分圧（PaO_2）55 mmHg 未満は絶対適応．
② PaO_2 55〜60 mmHg でも，睡眠時や運動時に低酸素状態の悪化がみられるとき．
③ パルスオキシメーターで経皮的動脈血酸素飽和度が 88％以下．

自宅で酸素供給装置（酸素濃縮器や液体酸素タンク）からチューブを通して酸素を吸入する．チューブの先は鼻の下で固定するような鼻カニューレを用い，外出の際は，軽量の酸素ボンベを用いる（図6）．

酸素濃縮器は小型の冷蔵庫のような機械で，空気を濃縮して酸素濃度を約 90％にして治療に使えるようにする．在宅酸素療法においては以下のような注意が必要である．

① 酸素は多ければ多いほどよいというものではなく，疾患によっては高濃度の酸素を吸うことによって，意識が障害されるなど酸素投与に伴う合併症を起こすこと

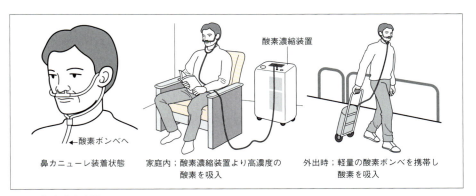

図6　在宅酸素療法

表1　呼吸困難の質問票

呼吸困難（息切れ）を評価する mMRC 質問票例	
グレード分類	あてはまるものにチェックして下さい（1つだけ）
グレード0	激しい運動をしたときだけ息切れがある．
グレード1	平坦な道を早足で歩く，あるいは緩やかな上り坂を歩くときに息切れがある．
グレード2	息切れがあるので，同年代の人よりも平坦な道を歩くのが遅い，あるいは平坦な道を自分のペースで歩いているとき，息切れのために立ち止まることがある．
グレード3	平坦な道を約 100 m，あるいは数分歩くと息切れのために立ち止まる．
グレード4	息切れがひどく家から出られない，あるいは衣服の着替えをするときにも息切れがある．

［日本呼吸器学会：COPD（慢性閉塞性肺疾患）診断と治療のためのガイドライン　第5版．メディカルレビュー．東京．2018．より］

表2　COPD の全身的影響

・栄養障害：脂肪量の減少，除脂肪量の減少
・骨格筋機能障害：筋力の低下，筋線維構成・酵素活性の変化，サルコペニア
・心・血管疾患：高血圧症，心筋梗塞，狭心症，不整脈，脳血管障害
・骨粗鬆症：脊椎圧迫骨折，大腿骨頸部骨折
・精神疾患：不安・抑うつ
・代謝性疾患：糖尿病，メタボリックシンドローム
・消化器疾患：胃潰瘍，GERD（逆流性食道炎）
・SAS（睡眠時無呼吸症候群）

［日本呼吸器学会：COPD（慢性閉塞性肺疾患）診断と治療のためのガイドライン　第5版．メディカルレビュー，東京，2018．より］

がある．そのため，医師が決めた酸素投与量を遵守する．

　②酸素の近くに火があると，鼻カニューレに引火する可能性があるため，近くで火を扱わない．タバコは非常に危険である．

⚠ 歯科診療上の注意点

　表1のような質問表を使って重症度を知っておき，歯科治療中もときどきパルスオキシメーターで経皮的動脈血酸素飽和度（SpO_2）をチェックするとよい．咳を繰り返し，SpO_2 が低下した際は治療を中断し，呼吸が楽になるように姿勢を起こす．治療中は口腔内の吸引を頻繁に行い，口腔外バキュームも用いる．

　また，このような患者は全身疾患を併発していることがあるので問診票で事前に確認する（表2）．

　在宅酸素療法中の患者に在宅で酸素吸入をしながら歯科治療を行う際は，そばで火を扱わないほうがよい．診療室においても同様である．また，酸素チューブの閉塞や離脱にも常に注意する．

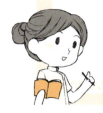

10 血液疾患患者の歯科診療

山根源之

I 血液疾患とは

血液疾患は、「赤血球の疾患」と「白血球の疾患」および「出血性素因」に分けられる。赤血球の疾患で多い貧血、白血球の疾患の白血病と顆粒球減少症、出血性素因の血液凝固異常患者が歯科診療で問題となる。

また、医科との連携で重要な造血幹細胞移植患者、移植片対宿主病〔graft versus host disease：GVHD〕などを理解しなければならない。

> **⚠ 歯科診療上の注意点（血液疾患全般について）**
>
> 血液疾患患者の歯科診療に際しては、主治医との連携が重要である。疾患名と現在の状態を把握し、予定する歯科診療上の問題点を理解する。貧血や出血性素因患者は術中の止血と術後の出血への対応が重要である。貧血は創傷治癒を遅らせるので抜歯などの観血治療に注意する。急性骨髄性白血病は歯肉出血が初期症状であることが多く、歯科を初診する可能性が高いので歯周病と鑑別する。

II 血液疾患患者の歯科診療

1 赤血球の疾患と歯科診療

代表的なのは貧血である[*1]。

1）再生不良性貧血

▌疾患の概要

骨髄での血球生成機能が低下し、赤血球、白血球、血小板の減少（汎血球減少症）を併発する。放射線照射、抗がん薬、抗菌薬の副作用で発現するが、主たる原因は不明。口腔症状は血小板減少による出血傾向が起こり、歯肉出血、粘膜の出血斑がみられ、潰瘍・壊死なども生じる（図1）。発熱がみられる。

> **⚠ 歯科診療上の注意点**
>
> 出血しやすいので抜歯などの観血処置は要注意である。歯科衛生士はスケーリン

*¹ 貧血の種類

貧血は赤血球の大きさによるもの（大球性，正球性，小球性），ヘモグロビン濃度によるもの（正色素性，低色素性）の，赤血球の大きさとヘモグロビン濃度の組み合わせによるもの（小球性低色素性，正球性正色素性，大球性正色素性）などで分類される．

また原因により汎血球産生能低下による貧血（再生不良性貧血），赤血球のDNA合成障害で骨髄造血細胞が変化する貧血（巨赤芽球性貧血，胃全摘後や葉酸の欠乏または利用障害の貧血），ヘモグロビン合成異常の貧血（鉄欠乏性貧血，鉄芽球性貧血），赤血球が生理的な寿命（120日）よりも短時間で破壊し，それに見合った赤血球の産生が間に合わない貧血（溶血性貧血）に分類される．

グや歯周病検査も慎重に行わなければならない．

2）巨赤芽球性貧血（悪性貧血）

疾患の概要

赤血球のDNA合成障害で骨髄造血細胞の変化による大球性貧血である．萎縮性胃炎のためビタミンB_{12}の吸収に必要な胃で作られる内因子が低下するために，小腸での吸収が阻害され，DNA合成障害が起こり，赤血球が作られない．また，ビタミンB_{12}と補いあって働く葉酸も欠乏（血清葉酸値の低下）する．ビタミンB_{12}が発見されるまでは治療法がないため死亡することもあり悪性貧血とよばれた．

胃全摘手術後や葉酸の欠乏または利用障害でも同様の症状がみられる．口腔症状は粘膜の萎縮，特に舌乳頭の萎縮で平滑舌（ハンター〔Hunter〕舌炎）が生じる．舌の灼熱感，異常感覚，味覚異常があり，食欲不振，胃部不快感，悪心を伴う（図2）．

治療は血清ビタミンB_{12}の筋肉注射（経口投与も最近注目），葉酸，鉄剤（付録 Table ⑱ 参照），ビタミンB_6・Cの投与．

歯科診療上の注意点

口腔粘膜の萎縮，特に舌乳頭の萎縮で，平滑舌（ハンター舌炎）が生じる．舌の灼熱感，異常感覚，味覚異常があり，食欲不振，胃部不快感，悪心を伴う．類似疾患に後述の鉄欠乏性貧血によるプランマー・ビンソン症候群〔Plummer-Vinson Syndrome〕がある（後述）．

口腔粘膜に刺激を与えないように注意して歯科治療を行うが，歯科衛生士として口腔衛生状態の管理が大事で，良好に維持しなければ症状は悪化する．

3）鉄欠乏性貧血

疾患の概要

鉄欠乏性貧血は小球性低色素性貧血で発生頻度が高く，プランマー・ビンソン症候群を発症する．原因は鉄分の摂取不足や吸収障害で，妊娠，月経過多，痔などの慢性出血による鉄分喪失である．血清鉄低下，鉄結合能増加（消化管からの鉄吸収亢進などで）が検査で確認できる．

症状は，プランマー・ビンソン症候群としてまとめられ，舌乳頭の萎縮による平

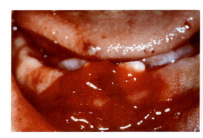

図1 再生不良性貧血

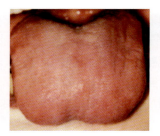

図2 巨赤芽球性貧血（悪性貧血）のハンター舌炎

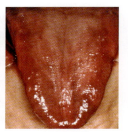

図3 鉄欠乏性貧血（プランマー・ビンソン症候群）の平滑舌

［文献¹⁾より］

滑舌（図3），口腔粘膜の高度な萎縮，口角炎，嚥下困難，異物感，狭窄感（食道筋肉の萎縮），スプーン爪，胃炎，微熱，四肢末梢の異常感覚などである．

> ⚠ **歯科診療上の注意点**
>
> 巨赤芽球性貧血（悪性貧血）のハンター舌炎と同様な注意が必要である．鉄欠乏は鉄剤の補充だけでなく食生活指導が大事である．患者の口腔機能に適した栄養指導を行う．

4）溶血性貧血

> **疾患の概要**

赤血球が生理的な寿命（120日）よりも短時間で破壊し，それに見合った赤血球の産生が間に合わない貧血である．溶血部位で血管内と血管外溶血性貧血に分類され，また先天性と後天性溶血性貧血にも分類される．

口腔症状は歯肉出血と潰瘍形成で，息切れ，動悸，立ちくらみ，めまい，易疲労感などと脾腫，黄疸，ヘモグロビン尿，こま音（静脈雑音）である．

> ⚠ **歯科診療上の注意点**
>
> 一般的な貧血患者への対応をするが，歯肉出血や潰瘍形成がみられる場合は歯肉の処置には慎重に取り組む．

2 白血球の疾患と歯科診療

歯科診療で問題となる白血球の疾患は，白血病と顆粒球減少症である．その中で急性骨髄性白血病は歯肉出血が初期症状であることが多く，歯科を初診する可能性が高いので，歯科衛生士は歯周病との鑑別を要する．

顆粒球減少症は歯科外来で投薬された抗菌薬や非ステロイド性抗炎症薬（NSAIDs）などが誘因で起こることがあり，長期投与の際は注意する．

1）白血病[*2]

> **疾患の概要**

"血液のがん"といわれ，"ロイケミー"と呼称されることが多い．腫瘍化した造血細胞（白血病細胞）が骨髄やリンパ節をはじめ，全身の組織に浸潤し増殖する．

病状の経過で急性白血病と慢性白血病に分類され[*3]，造血細胞の種類で骨髄性白血病とリンパ性白血病に分類される．

(1) 急性骨髄性白血病（AML）

全白血病の約50％を占める．最初白血球数の減少があり，後に増加する．末梢血液像で白血病細胞（未熟白血球）が出現し，ペルオキシダーゼ染色陽性細胞が3％以上出現，ときにアウエル小体がみられる．各時期の白血球数をグラフにすると白血病裂孔がみられる．

[*2] 白血病の治療

化学療法（抗がん薬）が中心である．初期治療は寛解導入療法で数種類の抗白血病薬を組み合わせる多剤併用療法である．その後は維持療法にて完全寛解を維持する．白血病細胞を可及的ゼロに近づけるため，さらに強い化学療法や放射線の全身照射，適応により造血幹細胞移植などが行われる．いずれの治療でも強度の口腔粘膜炎，口腔乾燥などの口腔症状が起こるので，歯科衛生士による口腔衛生管理が重要である．

[*3] 急性白血病と慢性白血病

急性白血病は芽球が有核細胞中30％以上を占めるもので，芽球が急速に増殖する．治療しないと数週間から数カ月以内に死亡する．慢性白血病はさまざまな成熟段階で白血球が増殖し，年単位で進行する症例もある．

口腔症状は歯肉溝からの無力性出血が特徴で，歯周病との鑑別が必要である．歯肉の腫脹・壊死・疼痛，歯槽骨の吸収がみられる．全身症状は発熱と倦怠感があり，感冒様症状と似ているため鑑別が必要である．また貧血，出血傾向，骨への浸潤，関節痛などがある（図4）．

（2）慢性骨髄性白血病（CML）

全白血病の約30%を占める．末梢血液像で幼若細胞から成熟細胞まで発現し，白血球数は増加する．口腔症状で特記するものはないが，全身症状は脾腫，倦怠感，胃腸症状，四肢の疼痛，骨浸潤で脾腫増大，発熱，出血，貧血などがみられる．

（3）急性リンパ性白血病（ALL）

全白血病の約7〜8%を占め，小児に好発する．ペルオキシダーゼ染色陽性細胞は3%未満で，リンパ芽球様細胞が出現するが，白血球数の増加は著明ではない．症状はリンパ節の腫脹が著明であるが，その他の症状は急性骨髄性白血病と同じである．

（4）慢性リンパ性白血病（CLL）

全白血病の約2〜3%で分裂増殖は遅い．小リンパ球を主とする白血球数が増加する．口腔症状は軽度の歯肉出血がある．全身のリンパ節が腫脹し，脾臓と肝臓が腫大する．

（5）急性単球性白血病（AMoL）

全白血病の約6%を占め，小児に多い．口腔症状は歯肉出血，歯肉肥大があり，全身症状は急性骨髄性白血病と臨床経過が似ている．

（6）成人T細胞白血病（ATL）

ヒトT細胞好性ウイルス1型でレトロウイルスの1種であるHTLV-1ウイルスの感染が原因で，抗HTLV-1抗体陽性を示す．このウイルスは白血球の中のT細胞に感染し，感染したT細胞からがん化したATL細胞が無制限に増殖して発症する．感染経路は母乳による母子感染，輸血などがある．症状はリンパ節の腫脹が頻発し，脾臓，肝臓，肺など全身の臓器に浸潤する．世界的にみても日本の九州・沖縄地方に多い疾患で，発症は加齢とともに増加し60歳頃がピークとなる【← 2章-2：65頁参照】．

（!）歯科診療上の注意点

急性期の患者は歯科を受診しないが，急性骨髄性白血病では患者が疾患に気づかず，歯肉出血や歯肉腫脹の症状で歯科受診することがある．本疾患の約20%は歯科を初診するといわれているので，歯科衛生士は歯周病と誤診しないことが大事である．寛解期の患者は主治医に連絡のうえ，出血と感染に気をつけて診療を進める．

2）顆粒球減少症（好中球減少症）

疾患の概要

白血球の顆粒球は好中球，好酸球，好塩基球の3種類に分類される．単に顆粒球というときは好中球を指すので好中球減少症と顆粒球減少症は同じである．原因は骨髄での好中球産生の低下，好中球の破壊が亢進，好中球の利用が増加して産生が間に合わないなどの場合である．検査で白血球数の減少とその中の顆粒球の減少が

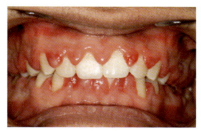

図4 急性骨髄性白血病の口腔症状

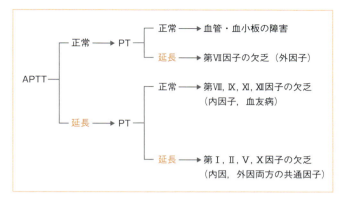

図5 出血性素因の診断の進め方（出血傾向がある場合）
APTT：活性化部分トロンボプラスチン時間，PT：プロトロンビン時間．

みられる．付録 Table ⑲ に顆粒球減少症治療薬を示す．

口腔および周囲組織の症状は口内炎，歯周炎，扁桃腺炎，咽頭痛，リンパ節の腫脹などである．全身症状は悪寒，発熱，頭痛，嘔気，倦怠感，出血症状，皮膚感染症などがある．

> ⚠ 歯科診療上の注意点

本疾患の誘因は抗菌薬，NSAIDs などの薬剤投与なので，歯科外来診療でも起こる．また細菌や真菌の頻回な感染で重症化するので歯科衛生士による口腔衛生管理が重要となる．

3 出血性素因と歯科診療

出血性素因とは出血傾向を示す病態と出血性疾患の総称である．通常では出血しない人がきわめて軽度の外力で出血したり，誘因がないのに自然出血をしたり，一度出血すると容易に止血しない状態を出血性素因または出血傾向という．これらには血管壁，血小板，血液凝固因子，線溶が関係する．出血性素因を理解するためには止血と血液凝固の機序[*4]を知る必要がある．

出血性素因の診断は APTT と PT 検査で進める（図5）．

*4 止血の機序と正常化
①血管が収縮し破綻部付近の血流を弱める．血管壁の異常があると無効．
②血小板が血管の破綻部位に集合し傷口に粘着し凝集する．血小板の異常で血小板数減少または機能が低下している場合は無効．
③凝固因子（12種類）による血液凝固で液体の血液をゲル化する．血液凝固系の異常があると無効．
④血液凝固と血小板の異常．
⑤止血後には血流の障害になる凝血塊を線維素溶解で溶解する．線溶系の異常で正常化しない．

> ⚠ 歯科診療上の注意点

出血性素因を有する患者はいずれも診断を受けて治療中または経過観察中の場合が多いので，内科（血液内科）主治医との連携を密にとる．しかし，血小板減少症など自覚症状が乏しい症例では，スケーリングや抜歯などで止血困難に遭遇することがある．歯科受診を契機に出血性素因が判明することもあるので，歯科衛生士はこれらの疾患を理解しておく必要がある．

最近は狭心性，心筋梗塞，脳梗塞の発作後や予防として，また静脈血栓塞栓症の発症抑制に抗血栓療法（抗血小板療法，抗凝固療法，血栓溶解療法）が行われているので，抗血栓療法で出血性素因と同様な状態になっている患者が多い．歯科診療

10　血液疾患患者の歯科診療

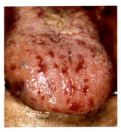

図6 遺伝性出血性末梢血管拡張症（オスラー病）
［文献1）より］

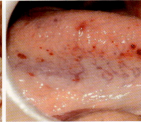

図7 特発性血小板減少性紫斑病の口腔症状

では，これらの薬剤を継続した状態で行うか，一定期間休薬するかの術前の検討が必要である．

1）血管壁の異常による出血性素因

疾患の概要

先天性は遺伝性出血性末梢血管拡張症（オスラー〔Osler〕病．図6）などがあり，後天性は自己免疫性血管性紫斑病，アレルギー性紫斑病と薬剤による血管性紫斑病がある．また後天性の結合織疾患としてビタミンC欠乏症（壊血病，メラー・バーロー〔Möller-Barlow〕病），老人性紫斑病，副腎皮質ステロイド紫斑病などがある．

これらの口腔症状は歯肉出血，抜歯後出血，口腔粘膜の易出血性で，粘膜・皮膚ともに点状出血斑，毛細血管性紫斑がみられる．

2）血小板の異常による出血性素因

疾患の概要

血小板減少症（先天性と後天性），血小板の機能異常（血小板無力症と血小板異常症）がある．臨床では特発性血小板減少性紫斑病が多くみられる（図7）．

口腔症状は歯肉出血，舌，口蓋など口腔粘膜の点状出血斑，抜歯後出血，自然出血がみられ，全身的には皮膚の浅在性毛細血管性の点状出血斑である．

3）血液凝固の異常による出血性素因

疾患の概要

代表的疾患は血友病〔hemophilia〕である．血液凝固因子を表に示す（表1）．

血液凝固因子には内因子と外因子がある[*5〜7]．内因系凝固因子の異常による疾患は，血友病A（第Ⅷ因子，AHG欠乏症），血友病B（第Ⅸ因子，PTC欠乏症），血友病C（第Ⅺ因子，PTA欠乏症）である．外因系凝固因子の異常による疾患は，組織トロンボプラスチン由来の因子である第Ⅶ因子欠乏症がある．内因，外因両方の共通因子の異常には，第Ⅰ因子（フィブリノーゲン），第Ⅱ因子（プロトロンビン），第Ⅴ因子，第Ⅹ因子異常がある（表2，図8）．

また，先天性異常のものは，フィブリノーゲン欠乏症（第Ⅰ因子），プロトロンビン欠乏症（第Ⅱ因子），第Ⅴ因子，第Ⅹ因子の欠乏症である．後天性のものは，肝疾

*5 血液凝固異常の検査

血液凝固異常は全血凝固時間，活性化部分トロンボプラスチン時間（APTT），プロトロンビン時間（PT）の3つの検査で内因子か外因子か両方の因子が原因かを診断する（表2）．

*6 血友病の発症傾向

血友病は先天性出血性素因の77％を占める[2,3)]．第Ⅷ因子欠乏または低下の血友病A，第Ⅸ因子欠乏または低下の血友病Bが多い．いずれも伴性劣性遺伝で男性のみに発症し，女性は保因者で発症は稀（0.6％）．発生頻度は血友病A：血友病B＝4：1である．

*7 血友病の口腔症状

血友病の口腔症状は，口腔粘膜の些細な損傷からの出血，乳歯脱落時の出血，抜歯後出血，抜歯後の止血困難．全身的には打撲による皮下出血，筋肉内出血，関節内出血で皮膚や粘膜の紫斑は少ない．また自然出血はない．

表1　血液凝固因子*

第Ⅰ因子：フィブリノーゲン，フィブリン
第Ⅱ因子：プロトロンビン，トロンビン
第Ⅲ因子：トロンボプラスチン（外因子で組織因子）
第Ⅳ因子：カルシウムイオン
第Ⅴ因子：プロアクセレリン
第Ⅵ因子：（欠番）
第Ⅶ因子：プロコンペルチン（外因子）
第Ⅷ因子：血友病A　血漿中ではフォン ヴィルブランド因子と複合体（内因子）
第Ⅸ因子：血友病B　クリスマス因子（内因子）
第Ⅹ因子：スチュワート・ブラウアー因子，肝でビタミンKと合成
第Ⅺ因子：血漿トロンボプラスチンの前駆物質（内因子）
第Ⅻ因子：ハーゲマン因子（内因子）
第XIII因子：フィブリンの安定化，フィブリンモノマーをフィブリンポリマーに

*ローマ数字は発見順（Ⅵは欠番）．

表2　血液凝固異常の検査*

1. 内因系凝固因子の異常
   ・全血凝固時間の延長
   ・活性化部分トロンボプラスチン時間（APTT）の延長
2. 外因系凝固因子の異常
   ・全血凝固時間の延長
   ・プロトロンビン時間（PT）の延長またはPT-INRの延長
3. 内因，外因両方の共通因子の異常
   ・全血凝固時間の延長
   ・活性化部分トロンボプラスチン時間（APTT）の延長
   ・プロトロンビン時間（PT）の延長またはPT-INRの延長

*全血凝固時間，活性化部分トロンボプラスチン時間（APTT），プロトロンビン時間（PT）の3つの検査で診断．

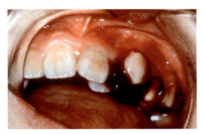

図8　血友病Aの乳臼歯自然脱落後の出血
［文献1）より］

患，ビタミンK欠乏，抗凝固薬ワルファリンカリウム〈ワーファリン®〉の投与などによるものである．

> **!) 歯科診療上の注意点**
>
> 血友病患者の抜歯時には第Ⅷ因子（AHG）濃縮製剤を補充するとよいが，補充なしでも1回で少数歯を抜歯し，縫合で止血を完全にすることで可能である．

4）血液凝固と血小板機能の異常

疾患の概要

代表疾患はフォン ヴィルブランド〔von Willebrand〕病である．これは常染色体優性遺伝，男女とも発生する．原因はフォン ヴィルブランド因子欠乏のため血小板の止血機能が発揮されず，同時に完全な第Ⅷ因子との複合体ができないことによる．

血小板機能異常と血友病Aが合併した出血症状を示し，鼻出血，歯肉出血，皮膚・粘膜下出血，紫斑，抜歯後出血がみられる．

> **歯科診療上の注意点**
>
> 抜歯時は，新鮮血漿の輸注，またはフォン ヴィルブランド因子の補充を行う．

5）線溶系の異常

疾患の概要

線溶とは線維素溶解現象のことで，血管内凝固で生じたフィブリン血栓を溶解する反応である．従来は，線溶系とは血管の破綻や組織傷害時の止血のために作られた血栓が組織修復に伴って不要となった際に，この血栓を溶解し除去する機構と考えられていた．しかし，線溶系の異常や機能低下で播種性血管内凝固亢進症候群（DIC）のような血栓症を起こすことにより，近年では線溶系は過剰に産生された血栓や不要な血栓を積極的に溶解し，血管の閉塞を予防する抗血栓機構とされている．

線溶系の異常による疾患とは，線溶系の過程に問題が起こったものである．

（1）播種性血管内凝固亢進症候群（DIC）

全身の微小血管に血栓が多発し，血小板・凝固因子を消費して出血傾向になる．検査では血小板数減少，全血凝固時間延長，部分トロンボプラスチン時間延長，出血時間延長，毛細血管抵抗試験陽性になる．原因は悪性腫瘍，急性白血病，火傷，感染症，アナフィラキシーショック，薬物アレルギーなどである．

（2）一次線溶の亢進

検査ではフィブリノーゲンはときに減少するが，その他は正常である．原因は感染，組織損傷などである．

III 造血幹細胞移植患者の口腔管理

造血幹細胞移植は，造血器悪性腫瘍（急性骨髄性白血病，多発性骨髄腫，悪性リンパ腫など）の長期緩解を目的に行われる治療である．この治療には口腔に関する多くの問題が発生する．そのため血液内科と協力して口腔の管理（周術期口腔管理）を歯科・口腔外科が担当する【← 2 章 -2：65～66 頁参照】．

References

1) 山根源之：口腔粘膜の病変．最新歯科衛生士教本 顎口腔粘膜疾患―口腔外科・歯科麻酔（全国歯科衛生士教育協議会監修）．医歯薬出版，東京，50～79，2011．
2) 日野　進監修：血液学．丸善，東京，1583～1614，1985．
3) エイズ予防財団：血液凝固異常症全国調査平成 21 年度報告書．2011 年 3 月 29 日．

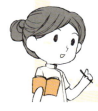

精神・神経疾患患者の歯科診療

安彦善裕（❶,❷,❹），枝広あや子（❸）

1 うつ病

疾患の概要

うつ病は，気分の落ち込み（抑うつ症状）と喜びや興味の消失を主症状とし，生涯罹患率は男性では5～12％，女性では10～25％とされる，発生頻度がきわめて高い精神疾患である．

(1) 症状

うつ病患者は，精神症状とともに，さまざまな身体症状も訴える．診断（**表1**）にかかわる症状には，「気もちが沈む，悲しい（抑うつ気分）」「これまで興味をもてたことに無関心になり，何もやる気が出ない，楽しくない（興味や喜びの著しい減退）」をはじめ，「眠れない（不眠）」「食事が美味しく食べられず，痩せてきた（体重の減少）」「体がだるく，疲れやすい（倦怠感）」「なかなか物事に集中できない（集中力の低下）」「判断力が落ちている（判断力の低下）」「よく自分を責める（自責感）」「イライラする（苛立ち）」「生きているのが辛い，死にたい（希死念慮）」がある．

その他，頭痛やめまい，背部痛，胸痛み，便秘や下痢などさまざまな身体症状を訴え，口腔症状としては口腔乾燥を訴えることが最も多く，うつ病患者の7割以上にみられるとされている．患者の自覚症状としては，身体症状が先行していることも多いことから，最初は内科を受診することが多く，次いで，婦人科，脳神経外科の順となっている．初めから精神科や心療内科を訪れる患者は，あわせても1割に満たないといわれている[1]．

(2) 原因

うつ病の原因ははっきりわかっていないが，遺伝的要因や脳の機能的要因などが

表1 うつ病の診断基準（DSM-5）

①抑うつ気分 ②興味または喜びの消失 ③体重減少 ④不眠 ⑤精神運動焦燥または制止 ⑥疲労感，気力の減退 ⑦無価値感 ⑧思考力や集中力の減退 ⑨死についての反復思考	①・②のうち少なくとも1つの症状があったうえで，①～⑨のうち5つ以上の症状が2週間以上続いていると「うつ病」と診断される．

複雑に絡まりあって発症すると考えられている．発症のきっかけとして最も多いのがストレスであり，転勤や退職，結婚，離婚などのライフイベントや，家族との離別などがその原因となることがある．

うつ病になりやすい性格（病前性格）との関連も指摘されており，発症しやすい性格として，真面目で秩序を重視し，献身的で責任感が強いなどが挙げられており，これは「メランコリー親和型性格」とよばれている．

（3）年代的特徴

近年，若年者に多いうつ病として「新型うつ病」または「非定型うつ病」という概念が提唱されてきているが，その概念は完全には確立されていない．一般的には，次のような特徴をもつものとされている．すなわち，①若年者に多く，全体に軽症で，訴える症状は軽症のうつ病と判断が難しい．②仕事では抑うつ的になる，あるいは仕事を回避する傾向がある．ところが余暇は楽しく過ごせる．③仕事や学業上の困難をきっかけに発症する．④患者の病前性格として，成熟度が低く，規範や秩序あるいは他者への配慮に乏しいなどが指摘されている．

一方，超高齢社会にあるわが国では，高齢者のうつ病の特徴も理解しておく必要がある．高齢者でのうつ病の頻度は全体の10％にものぼり，他の年代のうつ病とは異なる特徴を有することが指摘されている．臨床症状としては，①焦燥感が強いこと，②心気傾向を示すことが多いこと，③長く引きずり寛解しにくいこと，④妄想がみられやすいことなどが特徴としてあげられる．また，うつ病発症の背景にあるものとしては，脳の器質的変化（脳梗塞など），慢性疾患の合併，社会的役割の喪失や人間関係の喪失などがある．

（4）関連疾患（双極性障害）

うつ病に関連した疾患として双極性障害（躁うつ病）がある．これは，抑うつ状態と，それと対極にある躁状態が繰り返し起こるものである．躁状態のときには，気分が異常に高揚し開放的になり，さらに怒りやすくなる．すなわち，自分を誇大に表現したり，多弁になったり，睡眠をとらずにさまざまな行動をとったりすることがある．うつ病の診断・治療の際には，躁状態の発症の有無による双極性障害との鑑別が必要であり，これが治療方針を大きく左右することになる．

（5）治療

うつ病の治療は，精神療養と薬物療法が同じ比重で重要である．

精神療法の基礎は，①患者の苦しみを理解しようとする態度をとる，②気分障害についての希望的な説明を行う，③休養をすすめる，④薬物の必要性とその副作用について説明する，⑤自殺を禁じる，⑥自分を反省的にみる態度を棚上げし，人生の重要な決断を保留してもらう，などである．

薬物療法では抗うつ薬が主体となる（付録 Table ㉑）．単剤の少量から用い，副作用に注意して漸増する．不眠には睡眠薬や，焦燥があれば抗不安薬を併用する．双極性障害の躁状態では，気分安定薬の炭酸リチウム，バルプロ酸などを投与する．

！ 歯科診療上の注意点

うつ病患者または抑うつ状態になる患者の口腔症状として，前述の口腔乾燥症以

外に，義歯不適合感，咬合違和感症候群，非定型歯痛など，歯科心身症患者の症状と同じ訴えをすることがある【← 2章-4：72〜74頁参照】．このような症状を訴える際には，背景のうつ病の有無について問診や心理検査から判断し，うつ病を疑わせるときにはすみやかに専門医に紹介する．希死念慮についてもしっかり問診し，希死念慮が強い場合には，うつ病の診断基準を満たさないようであっても，すみやかに専門医に紹介する必要がある．

また，うつ病または抑うつ状態の患者は，不安障害を合併している可能性が高いことから，歯科治療に対する不安や恐怖を抱えている可能性も比較的高い．歯科診療時の不安軽減に努めるべきであろう．

② 統合失調症

疾患の概要

統合失調症は，直接の原因がないのに，脳のさまざまな働き（たとえば，考えや気持ちや行動）がまとまりにくくなる疾患である．幻覚や妄想という症状が特徴的であり，それに伴って，人々と交流しながら家庭や社会で生活を営む機能が影響を受け（生活の支障），感覚，思考，行動に病気のための歪みがあることを自分で振り返ることが難しくなりやすい（病識をもちにくい）という特徴をあわせもっている．

(1) 症状

症状には脳内の一部の活動が亢進した状態で現れる陽性症状と，活動が低下した状態で現れる陰性症状がある．特徴的な陽性症状には，幻覚や幻聴，さまざまな妄想がある．妄想には，周囲の言動やできごとが意図的に自分に関係すると信じる関係妄想，自分が脅かされていると感じる被害妄想，また自分には人並みならず才能があると信じる誇大妄想などがある．その他に，自分の考えや行動が他人に操られていると感じる作為体験（させられ体験），自分の考えが周囲に伝わって知られてしまうと感じる思考伝播（考想伝播）などもある．

陰性症状には，自分から行動しようとしなくなる発動性の低下，意欲や注意力の低下，感情が乏しくなる情動鈍麻などを伴い，身振りや目の動きによる表現の減少，無気力，さらには思考の低下，会話の量や内容が貧弱になることなどもみられる．さらに，段取りをよく行動できない（判断力の低下），忘れっぽいなど（記憶力の低下），集中力の低下などの認知機能の障害がある．

(2) 原因と発症の特徴

統合失調症は，近年では，いくつかの異なった病気の集まりの可能性があると考えられている．また何らかの生物学的な「なりやすさ」と環境ストレス（特に対人関係での緊張状態）が重なって，発症に関係すると考えられている．

思春期から青年期という10代後半から30歳代に発症することが多い．中学生の発症は少なく，40歳以降にも減っていき，10代後半から20代にピークがある．発症頻度に男女差はないが，発症年齢は男性より女性のほうがやや遅めである．生涯有病率は，国や地域による差は少なく，全人口の約1%である．わが国の入院患者

数は約 20 万人と，精神科入院患者の中で最も多い．

! 歯科診療上の注意点

歯科治療場面において多少の違和感を感じることがあるが，多くは問題なく対応できる．しかしながら，対応困難な場合もあるので，そのことを念頭に置く必要がある．対応困難な例には，自閉的で対話が成り立たず，無愛想で社会的礼儀の欠如などがあり意思疎通の難しい例，被害者意識をもち不安や警戒心が強い例，訂正することができず理屈に合わない訴えをする例，理解を超えた奇妙な行動や反応をする例などがある．

意思疎通が著しく困難な例や，不安や警戒心が著しく強い例では，障害者歯科としての対応が必要になってくるが，通常の歯科治療が可能な例でも，説明の際に比喩などを使わずにより具体的に説明し，患者の心情に寄り添い，不安軽減に努める必要がある．理屈に合わない訴えをする例では，内容が理屈に合わなくとも初めからいきなり否定するのではなく，まず訴えをよく傾聴し，よく聞く必要がある．そのうえで，正しい状態について繰り返し説明し，患者自身がもっている誤った関連づけを否定する必要がある．初めから否定して聞き入れないと，患者-治療者の関係が破綻してしまうが，誤った関連づけまで受け入れてしまうと，肯定したと受け取られ，理屈に合わない治療を断れなくなる可能性があるので注意が必要である．

また，治療の際に用いられる抗精神病薬（付録 **Table ㉑** 参照）の長期投与の副作用として，遅発ジスキネジアとよばれる難治性付随運動が，口腔顔面領域をはじめ，手足，指，胴体などに生じることがある．口腔顔面領域では，顔を歪める，舌を突き出す，舌鼓を打つ，唇をすぼめるなどが生じる．舌の運動のために舌を歯に擦りつけ，潰瘍を生じていることもある．

③ 認知症

疾患の概要

認知症は疾患名ではなく症候群である．ICD-10 による認知症の定義は「通常，慢性あるいは進行性の脳疾患によって生じ，記憶，思考，見当識，理解，計算，学習，言語，判断など多数の高次脳機能の障害からなる症候群」とされている[2]．したがって認知症および認知症様症状をきたす原因には多くの疾患や病態が含まれる[3]．

1）認知症とは

（1）疫学

世界保健機関（WHO）の報告（2012 年）では，世界の認知症有病数は，約 3,560 万人と推定され，2030 年までに 2 倍の 6,570 万人，2050 年までに 3 倍の 1 億 1,540 万に増えると予測されている．わが国においては 2013 年に厚生労働省の研究班から，462 万人の認知症患者が存在するとの報告がなされており，認知症は特別の疾患ではなく，もはや"身近な病気"である．

表2 認知症の大別

治療が難しい認知症　untreatable dementia		治療が奏功する可能性のある認知症　treatable dementia	
脳血管障害に由来する認知症	血管性認知症（VaD）	内分泌・代謝・中毒性認知症	甲状腺機能低下症，ビタミンB$_{12}$欠乏症，Wilson病，薬物中毒など
脳の変性に由来する認知症	アルツハイマー病（AD）	感染性認知症	脳膿瘍，髄膜炎，神経梅毒など
	レビー小体型認知症（DLB）	腫瘍性認知症	治療可能な脳腫瘍など
	前頭側頭型認知症（FTD）	外傷性認知症	慢性硬膜下血腫など
		その他	正常圧水頭症など

（2）原因疾患

　認知症の原因疾患は，臨床的に治療が困難な認知症と，治療が奏功する可能性のある認知症に大きく分けられる（**表2**）．

　治療が困難な認知症の原因疾患は，血管性認知症と変性性認知症に大きく分けられ，血管性認知症〔vascular dementia：VaD〕は脳血管障害に起因する認知症，変性性認知症は脳の進行性変性による認知症である．

　変性性認知症の原因疾患として，アルツハイマー病〔Alzheimer disease：AD〕による認知症が60%程度といわれ，次いでレビー小体型認知症や前頭側頭型認知症などが代表的である．変性性認知症は何らかの原因で異常なタンパク質が凝集（老人斑）したことにより神経細胞死が起こった結果，神経細胞の脱落，神経原線維変化，神経伝達物質の異常，大脳皮質の萎縮が徐々に全体に広がり，脳の機能障害を起こしていくことで，日常生活上の不具合が生じ，しだいに自立困難になっていく．

　認知症の発症リスクは高齢であるほど顕著に高く，臨床症状は経時的に変化していき個人差が生じやすいことから，一人一人に対してアセスメントが必要である．現時点の薬物療法では原因疾患の病態そのものは治癒（キュア）が困難であるため，表出される臨床症状への支援（ケア）が生活を支える主体となる．

2）認知症の人への支援の視点

　内閣府による高齢社会白書において，国民生活基礎調査をもとに要介護状態になった原因が示されているが，平成29年〈2017〉版白書まで脳血管疾患が1位であったが，平成30〈2018〉年版白書において初めて認知症が1位になった（**図1**）．経年的にみると，認知症が漸増しつつ脳血管疾患が漸減していること，疾患別の病態，治療方法や予後などに影響されたことが示唆される．

　変性性認知症は進行性疾患のため，時間の経過とともに日常生活の不具合は顕在化し，さらに進行すると身体機能も低下し終末期を迎えることとなる．その過程で日常生活の不具合の原因になっているのが，認知症による神経心理学的症状である．

　認知症の人の神経心理学的症状を理解するために，"中核症状"と"周辺症状"という概念がある[4]（**図2**）．中核症状とは認知症の原因疾患（AD，脳卒中など）により脳機能に障害が生じ，その障害として直接表れる記憶障害，遂行機能障害，失行・失認・失語などの症状であり，認知症であれば病態による差はあっても必ず認められる症状である．一方，周辺症状は中核症状があることにより，自らの身体状況や周囲の状況，場所，時間の経過などが理解できないうえ感情調節が困難で，それら

11　精神・神経疾患患者の歯科診療　157

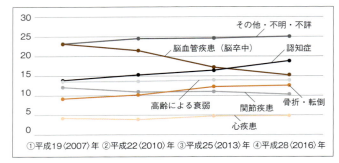

図1 平成19〜28年の要介護原因の推移（男女の総数）

[内閣府高齢社会白書：①平成23年版, ②26年版, ③29年版, ④30年版より]

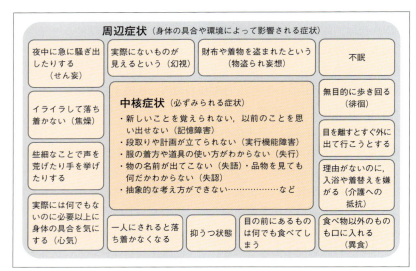

図2 認知症の中核症状と周辺症状

[平野浩彦, 枝広あや子：拒食・異食・嚥下障害をどうする？認知症に伴う"食べる障害"を支えるケア. エキスパートナース, 29 (2) : 22〜27, 2013. より]

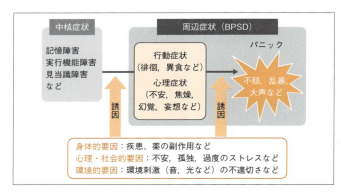

図3 周辺症状（BPSD）の発症

BPSD : behavioral and psychological symptoms of dimentia（認知症の行動・心理症状）

[永田久美子：痴呆高齢者の看護. 新時代に求められる老年看護（柿川房子ほか編）. 日総研出版, 名古屋, 269〜281, 2000. より]

に適切に対応できないことによって生じる混乱による症状であり[5]，認知症の80%前後が合併すると報告されている[6]（図3）．

したがって，周辺症状は認知症に必ず現れる症状ではなく，身体疾患や心理環境要因などのさまざまな影響を受けるものであり，これらの影響を取り除くことができれば，軽減することができる症状である．「声かけ」や話しかけてくる人の「表情」「近づき方」，肩を触る，手を握るなどの「触り方」も，環境刺激の1つである．認知症を取り巻くモノ・人・その行動のすべてが環境刺激であることを認識して対応する必要がある．

3）認知症の治療

認知症の治療には「薬物療法」「非薬物療法」「介護」の3つの柱がある[7].

（1）薬物療法

認知症の薬物療法に用いられる薬剤には大きく2つのタイプがあり，認知症の進行を予防する薬剤と周辺症状を軽減する薬剤である．認知症の進行予防に用いられる代表的な薬剤は，大きく分けてアセチルコリンエステラーゼ阻害薬やブチルコリンエステラーゼ阻害薬などのコリンエステラーゼ阻害薬とNMDA受容体拮抗薬である（付録 Table ㉒ 参照）．いずれも認知症の病態の進行を抑制するものではなく，認知症によって生じる症状の進行抑制が主体である．特にこれらの薬剤では，歯科においては併用注意薬（イトラコナゾール，エリスロマイシンなど）および副作用（消化管症状，錐体外路症状など）が注意すべき対象である．

認知症における周辺症状の軽減を図るためには精神科薬剤（抗うつ薬，抗精神病薬，抗けいれん薬など．付録 Table ⑳, ㉑ 参照），脳循環代謝改善薬，抑肝散などが

表3　原因疾患別の障害部位と食事に関する初期症状（※は認知機能障害ではなく神経症状）

原因疾患	脳の障害部位（委縮の始まる部位）	神経心理学的症状（代表的なもの）	臨床的な課題（特に食事に関する代表的なもの）	対応の要点
血管性認知症	脳血管障害の部位による（巣症状）	左脳：失語 右脳：空間認知障害 ※運動野：麻痺	言葉の指示の理解が難しい 部分的に注意をむけられない 食事動作がうまくできない 飲み込みがうまくできない （障害部位により個人差が大きい）	ADLの障害と理解力・記憶力の障害が伴わないことが多いため，それぞれのアセスメントを適切に行い，注意して対応する．
アルツハイマー病	側頭葉内側(海馬)	記憶障害	過去のエピソードを丸ごと忘れる（食べたことを忘れる）	物忘れの不安により質問が多いときでも真摯に対応する．
	前頭葉	実行機能障害	（食べる）行為の組み立てに混乱する	混乱しているときは，さらなる混乱を避けるように穏やかに丁寧に対応する．
	側頭頂	失認	食べ物を食べ物だと認識できない	行う指示は一度に1つ，短く簡単な言葉で伝える．使用物品，使う動きを見せて行動を促す．
		失行	食具の使い方がわからない	
		失語	言葉の指示，特に長文の理解が難しい	
前頭側頭型認知症	前頭葉	脱抑制	他の人の食べ物でも食べてしまう 早食べ，かきこみ食べ，立ち去り行動	他の人の食べ物を食べてしまう場合は"禁止"よりは"別のものに誘導"するように促す．早食べは小分けにして提供する，ゆっくり咀嚼するように模倣を取り入れ促す．
		時刻表的行動・常同行動	いつも同じ食べ物を同じ時間に食べる	
	側頭葉	失語	言葉のコミュニケーションがとりにくい	使用物品を見せる，模倣を促す．
レビー小体型認知症	後頭葉	視空間認知障害 幻視	口と食具の位置関係がうまく調節できない 食べ物に虫が入っているように見える	動作の不自由さをさりげなく支援する．幻視は本人にとっては真実であることを認識し，よく話を聞いたうえで本人の納得のいく対応をとる．照明の調節やメガネの使用により幻視機会が減る．
	※黒質変性	※錐体外路症状	※パーキンソン症状，嚥下機能低下，流涎	早期より嚥下機能アセスメントを継続的に行い，抗パ薬の血中濃度や症状の日内変動に注意して対応する．
	特定の神経システムの障害	認知機能・覚醒の変動 うつ・アパシー	はっきりしているときと，ぼんやりしているときがある	食事中の覚醒レベルの低下は嚥下障害を悪化させるため，一旦食事を中止し，覚醒しているときに提供する．

［枝広あや子：認知症の基礎知識：原因疾患別の症状．認知症の人の「食べられない」「食べたくない」解決できるケア．日総研出版，名古屋，21，2016．より］

用いられるが，それらの薬剤での副作用に傾眠，錐体外路症状による嚥下障害，動作緩慢などの症状が出現しやすいことに注意し，内服薬の変更など患者の医療情報を適宜確認しておく必要がある．

(2) 非薬物療法

非薬物療法は，認知症患者の心理面からのアプローチを中心にするものである．認知症の周辺症状には脳の病変以上に孤独感や自信喪失などの心理面の変化が大きく影響をすることから，非薬物療法によって社会参加や自信，喜び，居場所を得ることで意欲の向上周辺症状の改善があることが認められている[7]．したがって「ある程度の『病識』のある患者を対象に，身体的・精神的手法を用いて障害された機能の回復・維持・代償を目指す非薬物療法」が心理社会的介入であり，広義のリハビリテーションとも定義される[8,9]．

(3) 介護

介護が治療の3つ目の柱であることは論を待たないが，適切な介護は環境調整でもあり，生活の中での非薬物療法の1つとしての役割がある．

❗ 歯科診療上の注意点

(1) 認知症の人への歯科的課題

認知症高齢者の多くはADL低下以外にも加齢による治癒機能の低下，複数の慢性疾患の併存があり，なかでも糖尿病と慢性炎症はADとVaDの共通したリスク因子と指摘されている．歯周病（口腔の慢性炎症）によって糖尿病もより悪化し，また認知症のリスクファクターともなることが指摘されており[10]，壮年期に慢性炎症が潜在する口腔内をもった者が，高齢になって認知症を発症することも少なくない．

認知症の発症前後から口腔のセルフケアなど清潔保持や習慣的行動への興味が薄れ，またセルフケアを行っていても手指の巧緻性が低下することから，認知症高齢者の口腔内の状態は悪化していき口腔疾患リスクは高まる．さらに，多くの歯を残し，インプラントなどの複雑な補綴装置を口腔内にもつ高齢者が認知症を発症している．認知症が重度の者ほど歯科的ニーズが増えることから，認知症に対する歯科医療は重度となっても途切れることなく必要である[11]．

(2) 認知症の人に対する口腔管理の視点：重症度と原因疾患

認知症の原因疾患，進行と経過に伴う身体機能低下および口腔機能低下のイメージを把握することで，それぞれの患者の未来の機能低下や治療困難を予測した，予知的な治療計画を立てることが可能になる．原因疾患別の食事に関する初期症状と対応のポイントを表3に示す．またADにはさまざまな重症度評価があるが，そのうちFAST[12]の進行過程に沿った口腔咽頭機能の低下と口腔衛生管理の要点について表4にまとめた[13]．

原因疾患の特徴を把握しコミュニケーションに留意することで中等度までは歯科診療所における治療は可能であるが，認知症患者にあわせた方法，術式を選択する必要がある*1．非日常空間である診療所では，認知症患者に対する歯科衛生士の配慮が治療の可否に大きく影響する．認知症の進行経過に応じて，対応方法や目標設定が異なるため，適宜判断し介護者やキーパーソン，主治医などの関係職種と相談

*1 フレシキブルな治療対応が必須

認知症の人に対する歯科治療を行ううえでは，既存の歯科治療の概念を拡大して，患者の生活全体の中での口腔の役割を意識して計画を立て，歯科医療職が医療介護チームの一員として機能することが重要である．

歯科治療として第1択の治療があっても，状況次第では認知症の人にとっては最善の選択でないケースもある．常に第2，第3の選択をもち，状況に合わせフレキシブルに最適かつ妥当な方法を探るように留意する．

表4　FASTによる認知症重症度評価と関連したアルツハイマー病の口腔のセルフケアおよび摂食嚥下機能と口腔管理の要点

FAST		既存のFASTの特徴	口腔のセルフケアと口腔機能	摂食・嚥下機能	口腔衛生と食の支援の要点
正常	1	認知機能低下は認められない.	自立している.	正常	特に支援なし.
年齢相応	2	物の置き忘れを訴えるが, 年相応の物忘れ程度.	おおむね自立している.	正常	料理の手順などへの支援.
境界状態	3	日常生活の中で, これまでやってきた慣れた仕事(作業)は遂行できる. 一方, 熟練を要する複雑な仕事を遂行することが困難. 新しい場所に出かけることが困難.	一見自立しているが, セルフケアの精度は低下している.	正常	新しい清掃用具を導入する場合は支援が必要.
軽度	4	夕食に客を招く段取りをつけたり, 家計を管理したり, 買い物をしたりする程度の仕事でも支障をきたす. たとえば, 買い物で必要なものを必要な量だけ買うことができなかったり, 誰かがついていないと買い物の勘定を正しく払うことができない. 入浴や更衣など家庭内での日常生活はおおむね介助なしで可能.	口腔清掃のセルフケアが不十分になる. 忘れてしまうこともある. 誘導が必要. ガーグリング, リンシングは自立している.	大きな問題はないが, 咀嚼が不十分になりがちなまま食べている.	清掃用具の支援に加え, 口腔清掃行為の誘導や, 日々の習慣化などに配慮する必要がある. 介助の受け入れは自尊心が障害となり困難な場合が多い.
中等度	5	買い物を一人ですることはできない. 自動車の安全な運転ができない. 明らかに釣り合いがとれていない組合せで服を着たりし, 季節に合った洋服を自分で適切に選ぶことができないために, 介助が必要となる. 毎日の入浴を忘れることもある. 入浴させるときにもなんとかなだめすかして説得することが必要なこともあるが, 入浴行為は自立している. 感情障害や多動, 睡眠障害がある.	口腔清掃を一人で遂行することは困難. 誘導や介助が必要. 義歯をしまいこんで紛失することがある. ガーグリングが困難になる.	口腔の巧緻性の低下, 咀嚼運動の協調性の低下, 咀嚼力低下が起こり始める. 目の前に食べ物があると食べてしまうことがある.	口腔清掃行為の誘導に拒否がおこらないように, 本人のリズムに合わせる必要がある. 義歯紛失に注意が必要. 食事の様子の変化を注意深く観察し, 提供方法を工夫する.
やや高度	6a	(a) 寝巻の上に普段着を重ねて着てしまう. 靴ひもが結べなかったり, ボタンを掛けられなかったり, 左右間違えて靴を履いてしまうことがある.	口腔清掃に介助が必要. ガーグリングは促せば自立している.	食べ物の種類に合わせた食べ方が困難になり, 機会誤嚥が生じる.	食事中, 咀嚼せずに丸呑みしたり頬張りすぎないように食具の大きさなどに配慮する.
	6b	(b) 入浴時, お湯の温度・量を調節できなくなり, 体もうまく洗えなくなる. 浴槽に入ったり出たりすることもできにくくなり, 風呂上りにきちんと体を拭くことができない. 風呂に入りたがらない, 嫌がるという行動がみられることもある.	歯ブラシの使用が困難になってくる. 口腔清掃をしたがらない.	嚥下の協調運動が困難なことがある. 隣人の皿から食べることがある.	口腔清掃を誘導し, 必要があれば介助清掃するが, 介助の導入は配慮が必要. 食事の提供の仕方や, 食具に配慮が必要.
	6c	(c) トイレで用をすませた後, 水を流すのを忘れたり, 拭くのを忘れる. 用便後に服をきちんと直せなかったりする.	口腔清掃をしたがらず, 複雑な義歯の着脱, 取り扱いが困難になってくる.	口腔内での食物の処理, 食塊形成が的確にできず, 食形態によってはむせるようになる.	食形態に配慮が必要. 義歯の着脱の支援が必要. 口腔清掃の介助は本人のリズムに配慮して行う.
	6d	(d) 尿失禁, 適切な排泄行動が起こせないことがある.	うがいの水を飲んでしまうことがある. 口腔清掃の介助を嫌がる.	食形態によっては飲み込めない. 口唇閉鎖機能が低下し始める.	理解力低下に伴う口腔清掃介助拒否に配慮し, セルフケアも促しながら介助を行う.
	6e	(e) 便失禁, 攻撃的行為, 焦燥などがある.	口腔清掃の介助を嫌がる. 簡単な義歯の着脱も困難になる.	舌運動機能低下があり, 食べ方と嚥下機能の協調の不整合による誤嚥が認められる.	口腔清掃はセルフケア後に介助する必要がある. 嚥下機能に合わせて食形態を変更する.
高度	7a	(a) 言葉が最大限約6語程度に限定され, 完全な文章を話すことがしばしば困難となる.	セルフケア困難. コップを渡してもリンシング困難で, しばしば水を飲んでしまう.	口腔筋, 特に舌の巧緻性の低下がより著しい. 食事介助に拒否がある場合もある.	口腔清掃はすべて介助する必要がある.
	7b	(b) 理解しうる言葉が限定され, 発語も限られた1つ程度の単語となる.	リンシング不可.	水分嚥下困難になる. 喀出反射が起こりにくく, 弱い咳しか出せない.	口腔感覚の惹起を目的に, 食事前に口腔ケアを行う. 水分の誤嚥に配慮する.
	7c	(c) 歩行能力の喪失, 歩行のバランスがとれない, 拘縮がある.	義歯使用困難になる.	舌圧低下, 嚥下反射が遅延し, 水分嚥下時にむせる. 喀出はあっても弱く肺炎リスクがある.	誤嚥に留意して, 姿勢に配慮してケアを行う. 食事に介助が必要で, 一口量, ペーシングに配慮する.
			介助清掃時の水分でむせる.		
	7d	(d) 着座能力の喪失, 介助なしで座位を保てなくなる.	口腔清掃時の水分や唾液も誤嚥しやすくなり, 介助清掃では水分の拭き取りが必要.	唾液でも誤嚥する. 喀出が困難で, リクライニング位にする必要がある. 食欲低下がある.	介助口腔清掃時の水分は咽頭に侵入しないように拭き取る. 食事介助は疲労を避けて補助栄養も検討する.
	7e	(e) 笑う能力の喪失.	セルフケア不可能. 口腔乾燥があり, 積極的な保湿の必要がある.	口腔筋は弛緩しがちで, 口腔乾燥しやすく, さらに呼吸機能低下, 喀出困難がある.	口腔機能の低下から口腔乾燥になりやすく, 積極的に保湿する必要がある.
	7f	(f) 無表情で寝たきり.		常に唾液の誤嚥がある.	介助の口腔清掃は疲労を避けるように行うことが必要. 積極的に保湿する必要がある.

本間　昭, 臼井樹子：Functional Assessment Staging (FAST)：日本臨床, **61**(増9)：125〜128, 2003より

枝広あや子ほか：認知症重度化にともなう口腔関連機能の変遷 -Functional Assessment Staging (FAST)を基準にした検討. 老年歯科医学, **29**(2)：176〜177, 2014. より

[枝広あや子：認知症などをもつ要介護高齢者の口の管理のポイントを教えてください. Geriatric Medicine(老年医学), **53**(11)：1195〜1198, 2015. より]

しながら進めることが重要である.

　認知症が重度となり末期に至るまでの変化を受け止め，適宜アセスメントを繰り返し，そのときそのときの残存機能を活用する方法を検討することが，認知症患者本人の人生への寄り添い，家族への予期的グリーフケアとなる.

4 セネストパチー

疾患の概要

　温冷感，痛覚，平衡感覚，運動感覚に生じる幻覚のことで，日本語では体感症や体感幻覚などとよばれている.「腸がねじれて引っ張られている」「歯が溶けて透明なものが口の中に溢れてくる」「脳がグチャグチャに溶けている」「身体が火照り熱い」といった訴えがある. このような体感異常のみが主症状となることがあるが，統合失調症やうつ病，器質性精神障害（脳梗塞などで脳に明らかな病変がありそれが原因で精神障害となっている）に合併して認められることもある.

　口腔に症状を訴えることが比較的多く，症状が口腔に限局しているような場合は口腔セネストパチーとよばれる【← 2 章 -4：74 頁参照】.「歯の間から針金が出てくる」「口の中に蜘蛛の巣が張っている」「口からセルロイドが出てくる」などの症状を訴える.

！歯科診療上の注意点

　口腔セネストパチーはほとんどが統合失調症や妄想性障害，うつ病などの精神疾患に起因しており，精神科的な治療が行われていない場合は，精神科に対診すべきものがほとんどである. 統合失調症や妄想性障害では，前述の統合失調症の対応に準じた対応が行われるべきである.

References

1) 三木　治：プライマリ・ケアにおけるうつ病の実態と治療. 心身医学, **42**（9）：585〜591, 2002.
2) World Health Organization：International Statistical Classification of Diseases and Related Health Problems,10th Revision. World Health Organization, Geneva,1993.
3) 日本神経学会監修「認知症疾患治療ガイドライン」作成合同委員会編：認知症疾患治療ガイドライン 2010. 医学書院, 東京, 5, 2011.
4) 平野浩彦, 枝広あや子：拒食・異食・嚥下障害をどうする？認知症に伴う"食べる障害"を支えるケア. エキスパートナース, **29**（2）：22〜27, 2013.
5) 永田久美子：痴呆高齢者の看護. 新時代に求められる老年看護（柿川房子ほか編）. 日総研出版, 名古屋, 269〜281, 2000.
6) 東京都福祉局：高齢者の健康と生活に関する実態調査, 専門調査結果報告書. 1996.
7) 粟田主一：認知症の最新治療. スーパー図解認知症・アルツハイマー病（井藤英喜, 粟田主一監修）. 法研, 東京, 88〜129, 東京, 2010.
8) 目黒謙一：認知症治療薬の薬効評価 - 脳科学と生活機能の統合的視点. 老年精神医学雑誌, **26**（Sul-1）：129〜137, 2015.
9) 目黒謙一：血管性認知症—遂行能力と社会適応能力の障害. ワールドプランニング, 東京, 150, 2008.
10) Munoz, D.G. and Feldman, H.：Causes of Alzheimer's disease. *CMAJ*, **162**（1）：65〜72, 2000.
11) Morishita, S. et al.：Factors associated with older adults' need for oral hygiene management by dental professionals. *Geriatr. Gerontol. Int.*, **16**（8）：956〜962, 2016.
12) 本間　昭, 臼井樹子：病期（ステージ）分類　Functional Assessment Staging（FAST）：日本臨床, **61**（増 9）：125〜128, 2003.
13) 枝広あや子：認知症などをもつ要介護高齢者の口の管理のポイントを教えてください. Geriatric Medicine（老年医学）, **53**（11）：1195〜1198, 2015.

12 感染症患者の歯科診療と院内感染対策

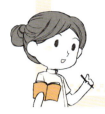

北川善政

I 感染症患者の歯科診療

1 感染症の種類

1）感染症とは
　感染症とは，病原体が宿主（生体）に侵入・定着して，発育・増殖し，感染症状（発熱，疼痛，腫脹など）が発症することをいう．

2）感染が成立するための条件
(1)「病原体」の移動
　①昆虫や動物を利用するもの…蚊：日本脳炎ウイルス，マラリア．ネズミ：ペスト．
　②空気に浮遊して運ばれるもの（患者のくしゃみや咳から排出される）…結核，インフルエンザ．
　③飲み水や食品に付着して…A型肝炎ウイルス，赤痢菌，コレラ．
　④性交渉，出産の過程など（人体と人体の接触）…HIV, HBV, HCV, 梅毒．
　⑤唾液を介して…サイトメガロウイルス，EBウイルスなど．
　⑥医療行為を介して…患者から医療従事者へ，さらに，その医療従事者から別の患者へ，患者から医療器具を介して別の患者へ．感染症の20％は医療現場で感染していると報告されている．
(2) 病原体の侵入・定着
　①口腔・鼻腔の粘膜，②生殖器の粘膜，③傷ついた皮膚．
(3) 感染の成立
　①感染源が必要な数存在する，②感染源に必要な侵入門戸がある，③感染源に必要な温度環境，湿度環境が整っている，④体の異物排除機構，免疫（ワクチンによる抗体）などに負けないなどの条件が整うと，感染源は新しい宿主内で増殖する．この段階で「感染が成立した」と考える．単に患者の体液に接した（曝露）からといって，感染が成立するわけではない．

3）感染症の種類
(1) 交差感染と内因感染
　自分以外の生物，無生物が保有している病原体が体外から侵入し，感染した場合

を「交差感染」という（「外因感染」とほぼ同義語）．患者や医療従事者などの人を介して，あるいは器具・環境を介しての感染をいう．歯科診療の現場では，多人数が使うタオル，タービンヘッド，吸引器，ヘッドレスト，デンタルチェア，トレー，照明，白衣などによる交差感染の機会が多い．

　一方，自分自身が保有している微生物による感染を「内因感染」という．歯周炎や智歯周囲炎などの歯性感染症は口腔常在菌による疾患であり内因感染である．

（2）院内感染

　院内で原疾患とは別に，新たに感染症に罹患することを院内感染という．院内感染には患者も医療従事者も含まれる．退院後や院外で発症しても，院内での病原体接触に起因するものは院内感染である．

4）なぜ歯科診療で院内感染に気をつけなければならないのか

　歯科診療は常に感染症との戦いである．歯科の2大疾患であるう蝕および歯周炎は細菌が原因である．口腔内には多種多様な「口腔常在菌」が存在する．また高齢者や有病者では，口腔カンジダ症などの日和見感染症がしばしば問題になる．歯科診療では他科に比べて院内感染の機会が多い．その原因は以下のとおりである．

　①ほとんどの処置で唾液に触れ，観血的処置が多い．

　②多くの患者が歯性の細菌感染症を有している（う蝕や歯周炎）．

　③歯科用ハンドピースなどの使用により，血液や唾液がエアゾル状態で周囲環境に飛散する．

　④歯科医師のみならず歯科衛生士，歯科技工士もスケーラーやメスなどの鋭利器具を日常的に使用する．

　⑤歯科診療に際し，HBV，HCV，HIVなどのウイルス感染症，既往が不明であることが多い．

　上記の理由によりスタンダードプリコーションの徹底が不可欠である．

2　ウイルス性肝炎

1）B型肝炎[*1]

疾患の概要

　B型肝炎ウイルス（HBV）の主な感染経路は，汚染血液，性行為，母子感染の3つである．HBVの感染には，感染成立後一定期間の後，ウイルスが生体から排除されて治癒する「一過性感染」と生体（主として肝臓）にすみついてしまう「持続感染」（HBVキャリア）の2つの感染様式がある．

　わが国ではHBVキャリアは約110万～140万人いると推定される．一般に成人が初めてHBVに感染した場合，そのほとんどは「一過性の感染」で治癒し，一部の人が急性肝炎を発症する．HBVの急性感染では，全身倦怠感，食欲不振，悪心，嘔吐などの症状が現われ，これに引き続き黄疸が出現することがある．また，HBVの持続感染では，これらの症状が出なくても慢性肝炎が潜んでいて，治療が必要な場合がある．

[*1]HBVの治療法

　大きく分けると，①抗ウイルス療法（インターフェロンを用いた治療法，抗ウイルス薬を用いた治療法），②肝庇護療法（肝臓の炎症を抑える）が行われる．

　抗ウイルス療法では，PEGインターフェロンや核酸アナログ薬（核酸類似体：ゼフィックス®，バラクルード®，テノゼット®など）が用いられる（付録 Table 23 参照）．

　肝庇護薬には，注射薬ではグリチルリチン配合剤（強力ネオミノファーゲンC®），内服薬ではウルソデオキシコール酸（ウルソ®），小柴胡湯®などがある．

表1 危険度の定義（針刺し1回あたりの感染率．HBV＞HCV＞HIV）

HIV	0.3%	―
HCV	3%	―
HBV	62%	HBe抗原陽性　37〜　（おおまかに30％） HBe抗原陰性　23〜37％

粘膜や正常でない皮膚への飛沫曝露量が多く，曝露時間が長いほど危険．
[National HIV/AIDS Clinicians' Consultation Center 報告]

B型肝炎ウイルス持続感染者（HBVキャリア）の約9割は，再び無症状のまま経過し，残りの約1割は，肝炎が持続して肝硬変，肝がんへと進行する．まれに劇症肝炎になることがあり，肝細胞の壊死がみられる．

🛈 歯科診療上の注意点

歯科医療を行ううえで重要なのは，HBVは感染力が強いということである．
　針刺し事故などでの1回の感染のリスクは，HBVにおいてHBs抗原陽性かつHBe抗原陽性の血液において37〜62％，HBs抗原陽性かつHBe抗原陰性の血液において23〜37％とされている（表1）．また，HBVは室温・乾燥状態の環境で7日間生存するという報告もある．感染確率の高いHBV感染予防の原則遵守で，HCV，HIV感染予防も対応できると考えられている．

2）C型肝炎*2

疾患の概要

C型肝炎ウイルスの主な感染経路は，汚染血液，性行為，母子感染の3つである．C型肝炎ウイルス〔hepatitis C virus：HCV〕は国内に約130〜150万人の感染者が存在し，患者の高齢化とともに肝細胞がん発症の高危険群となっている．
　HCVが原因である肝がんの死亡者数は2万人いると推定される．HCVの感染後の潜伏期間は，数週〜16週間程度とされており，その後倦怠感や食思不振などの急性肝炎の症状が現れ，ときに黄疸が出ることもある．無症候のまま経過することもある．その後，自覚症状がないまま感染者の60〜70％はキャリアとなる．キャリアのうち8割程度に慢性肝炎の症状が出現し，10％程度が肝硬変，肝がんへと進行するとされ，その期間は20〜30年といわれている．

🛈 歯科診療上の注意点

HCV感染患者はHBV，HIVよりも歯科医院を受診する頻度が高い．肝硬変に移行した患者の歯科治療には特に注意が必要である．
　ウイルス性肝炎，アルコール性肝炎などで肝臓が障害されると肝硬変（代償性の強い組織であるが）不可逆的な変性に陥り，機能が低下あるいは停止する．進行すると歯科受診は困難であるが，その前段階では，歯科受診でわかることもある．顔色が悪い，鼻の頭に毛細血管の怒張があるなどの症状，また問診における夜間に足がつるなどの情報を見逃さないこと．

*2 C型肝炎治療のブレイクスルー
わが国における肝硬変，肝がんの7割程度はHCV感染によるものである．治療として，基本的に抗ウイルス薬のインターフェロンが用いられていた．しかし，インターフェロンは副作用が強く，また，全体の約半数程度しかウイルスを排除できない結果であった．
　近年登場した一連の direct acting antivirals（DAA）と，それらを併用したIFNフリー治療の登場により，治療成績が大きく向上した．
　DAAとは，ウイルスタンパクを直接標的とした抗ウイルス薬である．DAAを使用した治療は2種類に分けられ，IFN，ribavirin併用療法にプロテアーゼ阻害薬を加えたIFN併用プロトコルと，IFNを使用しないIFNフリープロトコルがある（付録 Table 24 参照）．

歯科治療時の問題は，血液の凝固因子の多くが肝臓関連組織で産生されていることによって，抜歯やスケーリングなどの処置の後，止血が困難になりやすいことである．血小板の機能不全も考えられる．

3 HIV 感染症[*3,4] と後天性免疫不全症候群（エイズ）

＊3 HIV 感染症の治療（ART）

ART は，anti retroviral therapy の頭文字をとったものである．すなわち抗 HIV 療法のことで，ウイルスの薬剤耐性を起こしにくくするために，複数の抗 HIV 薬を患者の症状・体質に合わせて投与しウイルスの発症を防ぐ治療法のことを指す．

抗 HIV 薬は，①核酸系逆転写酵素阻害剤（コンビビル®，デシコビ®，ツルバダ®など），②非核酸系逆転写酵素阻害剤，③プロテアーゼ阻害剤（カレトラ®），④インテグラーゼ阻害剤（アイセントリス®，デビケイ®），⑤CCR5阻害薬（侵入阻害薬）（シーエルセントリ®）の5つに大別される（付録 Table 25 参照）．

ARTの登場によってほとんどのHIV感染者において血中ウイルス量を検出限界未満にコントロールすることができるようになった．針刺しなどのHIV曝露後予防内服としてツルバダ®がよく使われていた．最近ではデシコビ®＋アイセントリス®の組み合わせが推奨されている．

疾患の概要

❶ HIV とエイズの違い

HIV とはヒト免疫不全ウイルス（human immunodeficiency virus）の頭文字をとったもので RNA ウイルスに属するレトロウイルスの一種である．

一方，HIV 感染症とエイズは異なる状態である．エイズ（AIDS）は後天性免疫不全症候群（acquired immunodeficiency syndrome）の略で，HIV 感染症が進行し著しく免疫能が低下し，23 のエイズ指標疾患（ニューモシスチス肺炎，カポジ肉腫，悪性リンパ腫など）のいずれかを発症した状態である．HIV はエイズの原因となるウイルスの名称で，エイズは HIV により引き起こされる病気の総称である．

❷ HIV の感染様式

HIV の感染源となるのは，精液・膣分泌液・血液・母乳などである．血液を含まない唾液，飛沫では感染しない．現在では HIV の感染経路はほとんどが性行為による感染である．さらに HBV，HCV など肝炎との重複感染者も多いのが特徴である．

❸ HIV 感染症の自然経過と CD4 陽性細胞

HIV は免疫能を担うリンパ球の一種である CD4 陽性 T リンパ球に感染する．3〜10 年の時間を経て CD4 陽性 T リンパ球の数は徐々に減少する．そのため，免疫力は低下し，逆に血中ウイルス量は増加していく．

HIV 感染症は治療されないと図 1 のような経過をたどり，さらに著しく免疫能が低下した状態になると，ニューモシスチス肺炎などの日和見感染症やカポジ肉腫などのエイズ指標疾患が発症する．エイズに至ると自然経過では 2 年ほどで死に至る．エイズで死亡するのは，多くが免疫能の著しい低下のため，日和見疾患が悪化するからである．

歯科診療上の注意点

口腔症状は HIV 感染の早期発見所見として，あるいはエイズ発症の指標として重要である．特に口腔カンジダ症，口角炎などは，HIV 感染症の初発症状として出現する．

口腔症状として，CD4 陽性 T リンパ球が 500/μL 前後で口腔毛様白板症や帯状疱疹などが発症するといわれている．また口腔常在菌であるカンジダによる口腔カンジダ症が CD4 陽性 T リンパ球数 400/μL 前後で，カポジ肉腫および帯状歯肉紅斑が CD4 陽性 T リンパ球数 100〜200/μL で，壊死性潰瘍性歯肉炎・歯周炎が CD4 陽性 T リンパ球数 100/μL 以下で出現するといわれている．

口腔カンジダ症は，通常は高齢者か，免疫低下した状態で発症する．したがって，歯科外来で若壮年者に口腔カンジダ症がみられたら HIV 感染症を疑うべきである

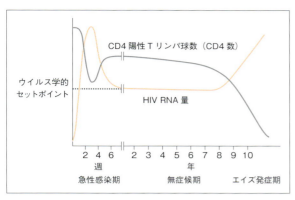

図1 HIV感染症の臨床経過
CD4陽性Tリンパ球とHIVウイルス量の関係.

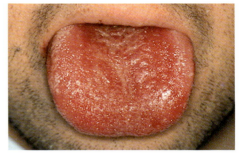

図2 歯科患者にみるHIV感染症患者の口腔カンジダ症
歯科外来で若い患者に口腔カンジダ症がみられたらHIV感染症を疑う.

*4 薬害エイズ事件
1980年代に，主に血友病患者に対し，加熱などでウイルスを不活性化しなかった血液凝固因子製剤（非加熱製剤）を治療に使用したことにより，多数のHIV感染者およびエイズ患者を生み出した事件である．近年風化されつつあるが，不幸にして日本では全血友病患者の約4割にあたる1,800人がHIVに感染し，うち約600人以上がすでに死亡しているといわれる．われわれはこの歴史的背景を若い世代に教育し伝える必要がある．

（図2）．歯科医療従事者がHIV感染を発見できることがあるので知っておくべきである．

感染が確認されている場合，診療時に最も近い日付の血中ウイルス量を確認すること．検出限界以下に制御されている場合は，通常の歯科診療，たとえばスケーリングは可能である．ウイルス量が高い場合は，担当する内科医と相談して拠点病院での歯科処置が望ましい．

また，抗ウイルス薬の服薬が長期となるが，口腔粘膜，根面う蝕などに注意が必要である．血液の曝露に備えて，近くの拠点病院を事前に確認しておく．

歯科治療で用いる薬剤で注意すべきものにクラリスロマイシンがある．いくつかの抗HIV薬においては，クラリスロマイシンとの相互作用で代謝が遅くなるため，投薬する際は主治医との連携が重要となる．長期間の使用でなければ大きな問題はない．

HIV感染患者の歯科治療を行う場合，標準予防策（スタンダードプリコーション）を実践していれば特別な感染対策は必要ない．血液検査データとしてはCD4陽性Tリンパ球数と血液中のHIVウイルス量に注意する．CD4数は免疫力を計測する1つの指標である．健康時は1 μL に700〜1,500個あり，CD4陽性細胞が少ないほど免疫力が低下していると考えられる．CD4陽性細胞数が200個/μL以上の場合は感染初期と定義される．CD4陽性細胞数が200個/μL以下に減少すると，肺炎，カンジダ症，トキソプラズマ脳症などの日和見感染症が現れる可能性がある．

HIV感染の治療が有効であればCD4リンパ球数も回復し，血液ウイルス量も検出限界内に保たれていることが多く，その場合は唾液中にもウイルスは検出されないので，歯科治療は安全に行うことができる．今日，薬物治療によるコントロールでHIV感染症が慢性疾患となるため，歯科医療従事者がHIV感染者の歯周病管理や口腔内病変の治療によって患者のQOL向上に大きな貢献ができることを認識すべきである（表2）．

表2　HIV 感染症における歯科医療従事者の役割

- 口腔症状が HIV 感染の発見の端緒となる
  口腔の診査は HIV のスクリーニングである
- 口腔粘膜の変化で全身の免疫の変化がわかる
  口腔は全身の免疫の変化を映す鏡である
- 口腔内病変の治療は HIV のコントロールに影響しうる
- HIV/AIDS と共生する人たちに口腔健康を通して QOL の向上に貢献できるようになること

歯科医療従事者は HIV 感染者の QOL 向上に大きな貢献ができることを再認識すべきである.
［前田憲昭ほか：歯科の HIV 診療体制整備. 平成 24 年度厚生労働科学研究. 2012. より］

4 梅毒

疾患の概要

国内で梅毒患者が増加している. 感染初期での確認はほとんど困難で, 歯科で発見される症状は 2 期である. 口腔粘膜潰瘍は周囲に反応性の発赤がみられないこともあり, 鑑別に困難が伴う.

症状の多くの場合, 咽頭粘膜にかけて, 薄いレース状の病変を伴うことがあり (butterfly appearance), 注意が必要で, 組織から病原菌の *Treponema pallidum* が回収される.

(!) 歯科診療上の注意点

処置に関しては, スタンダードプリコーションが実施されれば, 患者および術者に問題はないが, 現疾患への治療が急務である.

5 結核

疾患の概要

結核に感染して排菌している患者は一般の歯科医院では治療できない. 法律に基づいて許可された病院でのみ歯科治療が行われる. 空気感染なので, 特別な空調設備など感染経路対策を必要とする.

(!) 歯科診療上の注意点

問題は, 結核に感染しても自覚のない患者, 診療後に結核が判明した場合である.

診療に携わった者全員が検査の対象になる. 毎年定期健康診断で胸部エックス線検査を受けて確認すること, 日々のスタンダードプリコーションが必須である.

II 院内感染対策とスタンダードプリコーション

院内感染標準予防策（スタンダードプリコーション：standard precautions. **表3**）とは「すべての患者は未同定であり, 感染の危険性のあるものとして取り扱い, 針刺

168　3章　歯科診療に関連する全身的疾患

し事故の防止や血液曝露に対して対策を立てる」という考え方である．つまり感染・非感染を区別せず，すべての患者が感染のリスクを抱えていると考えたほうが安全に歯科治療を行うことができる．

1 院内感染対策（表4）

感染成立を阻む知識と行動がスタンダードプリコーションであり，すべての感染症に共通に対応できる「知識」と「技術」である．

1）ZONEの概念について

歯科臨床における感染対策の基本として，厚生労働省研究「HIV感染症の医療体制の整備に関する研究」研究班の前田らが提唱する患者の「ZONE」の概念がある．

これは，医療従事者の意識の中に存在する区域分けである（図3）．ある患者のZONEから，病原体が歯科医師・歯科衛生士，歯科助手（ヒト），診療器具（モノ）に移行し，別の患者のZONEに持ち込まれて，その患者にさまざまな障害や，ときには感染症を引き起こす可能性がある．患者のZONEに別の患者の病原菌，器具を持ちこまない，また患者から持ち出さないことが重要となる．

2）スタンダードプリコーションの2つの要素と具体的な対応

治療前に患者の体液に触れやすい箇所を把握しておくことが重要となる．治療内

表3 スタンダードプリコーション（標準予防策）

- すべての患者に対して行う
- 他の体液から飛び散る微生物を含むためにユニバーサルプリコーションから広げた
- 以下のものに対して施行
  → 血液や体液（汗を除く），分泌液，唾液や抜去歯も
  → 傷のある皮膚
  → 粘膜との接触

Standard Precautions
考え方を支える知識
日進月歩　情報収集と学習　評価

表4 院内感染対策のポイント

- スタンダードプリコーションの実施
  患者の大部分は感染症の有無は不明
  → すべての患者に感染対策を
- すべての歯科治療は観血的処置として対応
  HBVに対する感染防御が基本
- 過剰な防御はいらない

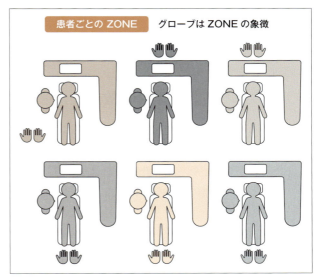

図3 診療する空間（ZONE）の考え方
患者のZONEに別の患者の病原菌，器具を持ち込まない・また患者から持ち出さないという概念である．

容によって異なるが，患者の体液，血液，唾液に触れる器具，触れる手袋などを管理する．また，医療施設，診療台や照明など，治療にかかわる設備を体液の接触からラッピングなどで保護する．また，感染源の移動手段で述べたように，空気感染以外の感染源に共通した経路と，感染源独特の経路があることを理解する．

3）スタンダードプリコーションに必要な個人的準備

　清潔な診療服，メガネ（ゴーグル），手袋，履き物（鋭利なものが落下しても足を保護できる靴とする．スリッパは不可など）．

4）器具・器材の対応

　①診療器具は滅菌したものを準備する（持ち込まない）
　②滅菌できない器具は，消毒を徹底するか，ディスポーザブル器具を利用する（持ち込まない）．
　③滅菌できない機器や設備はラッピングを行う（持ち出さない）．
　④治療に使用した器材は安全な容器に入れて診療空間（ZONE）から移動するか，診療空間（ZONE）内で処理を行う（持ち出さない）．
　⑤特に注射針は診療空間（ZONE）内で針を回収する容器に収納する（持ち出さない）．
　⑥治療で出た印象物は，診療空間（ZONE）内で消毒処理を行うか，安全な容器に入れて運び出す（持ち出さない）．

5）持ち込まない，持ち出さないを実行するための WHO の提案（患者に接するときに行う，5 つの手洗いの機会）

　入院患者の処置の際に患者の ZONE に病原体を持ち込まない・患者の ZONE から持ち出さないために，①患者と接触する前，②清潔/無菌操作の前，③体液に曝露された可能性のある場合，④患者に触れた後，⑤患者の周辺物品に触れた後に，手指消毒を徹底することが推奨されている．

② 針刺し事故対策

　職業上の曝露（体液に晒されること）や診療器具で怪我をすることに日頃から準備をしておく．特に，歯科の特色として，治療中に怪我を避けることができないことや，注射針や血管留置針のように中空で体液が付着しやすい器材があることを念頭におかなければならない．

1）日頃の準備

　①ワクチンの接種は必須である（B 型肝炎ウイルスワクチン）．
　②治療や検査を必要とする場合，日頃から院内で連携病院の確認・対応時間帯を確認しておく．
　③問診あるいは問診票から，患者の重要な情報が得られるため，内容を頭に入れ

て診療に臨む必要がある．ただし記載内容がすべて正しいとは限らないことも念頭に入れておく．

2）針刺し事故を起こした場合（ステップごとの対応）

①**準備段階**…診療までの段階では，体液の曝露はなく，保存されていた器材による怪我が考えられる．
- 保存器材は滅菌，消毒をしたものに限ること．
- 器材の作用部（刃や鋭利な先）は，方向を定めて保存すること．
- 保管容器，滅菌パックを破って外に出ていないか注意して扱うこと．

②**治療中の事故**…原則として，患部を水洗して，マニュアルに定めた医療機関を受診する．
- 事象が発生したら，手袋の破損を確認して，身体の該当部を水道で洗い流す．
- すぐに職員をよんで，事象の発生を院長に伝える．
- よばれた職員は院長に伝えるとともに発生時刻を記録する．
- 針刺し部位の確認：皮膚の損傷の有無．
- 手袋から侵入した体液の種類と量：唾液，血液あるいはその両方．
- 患者に感染対策の協力を依頼：感染症の情報を患者から確認するとともに，採血の協力を求める[*5]．自院で採血ができない場合は，針刺しをした職員が受診する医療機関に同行を求める必要がある．

＊患者の協力が得られない場合は，曝露体液の感染不明として，医療機関で対応を求める．

3）受診先の医療機関

可能な範囲で種々の感染症の検査（B型肝炎ウイルス検査〈抗体があることを証明できれば，この検査は行わない〉，C型肝炎ウイルス検査，性病検査〈梅毒その他〉）を行う．

＊針刺し事故で受診した日の結果と，後日の検査結果から事故で感染が成立したとみなされた場合，労災申請が可能となる[*6]．

[*5] **針刺し事故に備えた患者への採血協力依頼文例**
〔患者様にお願い〕治療を担当する職員が，貴方の治療中に針刺し事故を起こした場合，職員の健康を守り治療の必要性を確認するために，貴方の血液をいただいて検査をする場合が考えられます．その折はぜひ採血にご協力下さい．

[*6] **HIV感染症における針刺し事故**
針刺し事故が，HIV感染者とわかっている場合は，検査を含む予防服薬は労災が適応される．予防服薬（原則として抗ウイルス薬3剤を4週間）を服用するかどうかは，受傷の程度，患者の血中ウイルス量を勘案して，自分で最終判断を下す必要がある．
なお，予防服薬は，受傷後2時間以内が最も望ましいとされている．HIV感染者の体液であることが判明しているが，2時間以内で4週間の服薬の決心ができない場合は，まず，1回目の服薬を2時間以内に行い，その後で時間をかけて必要性を検討するとよい．なお，女性の場合は，妊娠の有無を調べることが前提となる．

4章

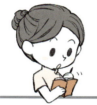

老年（高齢）者および要介護者への対応

老年(高齢)者への対応

渡邊 裕

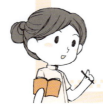

I 老年(高齢)者を理解する

1) わが国の高齢化の状況

65歳以上を高齢者とよび，高齢者が人口に占める割合を老年人口割合という．平成30（2018）年版高齢社会白書（厚生労働省）によると，わが国では総人口の1億2,671万人のうち65歳以上は3,515万人（老年人口割合27.7％）となった．その中でも65〜74歳を前期高齢者，75歳以上を後期高齢者とよび，それぞれの人口は1,752万人（13.8％），1,641万人（12.9％）である．また100歳以上人口も急速に増加している（6万9,785人）〔https://www8.cao.go.jp/kourei/whitepaper/w-2018/html/zenbun/index.html より〕．

2) 老化による身体機能の変化

老化による身体機能の変化は個人差が大きい．これには生活習慣，生活環境，遺伝的要因などが影響すると考えられている．一般に，高齢者の特徴として，予備力，防衛反応，回復力，適応力，基礎代謝量などの低下が挙げられており，これらも個人差があることを認識しておく必要がある．

II 老年歯科診療の注意点

老年歯科診療では，全身や口腔の加齢変化について理解し，病態の原因，治療に対する反応，生じうるリスク，予後などについて老年者の特徴を踏まえ，それに備えておく必要がある．

1 全身的な加齢変化

1) 循環器系

(1) 血管

血管壁の弾性低下により，収縮期血圧（最高血圧）の上昇と拡張期血圧（最低血圧）の低下が起こる．血圧を調節する圧受容器の感度低下により血圧変動が生じやすく，起立性低血圧が起こりやすい．

> **Column** 75歳以上を"高齢者"とする老年医学会の提案
>
> 多くの国で，高齢者は暦年齢65歳以上と定義されている．この定義は，1965年に世界保健機関（WHO）が，「65歳以上の人口が全人口の7％を超えると高齢化社会とする」という見解がもととなっている．
>
> 老年学は，高齢期における心身の健康度の低下や社会的役割の喪失などのネガティブな事象の影響を予防・緩和し，高齢者のQuality of Lifeを維持することを目的とする学問である．現在，加齢に伴う老化には，個人差があるものの，高齢者の多数を占める65歳以上75歳未満の前期高齢者のほとんどは心身ともに健康であり，社会的役割を果たし，これまでの高齢者の定義になじまなくなってきており，老年学として高齢者の定義を再考する必要性が生じてきた．
>
> 2015年に開催された日本老年学会学術集会において，「最新の科学データでは，高齢者の身体機能や知的能力は年々若返る傾向にあり，現在の高齢者は10〜20年前に比べて5〜10歳は若返っていると想定される．個人差はあるものの，高齢者には，十分，社会活動を営む能力がある人もおり，このような人々が就労やボランティア活動など社会参加できる社会を創ることが，今後の超高齢社会を活力あるものにするために大切である．」という声明が発表された．
>
> 日本以外の諸外国においても社会の高齢化は急速に進行している．そのような状況においても，活力ある社会を維持していくためには，65歳という暦年齢をもって突然，社会を支える側から支えられる側に分類され，社会活動から遠ざからざるを得ない高齢者のイメージを改め，元気で意欲のある高齢者が社会で活躍する場を創造していくことが，重要となってきている．
>
> ［引用文献：日本老年学会・日本老年医学会「高齢者に関する定義検討ワーキンググループ」報告書］

（2）心臓

心筋細胞が減少し，心肥大が生じ，拡張障害型心不全が多くなる．また心臓弁の硬化が高度になると狭窄や閉鎖不全をきたす．心拍数は加齢とともに減少し上室性外収縮，心房細動が増加する．これらの結果，拡張機能と予備力（心臓が最大限に発揮できる能力と日常活動に必要な能力の差）が低下する．

2）呼吸器系

換気機能の低下，ガス交換能の低下（肺残気量の増大など）によりPaO_2が低下する．気管支・肺胞クリアランスの低下（咳や痰が出にくくなる）が起こる．加齢とともに呼吸機能は低下する．

3）消化器系

（1）消化管

食道の収縮力低下，胃粘膜の萎縮，小腸の消化吸収の低下，大腸機能低下での便秘などが生じやすい．

（2）肝胆膵

肝の代謝・合成機能は低下するが，症状に現れることは少ない．代謝酵素活性が低下するため，薬剤服用により副作用を生じやすい．

4）精神神経系

高次脳機能のうち，新しい記憶や情報処理などの流動性能力（記憶・計算）は加

齢に伴い低下するのに対し，過去に学んだ知識や経験に関しては変化が少なく，結晶性能力（判断・思考）は維持される．

神経伝達速度が遅くなり，感覚の低下が生じる．自律神経は全般的に低下して起立性低血圧，体温調節機能の低下などが生じやすくなる．感覚・運動神経の機能は加齢に伴い低下する．

5）代謝・内分泌系

（1）内分泌系

エストロゲン（女性）やテストステロン（男性）などは基礎分泌も反応性分泌も低下するが，性腺刺激ホルモンは基礎分泌と反応性分泌ともに亢進する．生命維持に重要な甲状腺ホルモンやコルチゾールに加齢変化はない．

女性ではカルシウム代謝の変化により，骨粗鬆症を発症する場合が多い．また女性ホルモンのエストロゲンは卵巣機能の低下とともに急激に減少する．これによって，更年期障害とよばれる自律神経失調症や骨粗鬆症などが生じやすくなる．男性では男性ホルモンのテストステロンや睡眠調整作用があるメラトニンが減少する．不眠症やうつ病の増加に関係する加齢変化として，睡眠周期の断片化，深いノンレム睡眠の時間短縮などが挙げられる．

筋や肝臓におけるインスリン感受性は加齢とともに低下し，膵臓の機能低下によりインスリン分泌能も低下する．食物や薬は代謝され排泄されるが，加齢により代謝が低下し，腎機能の低下も伴い薬は排泄されにくく，副作用が生じやすくなる．

（2）腎泌尿器系

腎臓内の細小動脈に種々の加齢変化が起こり，また糸球体の硬化が進行する．これにより腎機能の低下が起こり，体液の調節能力が低下する．腎機能の指標である血清クレアチニン値は高齢者で上昇傾向を示すが，クレアチニン発生源である筋肉量の低下と関連して腎機能に比してクレアチニン値は低値になる．

膀胱容積の減少，膀胱の広がりやすさの低下，膀胱・尿道括約筋の調節障害などが生じ，頻尿，排尿困難，尿失禁が生じやすくなる．

6）血液・免疫系

赤血球は減少するが，白血球数，血小板数はほとんど変化しない．しかし造血細胞の老化により，貧血の増加，骨髄異形成症候群，白血病，悪性リンパ腫，多発性骨髄腫などが増加する．

非特異的防御機構（好中球，単球：マクロファージによる免疫機能）は加齢による大きな変化を示さないが，細胞性免疫（Tリンパ球）と，抗体を産生して抗原を攻撃する液性免疫（Bリンパ球）は低下する．免疫能の低下は感染症のみならず，悪性腫瘍の発生にも関与し，日和見感染（ヘルペス感染症やカンジダ症など）を起こしやすい．

7）筋・骨格系

骨格筋の筋線維数は加齢とともに減少し，特に速筋が減り，遅筋の割合が多くな

る．また速筋の筋線維の萎縮により筋量は低下し，それに伴い筋力も低下する．このような加齢変化は加齢性筋肉減少症（サルコペニア）とよばれ，上肢より下肢で顕著である．

骨量は加齢に伴い低下する．特に女性では更年期を境に10数年で急速な骨量減少で骨粗鬆症を生じ，骨折の危険が増大する．また，関節・靱帯の弾性・強度低下も伴い運動機能は低下するが，個人差が大きい．

8）感覚器系
（1）視覚
老眼（ピント調節機能の低下により調節できる範囲が少なくなり，遠くが見える人は近くが見えなくなり，近くが見える人は遠くが見えなくなる）が増加する．また，水晶体の混濁（顕著となったものが白内障），暗順応の低下などが生じる．
（2）聴覚
蝸牛および聴覚中枢の加齢変化により感音性難聴（音が聞こえにくくなる内耳の機能低下）や弁別能低下（言葉の聞き取りが困難）が起こる．
（3）嗅覚
嗅細胞の減少と嗅覚中枢の機能低下により，においに対する感受性と識別能がともに低下する．
（4）味覚
味覚は加齢に伴い低下するが，苦みと酸味が特に低下しやすい．唾液分泌量の低下でも味覚は低下する．口腔内の触覚や温度感覚の低下が味覚の低下の要因となっている．また神経系の機能低下も味覚の低下に関与していると考えられる．高齢者の味覚障害の原因として全身疾患，服用薬剤，心理的な要因などが考えられる．
（5）皮膚の知覚
触覚と振動覚は加齢に伴い低下する．しかしかゆみなどは敏感になる．

2 口腔・咽頭領域の加齢変化

1）歯・歯周組織の変化
（1）歯数の減少
加齢とともにう蝕，歯周疾患に罹患する危険性が増加し，歯数は減少することが多い．しかし，高齢者の残存歯数は年々増加しており，8020[*1]達成者（80歳で20歯以上自分の歯を有している者）は平成28（2016）年には51.2%（推計）となった．
（2）エナメル質
歯は長期間の咬合，臼磨運動により摩耗し，切縁，咬合面に咬耗が生じる．進行すると歯髄腔の露出や，歯の鋭縁で頰粘膜や舌を傷つける．また，誤ったブラッシング，夜間の歯ぎしりや食いしばりなどにより歯頸部の歯質が脱落し，くさび状欠損が生じる．またエナメル質は硬く脆いため，高齢者の歯には亀裂が入りやすい．また透明度が減り，黄色あるいは褐色に変化する．

[*1] 8020運動
歯の喪失は，①摂食障害，②構音障害，③審美障害などの機能障害を招いて高齢者のQOLを著しく低下させるため，歯の保存はきわめて大きな課題である．
喪失歯が10歯以下であれば食生活に大きな支障はないとの研究もあり，生涯にわたり自分の歯を20歯以上保つことにより健全な咀嚼能力を維持し，すこやかで楽しい生活を送ろうという「8020運動」が1989年から提唱・推進されている．

(3) 歯髄腔

加齢に伴い歯髄腔の内側に象牙質が形成され歯髄腔は狭窄する．また咬耗やくさび状欠損部では，生体防御反応として欠損に応じた歯髄腔内に象牙質が添加される．

(4) 象牙質

高齢者では歯根部の象牙細管内に二次的石灰化が起こるため透明化する．う蝕は歯頸部に多く，これを歯頸部う蝕（根面う蝕）という．原因は加齢に伴い歯肉が下がったり，歯が挺出することによって，う蝕になりやすい歯根面が露出するためである．加えて高齢者は口腔管理が不十分なことが多く，露出した歯根面にプラークが付着したままとなるためである．

(5) 歯周組織，セメント質

歯周組織には退行性変化が生じ，歯周病が多い．歯肉の退縮や歯の挺出により，セメント質は口腔内に露出する．セメント質は加齢とともに歯根膜側に添加し厚くなる．特に根端部での添加は根端孔を狭くし歯髄への血液，神経の進入を阻害する[2,3]．

(6) 知覚

加齢に伴う組織再生能力の低下と歯髄神経の変性により知覚の低下が生じる．

2）顎骨の変化

歯槽骨は歯の喪失により吸収が進み無歯顎となると歯槽部の大部分が失われる．これによりオトガイ孔や口蓋孔，切歯孔など神経，脈管の位置が歯槽頂に近くなり，義歯の設計や印象採得，義歯調整時に注意が必要となる．また，インプラント治療や小帯切除，義歯性線維腫の切除などの際にも十分な注意が必要となる．

顎骨は全身の骨同様，骨密度，骨量が加齢とともに減少し，骨梁の減少，骨髄腔やハーバス管の拡大，皮質骨の多孔化などが起こるため，骨折しやすくなる．また顎骨の代謝も減退し，創傷治癒が遅くなり，感染に対する防御能が低下し，顎骨骨髄炎などが生じやすくなる．

3）顎関節の変化

顎関節は，歯の喪失，咬合高径の減少に伴い下顎頭が萎縮する．また関節結節が吸収し関節窩が浅くなる．またこれら顎関節部の形態変化と下顎頭周囲の靱帯，結合組織，関節円盤の加齢変化によって，顎関節は緩くなり，顎関節脱臼が生じやすくなったり，咬合が安定しなくなったりする．

4）口腔，咽頭，喉頭の変化

(1) 口腔粘膜

口腔粘膜は表層より粘膜上皮，粘膜固有層，粘膜下組織の3層からなる．加齢により粘膜上皮は薄くなり，粘膜下組織も萎縮して弾力を失うため，傷つきやすく，治癒は遅延する．

(2) 唾液腺

通常，大・小唾液腺からは1日に1〜1.5 Lの唾液が分泌される．一般的に加齢に伴い唾液腺は萎縮し安静時唾液分泌量は減少する．唾液分泌量は服用薬剤の影響が

[2] 歯周疾患の現状

厚生労働省の平成28（2016）年度歯科疾患実態調査報告書によると，わが国において歯周病の目安となる歯周ポケットが4 mm以上の人の割合は，50歳代で約半数となっている．高齢者歯周病患者の増加は歯科医療の充実，8020運動や健康日本21，歯科口腔保健の推進に関する法律の施行などによる歯科口腔の健康意識の向上により，高齢者の残存歯数が増加していることも関係している．

抜歯の原因は歯周病が最も多く37.1%を占めており，歯周病の予防・治療は高齢者にとって生活の質（quality of life：QOL）の維持に重要である．

[3] 永久歯の抜歯原因

①歯周病(37.1%)，②う蝕(29.2%)，③破折(17.8%)，④その他(7.6%)，⑤埋伏歯(5.0%)，⑥矯正(1.9%)．

［8020推進財団による第2回永久歯の抜歯原因調査．2018年より］

大きい．刺激時の唾液量については加齢による影響は少ない．

唾液分泌量の減少は口腔乾燥を招き，咀嚼，嚥下，構音などの機能が低下する．自浄性の低下により口臭やう蝕，歯周病のリスクが上昇する．また，味覚障害や，さらには義歯の吸着困難や痛みなどの原因ともなる．

(3) 咀嚼機能

咀嚼筋の筋力低下や，表情筋の萎縮がみられる．また舌も筋線維量が減少し脂肪が沈着して，緊張が低下する．口腔機能訓練による筋組織の維持は重要である．

(4) 口腔周囲筋，舌筋

表情筋の多くは，口角部に集まりモダイオラスを形成する．これらの筋群と舌筋の協調運動により，食物は咀嚼され，唾液と混和され食塊は形成される．特に頰筋と舌筋は，食物を咬合面に保持し咀嚼を助けたり，義歯の安定に寄与し，高齢者の咀嚼機能に対して重要な役割を担っている．

口腔周囲筋，舌筋の筋力低下は滑舌を悪くし，コミュニケーションを障害する．表情筋の筋力低下や皮下脂肪の萎縮，皮膚の老化，皮下組織の支持力低下などにより，頰部皮膚や口角が下垂し，鼻唇溝が明瞭になる．また，表情筋の筋力低下は，下顔面の皺を形成したり，表情を乏しくしたりして，容姿に影響する．

(5) 咽頭

咽頭は消化管の一部であり気道の一部でもある．咽頭においても加齢により粘膜上皮は薄くなり，粘膜全体が萎縮する．また上咽頭の多列線毛上皮では，線毛の減少・消失がみられるようになる．粘膜上皮下の結合組織中の混合腺および粘液腺も加齢に伴い萎縮し，機能が低下する．咽頭外壁は咽頭収縮筋で構成されるが，これらの筋の収縮力が衰退し，嚥下時の食塊移送能が減退し，咽頭に食物が残留しやすくなったり，窒息，誤嚥の危険性が高くなる．

5) 摂食嚥下機能の変化

摂食嚥下機能とは，水分や食べ物を口の中に取り込んで，咽頭から食道・胃へと送り込む機能である．高齢者では，加齢とともに歯の欠損，舌の運動機能低下，咀嚼能力の低下，唾液分泌の低下，口腔感覚の鈍化，味覚の低下などが生じて，摂食嚥下障害が生じる[*4]．

6) 口腔がん発症の増加

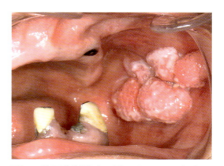

日本では口腔がん患者は70歳代が一番多く，次いで60歳代，50歳代の順で高齢者が多い（図1）．今後，高齢者の増加により高齢の口腔がん患者がさらに増加することが予想されている．要介護高齢者や重度の慢性疾患を有する高齢者が増加し，これら高齢者は歯科を受診する機会が減少することが多い．そのため口腔がんの発見が遅れるケースも多い[*5]．

図1 訪問歯科診療で発見された口腔がん

[*4] 摂食嚥下機能障害

高齢者では咀嚼の進行に伴う舌側への食物の移動が若年者より遅く，咀嚼粉砕能力も低下することから，その代償のために，咀嚼時間延長，嚥下までの咀嚼回数増加などがみられる．喉頭の位置も下降することが多く（特に男性），嚥下時の喉頭挙上が不十分となり，誤嚥しやすくなる．さらに，咽頭の収縮力も低下し，咽頭に唾液や食物が残留しやすくなり，誤嚥を起こしやすくなる．

[*5] 口腔がんの早期発見

要介護高齢者や重度の慢性疾患を有する高齢者では口腔がんに対する治療も制限されることが多い．口腔がんは，その進行により，摂食や会話，審美性を著しく障害し，QOLと尊厳を大きく損なうことから，早期発見・早期対応が重要である．訪問診療など限られた環境，姿勢や開口の制限などから，口腔内の診察が十分行えないなど困難な場合も多いが，高齢者の歯科診療の場合には，主訴だけにとらわれることなく，口腔粘膜など，口腔内全体の診察を行わなければならない．

1 老年（高齢）者への対応　179

2 要介護者への対応

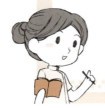

渡邊 裕

I 要介護者とは

1 要介護とは

1)"要介護"の諸定義 〔http://www.mhlw.go.jp/topics/kaigo/nintei/gaiyo4.html より〕

(1)「要介護状態」の定義（介護保険法第7条第1項）

　身体上または精神上の障害があるために，入浴，排泄，食事などの日常生活における基本的な動作の全部または一部について，厚生労働省令で定める期間にわたり継続して，常時介護を要すると見込まれる状態であり，その介護の必要の程度に応じて厚生労働省令で定める区分（要介護状態区分）のいずれかに該当するもの（要支援状態に該当するものを除く）をいう．※厚生労働省令で定める期間：原則6カ月．

(2)「要介護者」の定義（介護保険法第7条第3項）

　①要介護状態にある65歳以上の方（第一号被保険者）

　②要介護状態にある40歳以上65歳未満の方で，政令で定められた特定疾病により要介護状態になった方（第二号被保険者）

(3)「要支援状態」の定義（介護保険法第7条第2項）

　身体上もしくは精神上の障害があるために入浴，排泄，食事などの日常生活における基本的な動作の全部もしくは一部について厚生労働省令で定める期間にわたり継続して常時介護を要する状態の軽減もしくは悪化の防止に特に資する支援を要すると見込まれ，または身体上若しくは精神上の障害があるために厚生労働省令で定める期間にわたり継続して日常生活を営むのに支障があると見込まれる状態であって，支援の必要の程度に応じて厚生労働省令で定める区分（要支援状態区分）のいずれかに該当するものをいう．※厚生労働省令で定める期間：原則6カ月．

(4)「要支援者」の定義（介護保険法第7条第4項）

　①要支援状態にある65歳以上の者

　②要支援状態にある40歳以上65歳未満の者であって，その要支援状態の原因である身体上または精神上の障害が特定疾病によって生じたもの．※政令で定めるもの（特定疾病）：施行令第2条．

2)要介護認定の手順

　「要支援」は要支援1と要支援2の2段階，「要介護」は要介護1から要介護5ま

***1 行為区分ごとの時間が表す行為**
直接生活介助：入浴，排泄，食事などの介助．
間接生活介助：洗濯，掃除などの家事援助など．
BPSD関連行為：徘徊に対する探索，不潔な行為に対する後始末など．
機能訓練関連行為：歩行訓練，日常生活訓練などの機能訓練．
医療関連行為：輸液の管理，褥瘡の処置などの診療の補助など．

***2 要介護状態区分等と要介護認定等基準時間との関係**
非該当：要介護認定等基準時間（以下同）25分未満．
要支援1：25分以上32分未満．
要支援2・要介護1：32分以上50分未満．
要介護2：50分以上70分未満．
要介護3：70分以上90分未満．
要介護4：90分以上110分未満．
要介護5：110分以上．

で5段階である．

①居住する市区町村の窓口または地域包括支援センターへ申請……本人，家族が申請．郵送でも可能．必要書類：「申請書」「被保険者証」「主治医意見書」

②調査員による訪問調査（市区町村の担当職員，あるいは委託を受けたケアマネージャーによる身体機能，認知機能などの調査）

③訪問調査結果による一次判定ソフトによる判定……申請者の「能力」にかかわる情報や，「介助の方法」および「障害や現象（行動）の有無」といった状態にかかわる調査結果を一次判定ソフトに入力する．これにより「行為区分ごとの時間*1」とその合計値（要介護認定等基準時間*2）が算出される．要介護認定は，申請者の状態像を数量化し，「介護の手間」を要介護認定等基準時間として推計し決定される．

④介護認定審査会……訪問調査による情報（調査員による訪問調査結果，一次判定結果，障害高齢者自立度，認知症高齢者自立度，および主治医意見書）が参考にされ，医療・福祉・保健に関する有識者によって構成された組織において，介護の要不要，および要介護状態の判定が行われる．

3）ADLとIADL

要介護認定以外で，要介護状態を表す指標としてはADL（日常生活動作．activities of daily living）とIADL（手段的日常生活動作．instrumental activities of daily living）がある．

① ADL（日常生活動作）：食事，排泄，整容，移動，入浴などの日常生活で基本的な行動（**表1**）．

② IADL（手段的日常生活動作）：買い物，家事全般，服薬管理，支払い手続き，趣味の活動など．

2 要介護者と口腔健康管理

1）介護が必要となる原因

高齢者が要介護となる主な原因には，認知症，脳血管疾患，骨折・転倒，高齢による衰弱などがある〔厚生労働省：平成28年国民生活基礎調査の概況〕．特に認知症は重度要介護状態の原因になることが多く，認知症患者は急増しており要介護者の増加が予想されている．また認知症患者の介護は介護者の負担が大きく，社会的問題にもなっている．生活習慣病である心臓病や糖尿病なども要介護状態につながる認知症や脳血管疾患発症のリスクを増大させるため注意が必要である．

脳血管疾患や骨折・転倒は，発症すると後遺症が残ったり寝たきりになる可能性が高く，症状が重度であると自宅での介護が困難となることも多い．これらに加え，加齢による心身機能の低下（高齢による衰弱）により介護が必要となる者が増えてきている．特に要支援状態になる原因が増えてきており，これを予防するために，フレイル予防や介護予防事業が地域包括ケアシステムや総合事業の中で実施されている．

表1 基本的 ADL（Barthel index）

1. 食事	10：自立．自助具などの装着可．標準的時間内に食べ終える 5：部分介助（たとえば，おかずを切って細かくしてもらう） 0：全介助
2. 車椅子からベッドへの移動	15：自立．ブレーキ，フットレストの操作も含む（非行自立も含む） 10：軽度の部分介助または患歯を要する 5：座ることは可能であるがほぼ全介助 0：全介助または不可能
3. 整容	5：自立（洗面，整髪，歯磨き，ひげ剃り） 0：部分介助または不可能
4. トイレ動作	15：自立．衣服の操作，後始末も含む．ポータブル便器などを使用している場合はその洗浄も含む 5：部分介助，体を支える，衣服，後始末に介助を要する 0：全介助または不可能
5. 入浴	5：自立 0：部分介助または不可能
6. 歩行	15：45 m 以上の歩行．補装具（車椅子，歩行器は除く）の使用の有無は問わない 10：45 m 以上の介助歩行．歩行器の使用を含む 5：歩行不能の場合，車椅子にて 45 m 以上の操作可能 0：上記以外
7. 階段昇降	10：自立．手すりなどの使用の有無は問わない 5：介助または監視を要する 0：不能
8. 着替え	10：自立．靴，ファスナー，装具の着脱を含む 5：部分介助．標準的な時間内，半分は自分で行える 0：上記以外
9. 排便コントロール	10：失禁なし，浣腸，座薬の取り扱いも可能 5：ときに失禁あり．浣腸，座薬の取り扱いに介助を要する者も含む 0：上記以外
10. 排尿コントロール	10：失禁なし，収尿器の取り扱いも可能 5：ときに失禁あり，収尿器の取り扱いに介助を要する者も含む 0：上記以外

点数が高いほど自立していることを示す．

［Mahoney, F.I. and Barthel, D.："Functional evaluation：the Barthel Index". *Maryland State Med. J.* **14**：61〜65, 1965. 日本老年医学会編：健康長寿診療ハンドブック．139, 2011. より］

*[3] 要介護高齢者と歯科疾患

要介護状態になると，日常における口腔清掃が十分に行えなくなり，歯科疾患に罹患する危険性が増加する．要介護高齢者のうち義歯治療，抜歯，う蝕治療，歯周病治療のうち，どれか1つでも必要と判断された者は69.6％で，そのうち緊急な対応が必要と判断された者は，それぞれ13.4％，8.5％，5.3％，12.4％であったとの報告がある．

2）要介護高齢者への口腔健康管理の重要性

　要介護高齢者は口の健康を保つために本人や看護・介護者が口腔のケアを行う以外に，歯科医師による口腔機能管理や歯科衛生士による口腔衛生管理が定期的に実施される必要がある．要介護高齢者では，本人の口の健康維持に対する意欲の低下や，運動機能，視覚，触覚，味覚の低下による口腔衛生管理能力の低下によって，健常者より口腔内が汚れやすく，歯科疾患に罹患しやすい[3]．さらに歩行や交通機関の利用が困難なため歯科医院を受診できなかったり，認知機能の低下や神経障害などにより症状が自覚されなかったり，症状を訴えられなかったりするために，歯科受診が遅れ，重症化することが多い．

　また脳血管疾患患者や重度認知症患者では，摂食嚥下障害を併発していることが多く，食事摂取ができず，低栄養状態になっている者も多い．低栄養は免疫低下もきたすことから，口腔内細菌の誤嚥を繰り返すことによって，重症の誤嚥性肺炎を発症し，要介護状態や死に至ることも多い．

　要介護高齢者では，片麻痺や円背などのため歯科治療時に姿勢保持が困難であったり，意識障害やコミュニケーションの障害などで開口保持であったりする場合も

表2 要介護高齢者における口腔健康管理に関するアセスメント項目

項　目	内　容
残存歯の状況	補綴装置，充塡物，欠損，う蝕・破折などの状態を観察
粘膜の状態	乾燥，汚染，付着物の有無，粘膜疾患の有無など
舌の状態	舌苔の付着状況，舌運動障害の有無，舌の位置など
摂食嚥下の状態	誤嚥の頻度，呼吸状態，湿性嗄声の有無，咀嚼運動の状態など
口腔ケア用品	歯ブラシ，歯ブラシ補助用具，口腔保湿剤，開口用器具などの用意はされているか，適正使用がされているか
介護環境（在宅）	主たる介護者の把握，在宅サービスの利用状況，歯科診療が受けられる経済状況であるか，要介護度の把握，主治医，訪問看護師，ケアマネージャーとの連絡・連携が取れているか
介護環境（施設）	施設職員の口腔ケア実施状況，介護職が行っているか，看護職が行っているか，それぞれの職種の役割が整理されているか

多く，健常者と同じように歯科治療を行うことが困難な場合が多い．また，重度認知症患者では，歯科治療の必要性が理解できず，治療に拒否を示す場合も多い．
　このように要介護高齢者は重度な歯科疾患に罹患しやすく，また治療が困難であるために，歯科医師・歯科衛生士による継続的な口腔健康管理が必要である．要介護高齢者への口腔健康管理に関するアセスメント項目を表2に示す．

Ⅱ　要介護高齢者の歯科診療上の注意点

1）問診内容の把握

　全身疾患がある要介護高齢者の歯科治療においては事前の医療情報の収集が必須である．医療情報とは全身疾患（病名，病状，病歴）や服用薬剤の情報（服用薬と用量，用法），アレルギーの有無などの情報である．しかし認知機能の低下などにより本人から聴取することが困難な場合には，家族など介護者や，歯科主治医，担当看護師や介護士から情報を収集する．

2）認知機能低下者に対する対応

　口腔衛生管理は歯科衛生士が専門性をもって必要な患者に実施するものであるが，患者もその必要性を十分理解し，協力する必要がある．しかし要介護高齢者の多くは認知機能が低下しており，意思の疎通が困難で，口腔健康管理の必要性が理解できず，セルフケアの手技の習得も困難な場合が多い．このような場合には，その日に行う指導管理内容を十分に計画し，準備したうえで，刺激の少ない静かな環境で，時間をかけ指導管理を行う必要がある．理解が得られなかったり，すぐに忘れてしまったりしても，根気強く繰り返し説明する．また術者は態度や声のトーン，大きさにも十分配慮し，要介護高齢者の反応をよく観察しながら患者の気持ちを把握するよう努めながら対応する．

2　要介護者への対応　　**183**

意思疎通が困難な患者の場合には家族や周囲の介護者などから，その患者の性格や癖，ケアに対する反応，ケアを受け入れたときの状況など情報を共有し，すべてのケアや支援が要介護者に快く受け入れられるよう努めることが大切である．

3）口腔清掃自立度の把握

　要介護高齢者の口腔清掃自立度を把握することは計画を立てるうえで必須であるが，個人差が大きい．口腔清掃自立度の評価には改訂 BDR 指標を用いる．この指標による評価項目は，歯磨き（brushing），義歯装着（denture wearing），うがい（mouth rinsing）の3つで，「自立」「一部介助」「全介助」の3段階で評価する．これらについてどこまで自立して行うことができるのかを把握する必要がある．

　自立度については，普段の状態を把握し，それに基づいて計画を立てる．歯科衛生士がいるときには自立できていても，それ以外のときは自立していなければ，口腔清掃状態を維持することは困難となる．そのため家族や介助スタッフに普段の様子を聞くことも大切である．また，口腔清掃状態の経過をみながら，普段の自立度を推測し，適宜管理計画を変更していく[*4]必要がある．

*4 口腔清掃の自立支援
　自立している項目については，できる限りセルフケアを行うよう指導するとともに，家族，介護者の理解と協力を得ながら，要介護者本人に残された能力を維持するよう配慮することが肝要である．これは要介護者の生活機能と意欲を維持することにつながる．

4）口腔周囲の感覚異常の確認

　要介護高齢者は脳血管疾患や糖尿病などの全身疾患の影響で，顔面や口腔周囲に麻痺や感覚異常が生じていることがある．口腔周囲に触れると，顔をそむけて嫌がる，または嫌な表情をする場合は，口腔周囲に異常感覚があり，痛みや過敏症状が生じている可能性が高い．口腔健康管理を行う際にこういった反応がある場合には，口腔周囲から遠い部分（掌や腕など）から声かけしながら触れていき，徐々に口腔周囲に近づくようにし，マッサージやストレッチなどで異常感覚の緩和，除去（脱感作）を行いながらアプローチする必要がある．

5）非経口摂取患者の口腔健康管理の留意点

　非経口摂取者の場合，食事や会話で口を動かす機会が減少していることが多い．口の動きや味覚や触覚などの刺激がなくなることから唾液の分泌が減少し口腔内は乾燥した状態になる．さらに廃用によって口腔周囲の筋肉が萎縮し，栄養状態の低下も伴って機能の低下が進行する．このような患者の多くは意識障害や認知機能の低下があることが多く，意思疎通が取れないことが多い．このような場合は，口腔ケアを行う前に唾液腺や口腔周囲の筋肉へのマッサージやストレッチを行い，廃用を予防する必要がある．これらは前述の脱感作や口腔内の異常感覚の緩和にもつながる．

　要介護高齢者にとって口腔清掃は口腔の健康管理に不可欠なものである．要介護者の口腔清掃では，歯や義歯に付着したプラークを除去するとともに，食物残渣や粘膜に付着した汚れも除去しなければならないときがある．患者の状態に適した器具・機材を選択する必要がある．

　要介護者の口腔清掃を行う際には誤嚥予防に対する配慮[*5]，すなわち水分や唾液の口腔外への排出が重要である．

*5 誤嚥防止
　吸引機能のあるブラシの使用は，ブラシヘッド部での水分や唾液などの吸引が可能となるため，誤嚥防止に有効である．給水機能により水を供給することによりプラークなどの除去が効果的に行え，また乾燥した口腔の清掃の際には不快感を軽減させることができる．

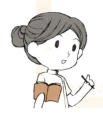

3 フレイル，オーラルフレイルおよび口腔機能低下症

I フレイル，オーラルフレイル，口腔機能低下症とは——老化に伴う身体・口腔機能の問題にかかわる新概念

1 フレイル

「フレイル」とは"frailty"（フレイリティ）の日本語訳である．これまでフレイリティの日本語訳は「虚弱」が使われてきたが，「加齢に伴って不可逆的に老い衰えた状態」といった印象があった．またフレイリティには，適切な対応をとることにより，再び健常な状態に戻るという可逆性があること，フレイリティがもつ多面的な要素（身体的，精神・心理的，社会的側面）を「虚弱」では十分に表現できないことを考慮して，2014年に「フレイル」を日本語訳とすることが提唱された[1]．また，これに伴いフレイルは，「高齢期に生理的予備能が低下することでストレスに対する脆弱性が亢進し，生活機能障害，要介護状態，死亡などの転帰に陥りやすい状態で，筋力の低下により動作の俊敏性が失われて転倒しやすくなるような身体的問題のみならず，認知機能障害やうつなどの精神・心理的問題，独居や経済的困窮などの社会的問題を含む概念」と定義された[*1]．

*1 フレイルの多面的要素

フレイルは，加齢に伴う心身の変化と社会的，環境的な要因（活動量の低下，社会交流機会の減少，身体機能の低下，筋力の低下，認知機能の低下，易疲労性や活力の低下，慢性的な管理が必要な疾患（呼吸器病，心血管疾患，抑うつ症状，貧血）に罹患していること，体重減少，低栄養，低収入，家族関係の問題など）が複合することにより生じるとされている．

2 オーラルフレイルおよび口腔機能低下症

2013年に「食（栄養）および口腔機能に着目した加齢症候群の概念の確立と介護予防（虚弱化予防）から要介護状態に至る口腔健康管理の包括的対策の構築に関する調査研究事業」において栄養（食/歯科口腔）から見た虚弱型フローの概念図（図1）[2]が提案された．この中で，高齢になると社会的な役割が少なくなり，身体機能の低下も伴って意欲が低下するようになる．このように，意欲の低下，栄養状態の悪化，全身の筋肉の減少，機能の低下を経て，最終的に生活機能障害に至るといった栄養（食/歯科口腔）から見た虚弱型フローの概念図（図1）の中で，口腔の機能低下は「オーラルフレイル」と表現され，2015年に日本歯科医師会が開催した『健康寿命延伸のための歯科医療・口腔保健 世界会議2015』の中で紹介され，『8020運動』に加えたオーラルヘルスプロモーションとして啓発活動が行われることになった．一方，2013年に日本老年歯科医学会が「高齢者の口腔機能低下を病名にできるか」というテーマでワークショップを開催した．その後も口腔機能低下の定義についての議論は継続されていたが，「オーラルフレイル」とともに，あるいは対比させ

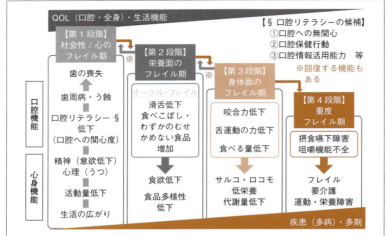

図1 生活機能障害に至るといった栄養（食/歯科口腔）から見た虚弱型フロー

[鈴木隆雄ほか：平成25年度老人保健健康増進等事業報告書．2016．より]

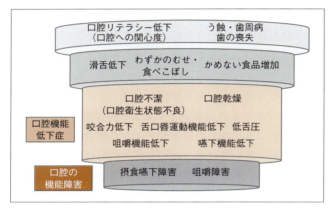

図2 老化による口腔機能低下

[日本老年歯科医学会学術委員会：口腔機能低下症の検査と診断—改訂に向けた中間報告，老年歯科医学，2018．より]

ながら「口腔機能低下症」の疾患概念と診断基準の確立が進められた．

　日本老年歯科医学会では，2016年に老化による口腔機能低下の診断基準についての学会見解を公開した[3]．オーラルフレイルは，わずかなむせや食べこぼし，滑舌の低下といった口腔機能が低下した状態を示すものであり，国民の啓発に用いる用語（キャッチフレーズ）である．一方，口腔機能低下症は，検査結果に基づく疾患名である．口腔機能低下症とオーラルフレイルは，どちらも重要な概念であり，オーラルフレイルの用語を用いて国民へ口腔機能に関心をもつことの重要性を啓発していくことが重要である．それにより高齢者が歯科医院を訪れて口腔機能低下症の検査を受けるということが一般的になることが望まれる．

　口腔機能低下症は，加齢だけでなく，疾患や障害などさまざまな要因によって，口腔の機能が複合的に低下している疾患であり，放置しておくと咀嚼障害，摂食嚥下障害となって全身的な健康を損なう（図2）．そのため，個々の高齢者の生活環境や全身状態を見据えて口腔機能を適切に管理する必要がある[*2]．

　口腔機能低下症は①口腔衛生状態不良（口腔不潔），②口腔乾燥，③咬合力低下，④舌・口唇運動機能低下，⑤低舌圧，⑥咀嚼機能低下，⑦嚥下機能低下という7つの状態を評価し，このうち3項目以上が認められた場合判定されることとなった．

*2 口腔機能管理加算
　2018年診療報酬改定で，口腔機能低下症に対する管理の評価として，口腔機能管理加算が新設された．

186　4章　老年（高齢）者および要介護者への対応

II フレイル，オーラルフレイル，口腔機能低下症の予防にかかわる歯科の役割

＊3 オーラルフレイルと食事

筋肉量の維持・増加を目的として，肉や魚といったタンパク質の摂取をすすめるだけでなく，咀嚼を促すために，脂肪の少ない赤身の肉や魚を，より咀嚼が必要な形態や調理法を含めて紹介することで，咀嚼回数を増やし，オーラルフレイルを改善することができる．また，咀嚼を必要とする食物繊維の多い野菜類の摂取を促すことも，咀嚼機能の改善だけでなく，便秘による食欲低下を改善し，かつ高齢者に不足しがちなビタミンの補給につながる．

日々の食事を通してオーラルフレイルを含めた身体的フレイルを予防・改善することは，高齢者の負担を増やすことが少なく，QOLを改善し，習慣化できることから，フレイル予防の最も重要な戦略の1つと考えられる．

フレイルの予防には，糖尿病や高血圧，心臓病，呼吸器疾患などの慢性疾患のコントロール，運動療法，栄養療法，感染症の予防などが挙げられる．運動療法は栄養療法とともに行う必要がある．

日頃から適度な運動やバランスのよい食事などにより栄養状態を維持するとともに，マスクや手洗いの徹底など，感染症を予防すること，口腔衛生状態を良好に保ち，誤嚥を防ぎ誤嚥性肺炎を予防することなどがフレイルの予防につながる．すなわちオーラルフレイルや口腔機能低下を予防・改善することでフレイルの予防につながるということになる．

オーラルフレイルや口腔機能低下の予防・改善には，ささいな"口の衰え"を早期に発見し，適切に評価して高齢者本人に問題として認識してもらうことが重要である．そして歯科治療などによって口腔内の痛みを除く必要がある．しかし，痛みが除かれ，喪失した歯の補綴が行われても，それだけでは悪化し，習慣化した食生活が改善することはほとんどない．義歯を装着しただけでは栄養状態は改善せず，口腔機能訓練や食事指導を行うことによって，栄養状態が改善したという報告がある[4,5]．

また，オーラルフレイルは容姿面への影響も大きく，精神・心理的フレイルや社会的フレイルに与える影響も大きい．そのためオーラルフレイル予防とそれを通した健康づくりを考えるうえでは，フレイルの多面性を考慮する必要がある．

栄養状態の改善によって全身のフレイルが改善することは明らかにされており，また，全身の健康状態が咀嚼能力の改善につながるという報告もある[6]．つまりフレイルとオーラルフレイルは，栄養を介して密接に関連しているものと考える[＊3]．

高齢者自身がささいな"口の衰え"に気づき，食事を通して口腔機能の低下を予防・改善し，自立した望む暮らしを意欲的に生涯続けられるよう支援するという視点を歯科関係者はもつ必要がある．またささいな"口の衰え"が口だけの問題でなく，全身の衰えと大きくかかわっていること，身体，精神・心理，社会といった多面性を持つフレイルに対して，口腔機能の維持改善だけでなく栄養，運動など包括的な介入が重要であることを，地域において検証し啓発していかなければならない．

References

1) 大内尉義：フレイルに関する日本老年医学会からのステートメント．https://www.jpn-geriat-soc.or.jp/info/topics/pdf/20140513_01_01.pdf 平成29年8月1日参照．
2) 鈴木隆雄ほか：平成25年度老人保健増進等事業「食（栄養）および口腔機能に着目した加齢症候群の概念の確立と介護予防（虚弱化予防）から要介護状態に至る口腔ケアの包括的対策の構築に関する調査研究事業報告書．2014.
3) 水口俊介ほか：高齢期における口腔機能低下—学会見解論文 2016年度版．老年歯科医学，**31**（2）：81〜99, 2016.
4) Milte, C.M. and McNaughton, S.A.：Dietary patterns and successful ageing：a systematic review. *Eur. J. Nutr.*, **55**(2)：423〜450, 2015.
5) Moynihan, P.J.et al.：Do implant-supported dentures facilitate efficacy of eating more healthily? *J. Dent.*, **40**（10）：843〜850, 2012.
6) Miura, H.et al.：Relationship between general health status and the change in chewing ability：a longitudinal study of the frail elderly in Japan over a 3-year period. *Gerodontol.*, **22**（4）：200〜205, 2005.

4 在宅歯科医療・訪問歯科診療における歯科衛生士の役割と注意点

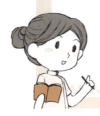

飯田良平

1 在宅歯科医療・訪問歯科診療とは

1）在宅医療とは

　在宅医療〔home medical care〕とは，「医師を中心とした医療者が通院困難な患者の居宅を訪問して診療を行うこと」であり，高齢者の診療においても，在宅医療は入院・外来医療と同等の第3の医療と位置づけられる[1]．

　在宅医療では，疾病の治癒を唯一の目標とせず，「生活に寄り添う医療」ともされ，対象となる主な患者は，病状が安定している慢性疾患をもつ通院困難な虚弱高齢者や通院困難な虚弱高齢者や終末期患者などである．

　在宅歯科医療とは，2016年に日本老年歯科医学会から出された「在宅歯科医療の基本的考え方」では，基本的には適応は，担当する歯科医師の裁量により患者ごとに判断するとしている〔www.gerodontology.jp/committee/file/homecare_20161204.pdf〕．診療形態には外来診療，病棟（入院）診療，そして訪問診療の選択肢があるので，患者ごとに判断する．対象患者は介護施設入所者，入院中，居宅などの患者で通院困難な者である．いずれも疾病や障害で決めるのではなく，心身の状態を個別に勘案して決定する．このため，終末期患者，認知症患者，ALSなどの難病患者も含まれる．

　また在宅歯科医療は歯科診療の提供のみを目標とせず，患者の生活の場でのケア介入およびリハビリテーションを含む生活のサポートという視点で提供されるべきものであるとしている．口から食べること，コミュニケーション手段として話すことをサポートするものである．

2）訪問歯科診療（歯科訪問診療）とは

　医療保険関連では「歯科訪問診療」とされている．歯科訪問診療とは，「何らかの身体的理由により病院や診療所を受診することができない患者に対し，その患者の居所に歯科医師が出向いて診療を行うこと」[2]である．「通院困難」という解釈は，歯科診療報酬では，「疾病，傷病のため通院による歯科治療が困難な患者」とされ，日本歯科医学会による歯科訪問診療における基本的考え方（2004年）[3]では，「寝たきりの状態の者のみならず，心身障害の状態等が医学的に困難な者も含まれる」とされている．突発的な症状などに対して，依頼時のみ訪問し応急的処置を行う「往診」と，診療方針に基づき計画的に治療，予防的措置や指導を行う「訪問診療」に分けられる．しかし歯科では，2016年現在では，保険制度上，両者を分けて考えていない．

3）要介護高齢者の歯科的対応の必要性と社会的背景

　要介護高齢者ではさまざまな口腔の疾患に罹患するが，身体的・社会的問題とも合わさり，歯科治療の必要性を有しながらも歯科受診につながらないのが現状である[4]．また，「老老介護」や「独居高齢者の増加」などの背景もあり，社会的，精神的にも負担が大きくなるケースも増えていくことが想像される[5]．

　介護が必要になった原因では，「脳血管疾患」や「認知症」「衰弱」が多いため【←4章 -2：181 頁参照】，窒息や誤嚥，摂食嚥下障害に留意することや，抗凝固薬，ビスホスホネートなどの骨吸収抑制薬などの服用薬に注意すること，また家族をはじめとして，医療，福祉の関連職種とコミュニケーションを図ることが重要となる．

② 訪問歯科診療と歯科の役割

1）一般治療

　義歯調整や口腔衛生管理への処置依頼が多く，動揺歯の抜歯や粘膜疾患など，種々の依頼に対応する．人工呼吸器，在宅酸素療法，膀胱バルーンカテーテルなどの使用，中心静脈栄養，胃瘻などによる栄養療法中の患者では，診療ポジションの制限も生じる．相互が安全で負担が少なく実施できるポジションを検討する．嚥下障害があれば誤嚥に配慮したベッドのギャッジアップ，頸部屈曲・回旋などのポジショニングや，吸引器による口腔咽頭吸引なども必要となる．

2）居宅療養管理指導

　介護保険制度の居宅サービスの１つであり，治療を行うものではない．病院，診療所または薬局の医師，歯科医師，薬剤師，歯科衛生士，管理栄養士，保健師，看護師が自宅を訪問して行う療養上の健康管理および保健指導である[2]．歯科医師は定期的な歯科医学的管理のもと，患者や家族に対して指導や助言を行う．歯科衛生士は歯科医師の指示のもとに口腔内の清掃，義歯の管理，また摂食嚥下機能に関しての指導や助言などを行う．

3）周術期口腔機能管理【← 5章 -2：198 章参照】

　外科的手術後の誤嚥性肺炎などの合併症の軽減を目的に，周術期口腔機能管理計画のもとに実施される．病院内に歯科のある割合は全体の 26.3％であり，入院患者に緊急に歯科治療が必要となった場合の対応は，院外歯科医師が対応（65.5％）という報告もある[6]．そのため病院歯科の充足が期待されるとともに，歯科標榜のない病院においては，訪問診療での対応が期待される．

4）摂食嚥下機能評価と摂食機能療法

　摂食嚥下障害を有する患者では歯科的問題を有することが多い．在宅や施設だけでなく，急性期病院をはじめとする医科病院からも，訪問診療による摂食嚥下機能評価と，それに対する訓練や指導（摂食機能療法）の依頼が増えている．

5）退院時カンファレンス

　退院後に在宅での療養を行う患者に対して，サポートする在宅主治医・看護師・薬剤師・介護支援専門員・リハビリテーション専門職などが参加してカンファレンス（退院時共同指導）が実施される．連携する歯科診療所の歯科医師もしくは指示を受けた歯科衛生士が参加して療養上必要な説明および指導を行う．

3 訪問歯科診療の流れと歯科衛生士の役割[7]（図1）

1）訪問診療の依頼

　依頼は本人や家族の他，主治医や在宅訪問看護ステーションやケアマネジャーなど，さまざまである．基本的には書面で情報提供を受けるが，急を要する場合には電話でのやりとりを行い，当日現場で診療依頼や情報提供書を受け取ることもある．やりとりの記録は診療録（電子カルテなど）に時間と内容を記しておく．患者や家族からの依頼であれば，ケアマネジャーや在宅医など関連職種に情報を伝達するようにする．

2）準備

（1）予備診査（予診）

　訪問診療では過不足なく機材を準備することが重要となるため，必要に応じて診療に先立ち訪問先に出向き，診察と情報の収集を行う．

　駐車場の有無や，重い機材の搬入路の確認，また介護者が認知症で情報の確認や伝達が困難であることなど，実際の訪問診療に関する問題点を把握する．

（2）情報の収集と分析

　医療や介護，患者にまつわる情報の収集と分析を行う．主治医に現在の状態，血液検査所見，与薬内容などについて照会する．また経管による栄養管理（経鼻・胃瘻・点滴）の有無，神経・筋疾患者における人工呼吸器使用の有無や，ステロイド薬の服用，動きのよい時間や悪い時間があるかなど，歯科処置や口腔衛生管理を実施するうえで必要となる情報を収集する．照会によって得られた医学的情報を分析し，目的とする処置や口腔衛生管理が安全にかつ適切に実施できるか検討する．

3）訪問診療

（1）診療方針の立案

　情報の収集と分析を行い，さらに社会的，経済的など種々の「条件」も加味して，訪問診療の提案を患者に行う．認知機能の低下により判断が行えない患者もいるが，基本的には患者の希望が最優先され，家族の理解も得て「診療方針」は決定される[7]．この診療方針の大きな柱に基づいて実際の治療計画が立案される．

　必要に応じ高次医療機関との連携を行うことも説明する．また難病や終末期の人などでは，急変時の救急救命処置を行うかどうかという問題もある．

190　4章　老年（高齢）者および要介護者への対応

(2) 処置
①処置の場所
複数名の「相部屋」などでは，騒音や粉塵に配慮し「処置室」を借りて行うこともある．流しのない居室では義歯の洗浄が不便である．また電源や衛生面なども考慮して処置場所を選択する．

②処置（アポイントメント）時間
処置の時間は，デイサービスや各種サービス，また入院中であればCTやMRIなどの画像検査，処置，リハビリテーション，食事，胃ろうの注入時間なども考慮する．処置内容により主治医や担当看護師の同席が望ましい場合にはその旨説明を行い同席してもらう．

③感染対策
外来と同様に標準予防策が基本となる．菌やウイルスなどを外から持ち込まないように診療衣や器材の衛生を確認し，手指の消毒やマスクの装着に努める．歯科医師や歯科衛生士単独の訪問では，術者が周囲器材や設備を触ることが多くなるため，術者と診療補助者を明確に分けて汚染物質の拡散に注意することが望ましい．

④関係者への挨拶と治療内容の説明
病院や施設では病棟ナースステーションや医務室に立ち寄り挨拶を行い，患者の「ここ数日の体調の変化」などを確認し，こちらの処置内容をあらためて伝達する（図2）．

⑤診療体位
患者・術者ともに安全で負担が少ないこと，誤嚥に対する頸部の角度や吸引器具の準備に配慮し体位を設定する．

⑥バイタルサインの確認
血圧計やパルスオキシメーターを備え，術前から術後までの変化に注意する．歯科衛生士は一般的な診療補助の他，モニタの監視，頭頸部の固定，口腔咽頭吸引などにも配慮を行う（図3）．

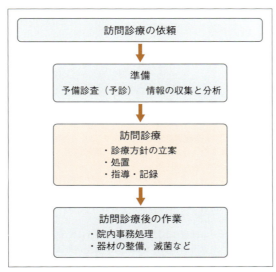

図1 訪問診療の流れ
［東京都福祉保健局：東京都8020運動推進特別事業「はじめての在宅歯科医療」要介護者へ歯科医療が出来ること（改訂版），2017．より］

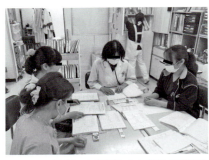 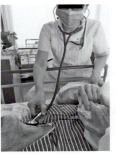 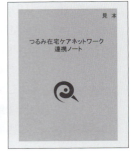

図2 歯科医師，歯科衛生士と高齢者福祉施設の嘱託医および看護師との事前打ち合わせ

図3 歯科衛生士による口腔の衛生管理実施前の頸部聴診（痰や唾液の貯留の確認）

図4 在宅医療連携のための連絡ノート（例）

(3) 指導・記録

　侵襲の大きな処置の後や観血処置後の注意点など，必要に応じて説明や指導を行う．基本的には書面でわかりやすく記録する．看護師やワーカーは交代制であり，口頭での伝達では正確に伝わらないため，必要に応じ電子カルテや看護記録などに記載する．在宅患者の情報共有のための「連絡ノート」などもある（図4）．

4) 訪問診療後の作業

(1) 院内事務処理

　院内スタッフ間で情報の共有を行う．また居宅療養管理指導や訪問歯科衛生指導などの書類を記録・整備して，ケアマネジャーなどの関係者へ情報提供を行う．

(2) 器材の整備，滅菌など

　現場では十分な消毒作業の場所や時間がないので，診療所に戻り機材の片付けや消毒・滅菌作業を完了する．ポータブルユニットや機材の取っ手なども汚染されているので清掃を行う．

References

1) 日本老年医学会編：高齢者の介護と在宅医療．老年医学系統講義テキスト．300～301，西村書店，東京，2013．
2) 櫻井　薫：訪問歯科診療．老年歯科医学用語辞典 第2版（日本老年医学会編）．西村書店，東京，265～266，2016．
3) 日本歯科医学会による歯科訪問診療における基本的考え方（2004年）
4) 日本老年歯科医学会：平成28年度版老人保健増進等事業報告書「介護保険施設における歯科医師，歯科衛生士の関与による適切な口腔衛生管理体制のあり方に関する調査研究」報告書．248，2016．
5) 平成30年度版高齢社会白書（内閣府）：第1章高齢化の状況．第2節高齢期の暮らしの動向．2．健康・福祉（2）65歳以上の者の介護．2018．
6) 日本歯科医師会，日本歯科総合研究機構：病院でのチーム医療における歯科の係わりに関する調査結果（平成23年3月）．2011．
7) 菅　武雄：診療の流れ．高齢者歯科診療ガイドブック（下山和弘ほか編，日本老年歯科医学会監修）．口腔保健協会，東京，2010．9～13．

5章

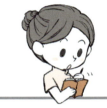

チーム医療・連携医療および周術期口腔機能管理

チーム医療・連携医療における歯科衛生士の役割

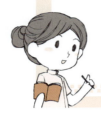

山内智博

1 歯科衛生士制度

　歯科衛生士のチーム医療・医療連携での役割を示すためには，歴史的な背景を理解することが重要である．現在の連携は，それを獲得するに至った努力のうえに成り立っており，避けては通れない事項である．現在，歯科衛生士の業務として，「歯科予防処置」「歯科診療の補助」「歯科保健指導」の3つが挙げられる．

　歯科衛生士は，昭和23（1948）年の歯科衛生士法制定・公布によって新しい職種としてスタートした．これは，昭和22（1947）年の保健所法の改正により保健所の業務に「歯科衛生」が追加され，その担い手として育成していくこととなったのが始まりである．しかし当初は，多職種連携などとはほど遠く，「歯科医師の直接の指導の下に，歯牙及び口腔の疾患の予防処置として，歯牙露出面・歯茎の縁下付着物，沈着物を機械的操作により除去すること，歯牙及び口腔に対しての薬物塗布を行うこと」すなわち「歯科予防処置」だけにとどまっていた．

　「歯科診療の補助」については，昭和30年の歯科衛生士法の改正から第二条2に明文化されるまでは，看護師・准看護師の業務とされていた．また「歯科保健指導」にいたっては，平成元（1989）年の改正において歯科衛生士として「歯科衛生指導」を行うことができる旨の明文化がなされ，現在の歯科衛生士の三大業務が確立したのである[1]．

2 チーム医療の推進

1）チーム医療における歯科衛生士

　現在，歯科衛生士はさまざまな医療の現場で必要とされており，厚生労働省は平成22（2010）年に報告した『チーム医療の推進について（チーム医療の推進に関する検討会 報告書）』で歯科衛生士の参画について言及し[2]，特に口腔ケアチームへの参画が具体例として示されている．ちなみに同報告では，チーム医療を「医療に従事する多種多様な医療スタッフが，それぞれの高い専門性を前提に，目的と情報を共有し，業務を分担しつつも互いに連携・補完し合い，患者の状況に的確に対応した医療を提供すること」が一般的に理解されているとしている．厚生労働省も歯科衛生士の専門性を活かした医療への参画について期待しているのである．

　一方，チーム医療推進協議会は，歯科衛生士の参加すべきチームはさらに拡大して，医療安全管理チーム，呼吸ケアサポートチーム，摂食嚥下チーム，栄養サポートチー

表1　歯科衛生士の就労場所別人数

	総　数	保健所	都道府県市町村	病　院	診療所	介護老人保健施設	事業所	歯科衛生士学校または養成所	その他
令和　2 (2020) 年	142,760	671	2,130	7,029	129,758	1,259	301	1,006	607
平成 30 (2018) 年	132,629	646	2,220	6,629	120,068	1,282	283	963	538
平成 28 (2016) 年	123,831	672	2,082	6,259	112,211	955	317	873	462
平成 26 (2014) 年	116,299	648	2,070	5,882	105,248	482	530	854	585
平成 24 (2012) 年	108,123	631	2,033	5,210	98,116	366	522	786	459
平成 22 (2010) 年	103,180	615	1,978	4,818	93,824	244	488	749	464
平成 20 (2008) 年	96,442	615	1,918	4,536	87,446	241	495	703	488
平成 18 (2006) 年	86,939	518	1,751	4,217	78,519	173	464	685	612

［厚生労働省：衛生行政報告より］

ム，糖尿病チーム，緩和ケアチームであるとしている[3]．このように，多領域・多（他）職種から，歯科衛生士のチーム医療への参画が望まれている．

　また，超高齢社会を迎えた現在，在宅医療，入院医療，介護医療分野において，特に口腔のケアを含めた口腔管理は不可欠な診療行為として認識されている．歯科衛生士の多（他）職種連携の機会は摂食嚥下機能訓練，周術期口腔機能管理，緩和ケア，在宅診療とさまざまな分野となっている．そして歯科衛生士の役割は，歯科医療の役割の変化とともに変化・拡大してきている．実際，歯科衛生士の就労場所の推移からみても，介護老人施設が平成18 (2006) 年から令和2 (2020) 年までに7倍以上の増加を示しているなど，診療所就労より高い増加傾向があった（**表1**）．

2) 歯科疾病構造の変化と歯科衛生士

　ここで重要なのは，歯科医療の疾病構造の変化も考慮していく必要があることである．**図1**に示すように，平成元 (1989) 年から平成28 (2016) 年までの平均う蝕数をみると，3歳時2.9本であったが0.54本に，12歳時は4.3本から0.84本へと，それぞれ減少しているように，若年者のう蝕の罹患は激減している．これに伴い歯科医療は，これまでのう蝕処置や補綴処置などの形態修復を主にした医療から，口腔機能の向上に主眼を置いた医療へと変革を余儀なくされてきている．その中核を担うのが口腔機能管理であり，歯科衛生士が培ってきた歯科医療技術である．また，平均寿命の延長により歯科に求められる診療内容は激変し重要度を増しており，その主な内容は口腔内環境悪化の予防と維持へと移りつつある．

　一方，歯科衛生士法についても，平成26 (2014) 年に「歯科医師の直接の指導」から「歯科医師の指導」に改められた．これにより活躍の場が広がり，歯科衛生士の技術が，特に口腔管理の自立が困難な，病院，介護施設，居宅などさまざまな状況におかれた患者に対して提供される布石となっていくのである．そして，さまざまな施設の中で活躍していくためには，多（他）職種との連携すなわちチーム医療が必要不可欠となるのである．

1　チーム医療・連携医療における歯科衛生士の役割

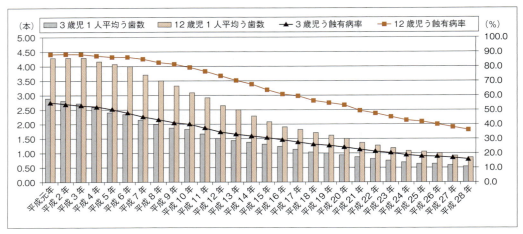

図1　3歳児，12歳児の1人平均う歯数・う蝕有病率の年次推移

　3歳児の1人平均う歯数は，2.90本（平成元〈1989〉年）→ 0.54本（平成28〈2016〉年），う蝕有病率は，55.8%（平成元年）→ 15.8%（平成28年）と年々減少．
　12歳児の1人平均う歯数は，4.30本（平成元〈1989〉年）→ 0.84本（平成28〈2016〉年），う蝕有病率は，88.3%（平成元年）→ 35.5%（平成28年）と年々減少．
　3歳児：平成25年度まで；母子保健課・歯科保健課調べ，平成26年度以降；地域保健・健康増進事業報告，12歳児：学校保健統計調査（文部科学省）．
　［厚生労働省医政局歯科保健課歯科口腔保健推進室：う蝕罹患の現状．歯科口腔保健の推進に係るう蝕対策ワーキンググループ資料，2018．より］

3　歯科衛生士がチーム医療を進めるためには

　歯科衛生士が多職種の活動する施設，環境の中でチーム医療の一員としての立場を確立していくためには，歯科衛生士の介入で患者に対し何ができるのかをチーム構成メンバーに示す必要がある．提供できる医療の内容は，口腔のケアを主とした口腔環境管理である．これにより他の職種に対してどのようなメリットがあるのかを示すということである．

　"口腔ケア"とは，「口腔の疾患予防，健康保持・増進，リハビリテーションによりQOLの向上をめざした科学であり技術です．具体的には，検診，口腔清掃，義歯の着脱と手入れ，咀嚼・摂食・嚥下のリハビリ，歯肉・頰部のマッサージ，食事の介護，口臭の除去，口腔乾燥予防などがあります」と示されている（日本口腔ケア学会）[4]．このような内容について，患者に対して歯科衛生士による専門的口腔機能管理がいかに必要であるかを施設内の研修会などで積極的に提示していく必要がある．

　また，チーム医療では対象となる患者について病状などの情報共有が不可欠であり，口腔を担当する歯科衛生士も例外ではない．藤田らはチーム医療において歯科衛生士に不可欠な事項として，①他職種との共通言語の理解，②他職種との適切なコミュニケーション，③患者の全身状態の情報共有，④職種による業務分担の確立，⑤多分野の知識をあげている[5]．

　また，藤田らは同時に，他職種から歯科衛生士に求められるニーズとしては，①

普及型の口腔衛生管理に関する教育，情報および具体的方法の提供，②専門的口腔機能管理の提供，③口腔内状況の情報提供があると述べている[5]．

その一例として，野口らは，歯科衛生士養成機関の一部において，異なる専門職種や機関が協働して連携を行う目的で専門職連携教育（interprofessional education：IPE）を取り入れており，看護学科，理学療法学科，作業療法学科，社会福祉学科，健康開発学科（臨床技術科学専攻，口腔保健科学専攻，健康行動科学専攻）の 432 名の学生を対象として IPE を行ったところ，口腔保健科学専攻学生の他職種に対する肯定的な意識は有意に向上したとしている[6]．また吉田らは，大学教育の中で，基礎医学の分野については 5 学部共通の講義としており，他職種との連携と協働の観点から，相互理解を深めるように配慮していると報告している[7]．

References

1) 「歯科衛生士のあゆみ」編纂委員会：歯科衛生士のあゆみ—日本歯科衛生士会 60 年史．日本歯科衛生士会，東京，18〜32，2012．
2) 厚生労働省：チーム医療の推進について（チーム医療の推進に関する検討会 報告書）．http://www.mhlw.go.jp/shingi/2010/03/dl/s0319-9a.pdf
3) チーム医療推進協議会（日本理学療法士協会内）：チーム医療を詳しく知る．http://www.team-med.jp/archives/specialist/jdha
4) 日本口腔ケア学会：口腔ケアとは．http://www.oralcare-jp.org/about/index.html#intro
5) 藤田恵未ほか：私たちが担う！「専門的口腔ケア」アドバンス編歯科衛生士のチームアプローチ．デンタルハイジーン，**35**：1112〜1115，2015．
6) 野口有紀ほか：歯科衛生士教育機関の学生における専門職連携教育（IPE）に対する認識．静岡県立大学短期大学部研究紀要，**29**：25〜31，2015．
7) 吉田 隆ほか：大学課程における歯科衛生士養成教育．歯科学報，**112**：457〜461，2012．

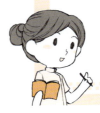

2 周術期における（ICUを含む）口腔機能管理

吉岡昌美

1 周術期口腔機能管理とは

　周術期とは「入院，麻酔，手術，回復といった，術中だけでなく手術の前後も含めた一定の期間」をいう．周術期における口腔管理は，2000年頃から国内の医療機関において先駆的な取り組みが始まっていたが[1]，2012年度の診療報酬改定により「周術期口腔機能管理」に関連する保険点数が新設されたことを機に，全国的に浸透してきた．同時に，術後合併症の発症率の低下，在院日数の短縮など周術期口腔機能管理の効果を示すエビデンスも蓄積されつつある[2,3]．

　周術期口腔機能管理は主に，感染防御，栄養サポートの2つの側面において非常に重要である（図1）．治療前には十分な食事が取れる環境を整え，手術に備えて基礎体力，免疫能を向上させること，手術直前には術後問題となる病原体のコントロールを強化し，感染リスクを低減すること，また治療により起こる口腔内合併症の症状を緩和することで治療を妨害する要因を少なくし，治療遂行をサポートして全身状態の回復に寄与することが口腔管理の意義といえる．つまりは，治療前から治療中，治療後に至るまでのどの段階においても，感染防御と栄養サポートを通じて患者のQOLの維持向上に役割を果たすことこそが周術期口腔機能管理の意義であり目的である．

　ところで，周術期口腔機能管理は，入院患者を対象とした病院スタッフによる口

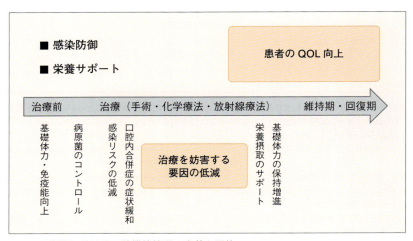

図1　周術期における口腔機能管理の意義と目的

腔管理としてとらえられがちである．しかしながら，わが国で歯科部門を有する病院は2割に届かず（令和2〈2020〉年厚生労働省医療施設調査），歯科部門をもたない病院における周術期口腔機能管理の担い手は，地域の歯科診療所の歯科専門職であることを忘れてはならない．また，歯科部門をもつ病院において周術期口腔機能管理が開始された場合であっても，入院前（術前）に必要な歯科治療や，退院後の継続的な管理を行うのは地域歯科診療所であることも多く，地域歯科診療所で働く歯科衛生士も周術期口腔機能管理を十分理解しておく必要がある．

2 周術期口腔機能管理の留意点

*¹VAP
気管挿管後の人工呼吸器管理により発症する肺炎〔人工呼吸器関連肺炎．ventilator-asssociated pneumonia：VAP〕をいう．
集中治療領域における重大な感染症の1つであるが，VAP予防に口腔衛生管理が有効であることが報告されている[4]．

周術期口腔機能管理，特に気管挿管による人工呼吸管理のもと全身麻酔下で手術を行う患者の周術期口腔機能管理において行うことは，口腔由来の感染症（特に人工呼吸器関連肺炎：VAP*¹）の予防のための専門的口腔清掃と，口腔内偶発症の予防と治療である．

気管挿管は鼻腔から気管に管を挿入する場合（経鼻挿管）と，口腔から挿入する場合（経口挿管）がある．医科の外科手術は通常は経口挿管で行われるが，口腔外科領域の外科手術では術野の確保や咬合のため経鼻挿管が用いられる．挿管患者の口腔衛生管理を担当する歯科衛生士は挿管チューブの構造や咽頭喉頭部の解剖学的構造について熟知しておく必要がある（図2，3）．

1）アセスメント時の留意点

前述のように，周術期口腔管理の主目的は感染防御とリスク管理であるが，第一に行うべきは，患者の全身状況および口腔内のアセスメントである．全身状態に関連して特にチェックすべき項目を表1に，口腔内のアセスメント項目を表2に示す．

化学療法患者の場合は，骨髄抑制による出血や感染のリスクを勘案したうえで，口腔清掃の手法を検討する必要がある【← 5章-3：204頁参照】．一般に歯科処置を安全に行うための目安は，血小板40,000～50,000/μL，白血球2,000/μL（好中球1,000/

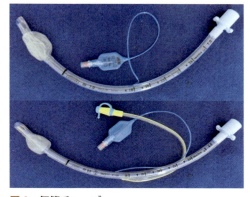

図2　気管チューブ
　上：カフ気管チューブ，下：カフ上部吸引ポート付きチューブ．

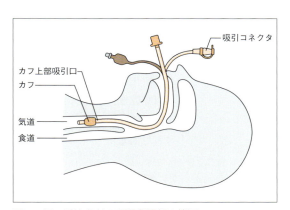

図3　経口挿管患者の咽頭喉頭部の状況

表1 口腔機能管理を行ううえで特にアセスメントすべき項目

1. どんな治療を受けたか，それによる影響の程度は？
・手術による顎欠損などの形態的変化 ・顎顔面に照射野を含む放射線治療 ・嚥下障害，口腔乾燥，顎骨壊死

2. 出血や感染リスクはどうか？
・重症粘膜炎 ・骨髄抑制の程度（白血球減少，血小板減少）

3. 副作用に特に留意すべき内服薬，注射薬はないか？
・経口用抗がん薬（TS-1，UFT，シスプラチンなど） ・骨吸収抑制薬（ビスホスホネート製剤，デノスマブ） ・抗血栓薬（ワルファリン，ダビガトラン，リバーロキサバンなど）

表2 口腔内のアセスメント項目

1. 口腔内の汚れ	4. 歯の状況
・汚れの量，部位（範囲） ・汚れの質（痰，プラーク，食渣など） ・舌苔 ・口臭	・動揺 ・疼痛（冷水痛，咬合痛，自発痛など）
2. 唾液分泌・口腔乾燥	**5. 義歯の使用状況**
・口腔内の粘つき，泡状唾液 ・食事や会話のしにくさ	・使用状況，保管状況 ・調整・修理の必要性
3. 歯肉・粘膜の状況	**6. 口腔機能の状況**
・炎症所見（浮腫・発赤・腫脹・疼痛） ・潰瘍，びらん，出血，排膿	・開口度 ・舌や口腔周囲筋の動き ・流涎

μL）以上とされているが，当日の検査値だけでなくその推移にも配慮して対応する必要がある．また，検査値が不明な場合は，リスクを考慮したうえで対応することも大事である．

投薬状況に関しては，現在の処方だけでなく，履歴のチェックも必要である．骨吸収抑制薬（ビスホスホネート製剤やデノスマブなど）の投与歴がある場合や，顎顔面に対する放射線治療歴がある場合など，将来の歯科治療方針にも影響を与えるものについては，患者自身にも注意喚起しておく必要がある．

口腔内の衛生状態は，普段のケアの出来具合を示しているだけではなく，口腔機能を間接的に示すものととらえることもできる．汚れが停滞している部位は周囲の筋の動きが悪い，もしくは感覚が麻痺している可能性が考えられ，粘膜が強度に乾燥している場合は口が動いていないあるいは常時開口している可能性が考えられる．

周術期患者に限ったことではないが，口腔清掃は，方法を間違えると，逆に感染リスクを上げてしまう可能性があることを肝に銘じる必要がある．たとえば，不用意にブラシで不潔物を掻き出すことによって病原体を咽頭部に飛散させてしまったり，免疫能の低下した患者の歯肉や粘膜を傷つけ菌血症を惹起してしまうといったことは起こりうることである．

誤嚥リスクを上げる要因としては，意識レベル低下，嚥下反射や咳反射などの低下，衛生状態を悪化させる要因としては，経鼻胃管チューブの留置，常時開口による口腔乾燥，唾液分泌低下や口腔機能低下（食事や会話をしないこと）による自浄作用低下などがあり，気管挿管患者は必然的にそれらのリスクが高い患者と認識すべきである．

2）専門的口腔清掃時の留意点

アセスメントを行った後，全身状態に配慮しながら専門的口腔清掃を行う．口腔内の不潔物の質と量，部位によりケア用品を選択する．たとえば，歯面の汚れに対しては歯ブラシや歯間ブラシ，舌苔であれば舌ブラシや粘膜ブラシ，軟毛タイプの

表 3　気管挿管患者に対する標準的な口腔清掃の流れ

1. 環境整備：痰の吸引やカフ圧調整など，全身状態確認，体位調整
2. 口腔内観察：口腔内を観察し，異常がないか確認
3. 口腔内湿潤・清拭
4. 歯の刷掃および舌・粘膜ケア
5. 口腔内液吸引および保湿剤塗布
6. ケア後の環境調整：挿管チューブ，全身状態確認
7. 記録と片づけ，看護スタッフへの申し送り

歯ブラシを使うとよい．粘膜ケアにはスポンジブラシや湿らせたガーゼや綿棒などを使う．

　口腔清掃の基本は「汚れが取れて，歯や粘膜を傷つけないこと」であるが，経口摂取していない患者の場合は粘膜ケアにより口腔内の保清と保湿を行うことに重点が置かれる．具体的なケアの手法については対象者の状況によって変わるため，ここでは述べないが，少なくとも挿管患者の口腔清掃を行う際には，必ず現場の担当看護師らと連携を取り，バイタルサインなどを確認しながら患者に過剰な負担を強いない範囲にとどめるべきである．ICU などでは，一般病棟と比べて看護師による口腔のケアの介入頻度や時間を増やしてもらうことも期待できるため，日常的なケアの手法についても積極的に申し送りしておくとよい．

　気管挿管患者の口腔清掃の手法については，各施設，各実施者によって方法が異なり，わが国で標準化された手順は存在していなかった．そこで一般社団法人日本クリティカルケア看護学会は一般社団法人日本集中治療医学会と共同して 2014 年から気管挿管患者の口腔ケアの実践ガイドの策定に着手し，2021 年 2 月に『気管挿管患者の口腔ケア実践ガイド』として VAP 予防を主目的とした口腔ケアの標準的方法を示している．これにも記されているように，実践ガイドはあくまでも基本的な手順を示したものにすぎない．気管挿管患者に対する標準的な口腔清掃の流れを**表 3** に示す．

③　周術期口腔機能管理に関連する合併症

1）誤嚥

　全身麻酔手術後は，呼吸機能の一時的な低下や術前からの絶飲食，気管挿管や経鼻挿管，バイトブロックなどの異物の留置など，口腔内の細菌を誤嚥することによる術後肺炎の発症リスクが高くなる．意識レベルの低下した状態では，細菌を含む少量の唾液や上気道の分泌物をムセや咳き込みなどの症状を呈さず誤嚥する不顕性誤嚥に注意が必要である．特に，周術期患者は口腔内の自浄作用が働かず，原疾患や手術による侵襲のために低栄養であることも多いため，健康な人では問題にならないレベルの細菌の誤嚥でも肺炎を惹起する可能性がある．

　術後の挿管期間が長くなることや昏睡状態の患者では気管内での肺炎起炎菌の検出率が高くなることもわかっており，そのような高リスクの患者には特に周術期の口腔衛生管理が重要となる．

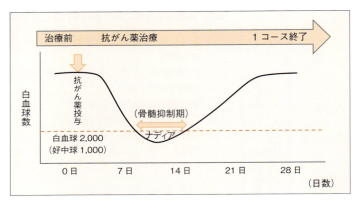

図4 化学療法による骨髄抑制の出現時期

2）白血球減少症，血小板減少症，貧血

　がん化学療法で用いられる薬剤の中には，重篤な副作用として骨髄抑制をきたすものも多い．その結果みられる貧血，好中球減少症，血小板減少症などは，口腔清掃を行ううえでも常にモニタリングしておくべき症状である．

　がん化学療法による骨髄抑制は，個人差はあるものの，治療法や薬剤投与量などによりある程度は予測が可能である．大まかな目安としては，開始から7日から14日の間に白血球数が最低値となる（ナディア[*2]）ことが多く，白血球数2,000/μL，好中球1,000/μLを下回っている間は特に感染予防に留意する必要がある．血小板は40,000〜50,000/μL以上あれば通常の口腔清掃を行うのに問題ないと考えられるが，10,000/μLを下回るような場合は自然出血のリスクが高いため，口腔清掃用具で歯肉や粘膜を触らないよう，セルフケア指導においても十分な注意喚起が必要である．

　貧血が強い場合は，口腔粘膜が蒼白を呈している場合も多い．口腔清掃を行う際には，患者のふらつきなどにも配慮して安全を確保した体勢で行うようにする．化学療法による骨髄抑制出現時期の典型例を図4に示す．

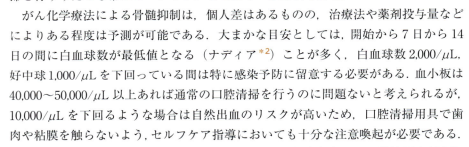

*2 **ナディア**
nadir. 化学療法の期間中に白血球数が最も少なくなる期間のこと（好中球減少の最下点）．

*3 **気管チューブのカフ**
気管チューブ先端に付与された風船状のもの（図2, 3参照）．
気道内に留置して膨らませることにより，気道とチューブの隙間を少なくして気道からの空気の漏れを防止するとともに，誤嚥を予防する．
したがって，カフ圧が低いと誤嚥リスクが高まるが，逆に高すぎると気管粘膜を傷害するため，適正なカフ圧調整が必要である．

4　ICUにおける気管挿管のトラブルと誤嚥性肺炎予防のためのケア

　挿管患者は常に喉頭蓋が開いている状態である．そのため，口腔ケア時に用いる洗浄液やケアの刺激により分泌が亢進し貯留した唾液や粘液が気管内に垂れ込まないような配慮が必要となる．

　成人では，カフ[*3]付きの気管チューブが使用されることも多いが，気管チューブのカフの有無が口腔内から気管内への微生物の流入に影響しないという報告もあり，カフを過信することはできない[5]．具体的な方法としては，マンパワーがあるときには補助者が貯留液を吸引しながらケアを行うことが推奨されるが，1人で行うときには吸引付きブラシを用いたり，洗浄液の量を加減したり，頭部を傾けて口腔内に余剰液が溜まるようにしたり，貯留部位にガーゼや綿を置いて誤嚥しないような工夫をするとよい．

VAPはICU患者の予後に大きな影響を与えるため，ICUでの口腔衛生管理はVAP予防が主目的であるといっても過言ではない．VAPの原因は，口腔・咽頭からの気道への病原微生物の侵入が主であるため，口腔・咽頭の病原微生物を減らす口腔衛生管理はVAP対策の有効な手段となる[4,6]．また，病原微生物の検出率やVAP発症リスクは人工呼吸の日数や昏睡状態と関連することも報告されていることから，意識レベルが低下した状態で人工呼吸が長期にわたる患者に対しての口腔清掃は特に注意深く行う必要がある[7]．

　ところで，周術期口腔管理の目的には，口腔内の病原体のコントロール（感染防御）の他にもう1つ，リスク管理という側面がある．挿管によって起こりうる口腔内のトラブルとして，歯や補綴物の脱落や歯の脱臼などが特に問題となる．挿管患者の多くは意識レベルが低下しているか，もしくは鎮静薬を投与されているため，万が一，歯や補綴物が脱落した場合に誤嚥の可能性が非常に高くなる．したがって，歯科衛生士は口腔清掃を行う前に，動揺している歯や補綴物がないかどうかを確認しておく必要がある．

　同時に，挿管前にすでに脱落していた可能性もあるため，初診時の歯式から変化がないかどうかを確認しておくことも非常に重要である．もし自然脱落の危険があるとみられる動揺歯を認めたときには，担当看護師らに申し送り，可能であれば抜歯もしくは固定などの処置を依頼してもらう．また，挿管チューブが固定されていることにより，歯の動揺が見逃されやすいことにも注意を払う必要がある．

　口腔粘膜や舌が浮腫している経口挿管患者の場合は，歯と挿管チューブで粘膜をかんで潰瘍を形成していることがある．特に意識レベルの低下した患者は痛みに対する反応が鈍いため，見過ごさないよう注意が必要である．

References

1) 財団法人8020推進財団：入院患者に対する包括的口腔管理システムの構築に関する研究—口腔ケアの標準化に向けての試行研究ならびに先駆的取り組み—平成18年3月．
2) Uruno, H. et al.：Evaluation of the effectiveness of perioperative oral care in patients with oral cancer. *Oral Sci Jpn*, (15)：93～96, 2015.
3) 山村佳子ほか：胸腔鏡下肺葉切除術における周術期口腔機能管理の効果に関する検討．日本口腔ケア学会雑誌, **10**(1)：106～110, 2016.
4) Mori, H. et al.：Oral care reduces incidence of ventilator-associated pneumonia in ICU populations. *Intens. Care Med.*, **32**(2)：230～236, 2006.
5) 妙中信之：ICUにおける人工呼吸管理とオーラルケアの必要性．ICUにおけるオーラルケア　口腔ケアのスタンダード確立をめざして．メディカ出版, 大阪, 6～13, 2000.
6) Wren, S.M. et al.：Postoperative pneumonia-prevention program for the inpatient surgical ward. *J. Am. Coll. Surg.*, **210**(4)：491～495, 2010.
7) 山下亜矢子ほか：挿管中のICU入室患者の気管／鼻腔における肺炎原因菌の経時的変化および意識レベルとの関連性．口腔衛生会誌, **67**(2)：70～76, 2017.

3 化学療法・放射線療法中の口腔機能管理

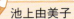

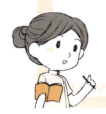

がん化学療法は，この数年分子標的薬や免疫チェックポイント阻害薬などの出現で大きく進歩し，いろいろながん種において今までの抗がん薬ではみられなかった好成績が得られるようになっている．しかし一方で，これまでみられなかった抗がん薬の副作用も多くみられるようになった．高血圧，消化管穿孔，眼瞼浮腫，インフュージョンリアクション[*1]，可逆性後白質脳症症候群など，以前では予想もつかなかった副作用ばかりである[1]．

また，がんの遺伝子解析により治療の個別化が進む化学療法や，多臓器へのダメージを最小にする強度変調型の放射線療法（IMRT）など，最新の治療の臨床応用も急速に進み，歯科衛生士をはじめ治療をサポートする側には，がんの知識への理解をより深め，患者に寄り添いながら，約700万人いるがんサバイバーに継続的な支援を行っていくことが求められている．そのためには，まずがん治療におけるリスクを知り，悪化しないように先手を打ち，患者のQOLに留意してよりよい方向へ導いていくことがとても重要になる．

[*1] インフュージョンリアクション
infusion reaction
（急性輸液反応）．
薬剤投与中または投与開始後24時間以内に現れる過敏症などの症状の総称．発生機序は明確ではないが，サイトカイン放出に伴い，一過性の炎症やアレルギー反応が引き起こされると推測されている．
薬剤投与の前処置として，抗ヒスタミン薬やステロイドを投与することで，発生頻度の減少が期待される．

1 口腔粘膜炎の発生と機序

がん治療の合併症として最も多くみられる症状の1つが口腔粘膜炎である．化学療法による副作用で口腔粘膜炎が起こる場合は，口唇，頰粘膜の内側，舌縁など可動領域に出現する．多くの抗がん薬は，細胞増殖の盛んな細胞を標的とするため，新陳代謝の活発な若年者において症状が強く出ることがある．また分子標的薬では，稀に歯肉や舌背などの角化粘膜に口腔粘膜炎が出現することがある．薬剤の種類，投与回数，投与量，患者の口腔内の環境によっても口腔粘膜炎の出現の頻度は異なる（図1）．

一方，放射線療法における副作用で出現する口腔粘膜炎は，放射線照射された口腔粘膜の範囲全体に出現する．その確率はほぼ100％である．さらに，歯科治療で口腔内に金属の補綴物が装着されている場合は，放射線が散乱し周囲の粘膜に当たる量が増加する．その結果，天然歯と比較して口腔粘膜炎は重症化する（図2）．放射線による口腔粘膜炎は，照射回数が20回/40 Gyから悪化していくことが多い．

また放射線療法単独で治療を行う場合もあるが，化学療法と放射線療法を行うことで治療効果が高まるために2つを組み合わせた治療も多く行われており，この治療においてのほうが，口腔粘膜炎が強く出ることがある．

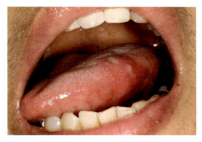

図1 化学療法による口腔粘膜炎

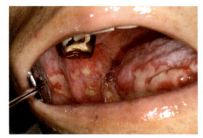

図2 放射線照射（25回/50 Gy）による口腔粘膜炎
口腔内には金属による補綴治療が行われている．

2 化学療法のリスク管理・感染予防

1）骨髄抑制と口腔衛生管理

抗がん薬の中でも細胞傷害性の抗がん薬は，増殖の速い細胞に対して作用する．その代表ががん細胞であり，また骨髄中の造血細胞も同じような影響を受ける．この造血の抑制の程度や時期，抑制される血球系統は，抗がん薬の種類，レジメン[*2]，患者の状態によって異なる[1,2]．

（1）発現時期

血球が最低値となる骨髄抑制期の時期は，抗がん薬の投与後14日頃が多いが，レジメンによって異なる．連日投与などによる内服の抗がん薬の場合は，骨髄抑制期の時期がはっきりせず，徐々に骨髄抑制が進む場合もある（**表1**）．

（2）骨髄抑制が強いレジメン

発熱性好中球減少症〔febrile neutropenia：FN〕を起こしやすいレジメンでは，好中球減少の程度も強く，造血機能の回復には時間がかかる．特に，アンスラサイクリン系は，単剤で用いても骨髄抑制が強い抗がん薬であるため注意が必要である．

高リスクの患者は高齢（65歳以上）で，治療前の状態において，好中球減少状態／感染や開放創がある／最近手術歴がある／パフォーマンスステータス（全身状態）（performance status：PS）が不良／化学療法歴や放射線療法歴がある／がん骨髄浸潤による血球減少状態・腎機能障害・肝機能障害がある場合などでは骨髄抑制が強くなる可能性が高く，FNのリスクも高いとされている[3〜5]．

（3）口腔健康管理の方法

①口腔健康管理の重要性への理解と専門的口腔衛生処置の必要性

がん治療中は，患者自身に口腔健康管理の重要性を十分理解できるように，有害事象について説明する．化学療法が開始される前に患者自身が行うセルフケアを習得できるように指導する．また専門的な口腔衛生処置（スケーリング，PMTC）を骨髄抑制前に必ず行い感染のリスクを下げておくことが，骨髄抑制期の口腔健康管理の重要なポイントである．

②骨髄抑制期間を想定した口腔健康管理計画の立案[6]

化学療法を行う1クールを通して口腔健康管理計画を立てることで2クール目以降の有害事象に対処することが可能になる（**図3**参照）．

[*2] レジメン
抗がん薬を実際投与する際の計画書をレジメンとよぶ．各抗がん薬の特性にあわせて，投与の方法，速度，順番などもこの計画書に記載されている．

表1 抗がん薬の種類と白血球数の最低時期・回復時期の目安

抗がん薬名	商品名	白血球の最低値時期（日）	最低値からの回復日数（日）
ビンクリスチン	オンコビン®	5〜10	5〜10
シタラビン	キロサイド®	7〜10	7〜10
メトトレキサート	メソトレキセート®	7〜14	7〜10
ドセタキセル	タキソテール®	7〜14	5〜10
ドキソルビシン	アドリアシン®	10〜14	7〜10
サイクロホスファミド	エンドキサン®	10〜14	7〜10
パクリタキセル	タキソール®	10〜14	7〜10
エトポシド	ペプシド®	10〜14	7〜10
シスプラチン	ランダ®	10〜14	10〜14
カルボプラチン	パラプラチン®	10〜14	10〜14
イリノテカン	トポテシン®	10〜14	10〜14
ゲムシタビン	ジェムザール®	14〜21	10〜14

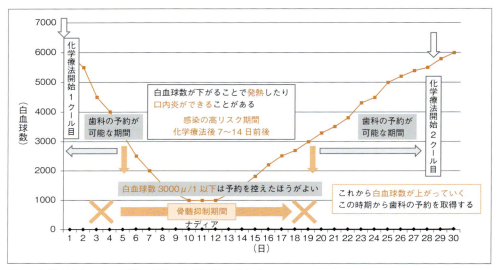

図3 化学療法中の白血球数の推移と歯科予約の取り方

③血液検査データに合わせた歯ブラシの使い分け（図4参照）

骨髄抑制期間は，SSやESSなど超軟毛の歯ブラシに変更し，免疫が上がってきたら歯ブラシをSやMに変更しプラークコントロールを徹底させる（図3，4）．

2）出血

抗がん薬投与後，骨髄抑制によって，血小板数が減少し重大な合併症を起こす可能性がある．血小板数が10,000/μL以上あれば重篤な出血は起こりにくい．しかし，5,000/μLでは重大な出血のリスクが高くなる．

(1) 発現時期

薬剤によって血小板減少時期は異なるが，一般的には投与から約7〜10日目で減少が始まり，14日間前後は減少期間になる[4]．

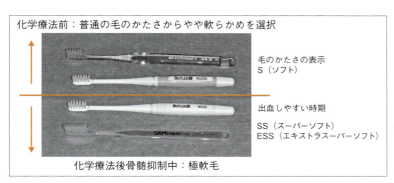

図4 患者の治療状況に応じた歯ブラシの選択
化学療法前と化学療法後の骨髄抑制中で使用歯ブラシを変更する．

(2) 症状

血小板減少が進むと，皮膚に点状の出血斑（点状出血）や鼻出血，歯肉出血などの止血不良が出現する[4]．重度の血小板減少症では，脳出血，消化管出血など致命的な出血をきたす場合があり注意が必要である．がん患者は，血小板減少症に凝固因子の異常を併発することもあるため，凝固因子などの検査値の変動も注意してみていく必要がある[7]．

(3) 原因となる薬剤

血小板減少が投与規制因子となる薬剤[*3]が投与されている患者へのスケーリング時の出血への配慮は重要である．

(4) 出血の予防と対応

血小板数によっては，止血困難な可能性もあるので，輸血や止血処置の必要性について，医師や歯科医師に確認しておく．もし出血が生じてしまったら，安静を保ち，口腔粘膜からの出血や鼻出血のときは，ボスミン®綿球やガーゼで圧迫止血を行い，ある程度止血したら，止血用亜鉛華軟膏®などを塗布する（図5）．

歯肉などから出血があり，止血した後は，含嗽時はそっと口に含んで吐き出す程度で刺激をしないようにする．また，ブラッシングが可能になったら，ナイロンの超軟毛など非常に軟らかい歯ブラシに変更して優しくブラッシングして，歯肉出血を予防する（図4）．義歯などを使用する際には，装着前に含嗽を行い，保湿スプレーなどを義歯や口腔内に吹きかけて口腔内全体を保湿する．口腔内の湿潤が保たれることで，義歯と粘膜や舌が接触せず傷を予防できる[6]（図6）．

義歯使用時に，口腔粘膜の浮腫などから違和感がある場合は，なるべく装着しないで安静を保ち食事内容も見直す．固い食品や刺激の強い食品はできるだけ避ける．食事の前にお茶や汁物を口に含んでから食べ始めることで，粘膜を保護しながら食事ができる[2]．

*3 出血の原因となる抗がん薬
①カルボプラチン（パラプラチン®），②ネダプラチン（アクプラ®），③ゲムシタビン（ジェムザール®），④マイトマイシンC（マイトマシン®），⑤ニムスチン（ニドラン®），⑥ラニムスチン（サメリン®）[4]．

3) 肺毒性・循環器障害

化学療法中に動悸，息切れ，ふらつきなどが起こることがあるが，その原因は使用している薬剤の副作用をはじめさまざまである．

特に高齢社会が進み，循環器疾患のリスクを抱え，化学療法を行う人が増えてきている．アントラサイクリン薬剤などは蓄積毒性で有名だが，それ以外でも従来の

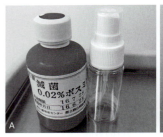
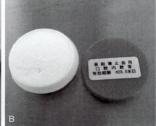

A：0.02％ボスミン液をスプレーボトルに入れて出血部位に吹きかけ，綿球やガーゼで圧迫止血を行う．
B：ボスミン液で止血後，亜鉛華止血用軟膏を塗布し止血する．

図5　口腔内出血時の対応

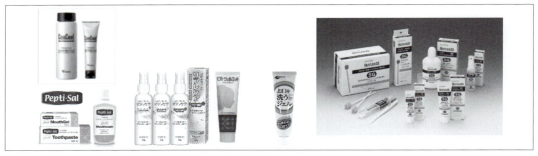

図6　口腔の保湿ケア
　多種多様な保湿剤が販売されているが，がん治療中の患者には，アルコール成分を含まない製品や刺激が強くない成分の保湿剤をすすめる．また吐き気などを誘発しない，匂いや塗布後の違和感の少ないものがよい．できれば多種類の中から患者自身に選択してもらうとよい．

抗がん薬とは異なる作用・副作用をもつ分子標的薬，免疫チェックポイント阻害薬を使用する際にもその注意や管理が必要である[1,2]．

4）末梢神経障害

　抗がん薬による神経毒性の頻度は近年増加している．最近の化学療法は，多剤併用など何種類かの抗がん薬を組み合わせて行うことが多く，神経毒性のある抗がん薬との併用療法や治療進歩に伴う予後延長や支持療法の進歩から，より高用量・より長期間の治療が実施されるようになったことがその背景にあると考えられる．

　現在，抗がん薬による神経障害に対する有効な治療法はない．そのため，予防が最も重要である．しかし，神経障害は，腫瘍による進展やその他の原因によっても生じるので抗がん薬による副作用症状か鑑別する必要がある[8]．末梢神経障害を起こしやすい主な抗がん薬を表2に示す[1,4,8]．

(1) ビンカアルカロイド系

　ビンカアルカロイド系には，ビンクリスチン，ビンブラスチン，ビンデシン，ビノレルビンが含まれている．特にビンクリスチン（オンコビン®）は，神経毒性が用量制限因子*4となっていて，1回投与量が最大2mgに制限されている．総投与量6〜8mgで神経障害の出現頻度が増加し，15〜20mgでは重篤な神経障害が起こりうる．四肢の遠位側の感覚性神経障害・運動神経障害を伴う．

(2) タキサン系

　タキサン系薬剤による末梢性神経障害では，手袋・靴下型にしびれや灼熱感が好発し，起立性低血圧も生じ，ドセタキセルは，蓄積性に末梢神経障害が出現する．

*4 **溶量制限因子**
　抗がん薬の最大耐用量（ヒトに投与できる上限の量）を決めるとき，基準となる毒性（強く表れる副作用）のこと．用量規制因子（dose limiting toxicity：DLT）ともよばれる[1,4]．

*5 **プロテアソーム阻害薬**
　プロテアソームを阻害することでがん細胞の複数の細胞内シグナル伝達系に作用して抗腫瘍効果を発揮する分子標的治療薬．
　＊再発または難治性の多発性骨髄腫に認可された．

表2 末梢神経障害を起こしやすい主な抗がん薬

薬剤名（製品名）	発生頻度	発症時期	部位・特徴
オキサリプラチン（エルプラット®）＊白金製剤	85〜95%	急性の神経障害は30〜60分後に発生する．寒冷刺激でしびれを誘発する．蓄積性症状：700〜800 mg/m² を超えると発現するリスクが高まる．	寒冷刺激で誘発される．投与後〜2日以内：手足や口腔周囲のしびれ，痛み．治療中〜1週間以内：寒冷刺激により誘発・増強．投与中止：1週間程度で消失．
パクリタキセル（タキソール®）＊タキサン系	40〜50%	高用量で使用した場合は，初回投与後1〜3日程度で発症することがある．	手袋・靴下を着ける部分に出現．2〜3日後：筋肉痛，関節痛（一時的）．3〜5日後〜：しびれ，痛み．投与中止：徐々に改善．
ボルデゾミブ（ベルケイド®）＊プロテアソーム阻害薬＊5	35%	30 mg/m² ぐらいで発症する．	手袋・靴下を着ける部分に出現．30 mg/m² ぐらい：手先・足先のしびれ，痛みが徐々に進行し，運動障害，感覚障害．投与中止：減量　約70%で改善．
ビンクリスチン（オンコビン®）＊ビンアルカロイド系	5%以上	投与後2カ月以内に発症する．	便秘注意．2カ月以内：しびれ，痛み．徐々に進行：筋力低下・歩きにくい．投与中止：徐々に改善．
シスプラチン（ランダ®，プリプラチン®）＊白金製剤	頻度不明	静脈内投与1〜7回後に出現しやすい．蓄積性があり投与量250〜500 mg/m² を超えると発現リスクが高まる．	下肢優位に出現．投与1〜7回後：足先のしびれ，腱反射低下．300 mg/m² 以上（50%）：聴覚障害．500〜600 g/m² 以上（ほぼ全例）：何らかの神経障害．回復・改善に時間がかかる．

［厚生労働省：重篤副作用疾患別対応マニュアル．末梢神経障害．平成21（2009）年5月を参照のうえ作成］

＊6 白金製剤による神経障害

①急性障害…80%の患者に合併し，寒冷刺激で誘発され，手足・口腔周囲に刺すようなしびれとして出現する特徴がある．一部の患者では，喉を締め付けられるような圧迫感や息苦しさを自覚することもあり，投与直後から7日後まで寒冷刺激を避けることが予防につながる．

②慢性障害…手袋・靴下型の知覚異常を伴う末梢神経障害で，聴覚障害はほとんどで起こらないが，総投与量の増加に伴い出現する．540 mg/m² を超えると80%の患者に出現するが，治療中止後8割の人は3〜5カ月で症状が消失し，機能障害が残存することもある．

パクリタキセルの神経障害は，毎週の投与，糖尿病，アルコール飲料を多飲することで増加し，シスプラチン，ビノレルビンの併用や治療歴でリスクが高まるため注意が必要である．

(3) 白金製剤

シスプラチン，カルボプラチンは，手先・下肢や足先のしびれが出現する感覚性の末梢神経障害が主体である．大腸がんの標準治療薬として広まっているオキサリプラチンには，急性の神経障害と蓄積性の神経障害がある＊6．

<u>手洗い，洗面，歯磨きなどもお湯を使って行い，しびれがあるときは食事のスプーンやフォークなどの柄を太くし，把持しやすく滑らないようにするなどの日常生活用品への工夫をすることで悪化を予防できる</u> [1,4]．

5) 血管外漏出時

多くの抗がん薬は血管外漏出＊7 が起こると周囲組織障害が起こる．血管外漏出直後は，他の薬剤と同様に無症状または軽い発赤・腫れ・痛みの皮膚症状が出現するが，数時間〜数日後にその症状が増悪し，水疱→潰瘍→壊死形成へと移行する[1,2]．

> 歯科・口腔外科外来受診時の注意点
>
> ①点滴中はトイレなどの間隔も短くなるので，必ずトイレをすませてから外来受診をしてもらう．
> ②外来治療時は，ゆったりした服装で来院してもらい，点滴されている血管が着

***7 血管外漏出**

抗がん薬の多くは，点滴や注射によって静脈または動脈内に投与される．投与している抗がん薬が，何らかの原因によって血管外に漏出した状態のことを血管外漏出という．

衣などで圧迫されないようにする．圧迫することで漏出を起こす危険が増す．

③含嗽などの際に点滴している血管を圧迫させないように，あらかじめコップに水を入れて用意するなどの配慮が必要である．

④起壊死性の抗がん薬の点滴を実施する時間帯は，歯科口腔外科受診を避けるようにするなど予約時間を考慮する．

⑤外来受診前後には，必ず点滴の穿刺部位の状況を確認する．

6）皮膚障害

（1）抗がん薬投与後の皮膚へのダメージ

抗がん薬の投与により，皮膚や爪の新陳代謝を行う細胞がダメージを受ける．皮膚へ栄養や酸素を補給する能力が低下し，細胞分裂が正常に行われなくなる*8．

（2）EGFR 阻害薬による特徴的な皮膚症状

分子標的薬の中で，EGFR*9 阻害薬やマルチターゲット型チロキシナーゼ阻害薬などは，特徴的な皮膚症状が用量依存性で出現する．

最も頻度が高い皮膚障害は座瘡様皮疹で，約8割以上に出現する．顔面や前胸部などに無菌性膿疱を伴う丘疹が出現する．

（3）脱毛

抗がん薬すべてで脱毛が起こるわけではないが，抗がん薬の種類や組み合わせ，投与量，投与経路，投与スケジュールなどによっても異なる．脱毛は，女性だけでなく男性にとっても精神的苦痛を伴うが，患者の性別に限らず治療前に抗がん薬による脱毛の可能性がどの程度あるか，脱毛の時期や対処方法の情報提供をしておくことは重要である．

***8 抗がん薬投与による皮膚へのダメージ**

①**皮膚の新陳代謝機能の低下**…皮膚の新陳代謝が順調に機能しなくなるため，皮膚や爪は非常に薄くなってしまう．皮脂腺自体もダメージを受けるために皮脂の分泌量も低下し皮膚表面は非常に乾燥した状態となり，3つのバリア機能は著しく損なわれてしまう．

②**色素沈着**…色素沈着は，皮膚のメラノサイトが刺激されることにより生じるともいわれているが，多くは機序が不明である．爪の色調は，貧血や栄養状態などの全身的な状態によっても変化する．

7）ボディダメージに対する配慮と精神的サポート

がん治療は，がんの告知や再発，転移，ボディイメージの変化などさまざまな種類のストレスを経験することがある．特に脱毛や皮膚障害は，性差に関係なく精神的に苦痛を伴い外出などもままならなくなり，通院以外は自宅に引きこもるような状況になる患者もいる．

がんの進行の変化によって死の恐怖などスピリチュアルな苦悩につながることもある．さらに，社会的な喪失感，仕事を失う，家庭や社会での役割が病気前のように行えなくなるなど，患者にとって大きな喪失感の経験である．その他に，経済的な問題や家族調整など心理社会的なストレスを多くかかえている場合もある．また抗がん薬の中には，不安や抑うつをきたす可能性があるものもある*10．

抗がん薬治療中は，歯科衛生士を含む多くの医療従事者が常に患者の不安や抑うつに対して配慮する必要があり，身体症状と同様に心理状態にも日常的に関心を寄せて支持的な対応を心がけることが重要である[2,9]．

***9 EGFR**

epidermal growth factor：上皮成長因子受容体

> ⚠ **歯科口腔外科外来受診時の注意点**[6]
>
> ①容貌の変化に対しての想いを傾聴する．
>
> ②脱毛時，歯科用ユニットなども安頭台のカバーなどディスポーザブル製品を使

*[10] 不安や抑うつをきたす可能性がある抗がん薬

5～50％の頻度…ゲムツズマブゾオゾガマイシン（マイロターグ®）

10％未満…ボルテゾミフ（ベルケイド®）

5％未満…パクリタキセル（タキソール®），イホスファミド（イホマイド®）．

用し，脱落した毛髪などに対して患者が気にしないように環境整備を整えておく．
③ウイッグなどの装着や着脱が可能な場所の設定や鏡を用意する．
④入院中，がんの進行悪化の告知後などは，病棟の看護師と連携し，歯科口腔外科受診の予約を延期するなど，精神的ダメージの回復期間への配慮も大切である．
⑤爪の変化や皮膚症状にあわせた口腔ケア用品の選択を行い，継続してケアができるように支援する．
⑥口腔健康管理に関しては，セルフケアができるような情報提供や，ともに考えていく姿勢が重要である．

3 頭頸部への放射線療法のリスク管理と口腔健康管理

がん治療で行う放射線療法は，がん細胞を殺傷するだけではなく照射周囲の正常細胞にもダメージを及ぼす．放射線照射量，照射回数，照射部位によりその有害反応は異なる．特に頭頸部領域への放射線照射は口腔粘膜の障害も他の臓器への照射に比較して非常に強く出る．治療終了後も生涯を通じて口腔合併症にリスクが伴う．
　放射線療法による口腔のトラブルは，急性症状と慢性症状と晩期症状に発現時期が分かれる．まずは患者の照射範囲を確認し唾液腺などが照射野に含まれる場合は歯科衛生士としての介入を早期に開始する必要がある[6]．

1）放射線療法時の口腔のケアの実際

照射量が増加すると口腔粘膜炎も悪化するので局所疼痛コントロールが必須である．粘膜炎の症状に応じて含嗽タイプ，ジェルタイプ，スプレータイプなどの局所除痛剤を使い分けて痛みを緩和する（図7）．また，口腔粘膜の水分を吸収して強固な生体接着膜を形成し，病変部を物理的に被覆・保護する創傷被膜保護材（エピシル®）も使用されるようになっている（図8）．

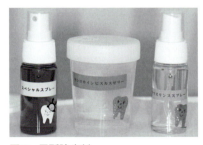

図7　局所除痛剤
　含嗽タイプ，スプレータイプ，塗布タイプを用意し，口腔粘膜炎の状況で使い分ける．食事の前・口腔のケアの前・痛いとき，いつでも何回でも使用して痛みをコントロールする（スペシャルスプレー〈100 mL 調製時〉：通常；蒸留水 96 mL＋4％キシロカイン 4 mL＋アズレン細粒 1 包．濃いめ；2倍・3倍・4倍）．

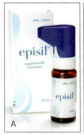
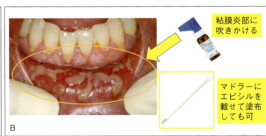

A：エピシル口腔用液
B：口唇に粘膜炎があり歯と接触して疼痛が悪化する場合の適用例．保湿してから口唇の内側に直接本材を吹きかけるか，マドラーや舌尖で塗布する．2分ぐらいすると，膜が張ってきたような感覚がある．

図8　口腔粘膜の病変部の物理的保護
　がん治療に伴う口腔粘膜炎の疼痛緩和を目的とする創傷被覆保護材（エピシル®口腔用液．医療機器に分類される）を患部に適用すると，水分を吸収して強固な生体接着膜を形成し，口腔粘膜を物理的に保護する（適用後5分以内で疼痛を軽減し，その後8時間程度持続する）．周術期等口腔機能管理計画書に基づき放射線療法・化学療法を実施している患者には算定できる（周術期等専門的口腔衛生処置2．100点）．

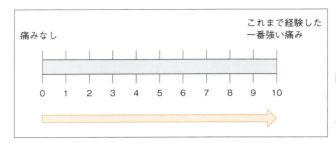

図9 痛みの評価スケール（NRS）
数値が10に近いほど疼痛が強いことを示す．口腔のケアを行うには，少なくともNRS 2程度にコントロールが必要．

痛みの評価NRS（Numerical Rating Scale．図9）で1〜2程度に必ずコントロールできるように歯科医師，医師，看護師，薬剤師と連携が必要である．唾液量も非常に低下して高度乾燥症に至るので保湿ケアを継続的に行う．放射線療法後に多数歯がう蝕になることも多く，フッ素徐放性の高い歯磨剤の使用を早期に開始する．

（1）頻回の含嗽

1日8回以上（起床時・毎食前後・就寝前）アズレンスルホン酸顆粒などアルコール成分を含まない含嗽液で含嗽を行う．照射量が40 Gy以上になってくると粘膜炎が悪化して刺激が強くなるので，含嗽液を生理食塩液[*11]などに変更する．痛みがある場合は図7に示す4％塩酸リドカインを含む薬剤で除痛してから，含嗽，歯磨き，食事を行う．

（2）ブラッシング

ブラッシングは，ヘッドが小さい軟らかめの歯ブラシ，シングルタフトブラシなどを使用し，フッ化物入りの歯磨剤を使用して行う．

年に2〜4回歯科口腔外科でフッ素塗布を行う．放射線性う蝕への対処は早期に開始することで晩期障害を予防できる．

（3）義歯の使用について

義歯の使用は，放射線照射が口腔領域にかかる場合は一旦中止する．粘膜炎が出現していない場合は食事のときだけ装着してもよいが，装着前後に必ず保湿剤で口腔内を保湿してから使用する．

[*11] **生理食塩液による含嗽**
水500 mL：食塩4.5 gの割合でペットボトルに調製し，一日で使い切る．痛みが強い場合は口に含んで口腔底にためるクチュクチュうがいを行う．

References

1) 佐々木常雄，岡元るみ子編：新がん化学療法ベストプラクティス．照林社，東京，2012．
2) 佐々木常雄，岡元るみ子監修：そこが知りたい！がん化学療法とケアQ&A．総合医学社，東京，2014．
3) 白淵公敏：がんと歯科治療．デンタルダイヤモンド，東京，40〜41，2015．
4) 岡元るみ子，佐々木常雄：骨髄抑制・血液毒性．改訂版がん化学療法副作用対策ハンドブック．羊土社，東京，39〜52，116〜121，2015．
5) Smith, T.J. et al.：2006 update of recommendations for the use of white blood cell growth factors：an evidence-based clinical practice guideline. *J. Clin. Oncol.,* **24**（19）：3187〜3205, 2006.
6) 夏目長門，池上由美子：がん患者の口腔ケア．日本口腔ケア学会学術委員会編．医学書院，東京，2017．
7) Duhrsen, U. et al.：Myeloid Growth Factor, Version2. 2013 NCCN practice Guidelines in Oncology Effects of recombinant human granulocyte colony-stimulating factor on hematopoietic progenitor cells in cancer patients. *Blood,* **72**（6）：2074〜2081, 1988.
8) 厚生労働省：重篤副作用疾患別対応マニュアル．末梢神経障害．平成21年5月．2009．
9) 聖路加看護大学外来がん化学療法看護ワーキンググループ：外来がん化学療法看護ガイドライン2009年度版．金原出版，東京，2009

4 緩和ケア

佐藤美由紀

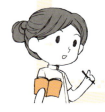

*¹ 全人的苦痛

患者，家族が抱える全人的な痛みは密接に関係し，相互に影響を与える．生命の危機，尊厳が傷つけられたときなど，支えてきた存在の意味や目標が揺るがされることにより表出する．

*² スピリチュアルな問題

スピリチュアルペイン（霊的な痛み）ともいう．がんの進行に伴い，全身状態が悪化しADLが低下する．それに伴い，今まで当然のごとく行っていたことができなくなり，自信や価値を失い，死が近づいていることを察する．自己の存在が消滅することに恐れや虚しさを感じ，苦悩する．これらは精

がんは日本人の死因の中で最も多い疾患で，3人に1人ががんで死亡している．がん患者は，がん自体の症状の他，痛みや倦怠感などの身体的な症状や，不安や落ち込みなどの精神的な症状（図1）を経験する．そのような中，緩和ケアは，「がんと診断されたとき」から行うもので，身体的・精神的・社会的・スピリチュアルな苦痛（全人的苦痛*¹，図2）を和らげる（＝緩和する）ための医療であり，治療の経過，再発や転移がわかったときなど，さまざまな場面で繰り返される．

WHOが提唱する緩和ケアの定義は，「生命を脅かす疾患による問題に直面している患者とその家族に対して，痛みやその他の身体的問題，心理社会的問題，スピリチュアルな問題*²を早期に発見し，的確なアセスメントと対処（治療・処置）を行う．それによって，苦しみを予防し，和らげることで，クオリティ・オブ・ライフ（QOL）を改善するアプローチ」であるとし，緩和ケアは，疾患が治る，治らないにかかわらず受けることができる．患者を「がん」という病気の側からとらえるものではなく，「その人らしさ」を大切にするケアである．身体的・精神的な苦痛の他には，疾患に伴う生活の変化にも配慮する必要があり，診断〜がん治療中〜在宅療養など，患者と家族が自分らしく過ごせるよう医学的な側面に限らずさまざまな場面で切れ目なく緩和ケアを受けることでQOLを向上させ，予後によい影響を与えるとしている[1]．

図3に示す包括的がん医療モデルは，わが国のがん対策基本法*³のコンセプトとされている．すなわち緩和ケアは，かつては，がん治療の効果が望めなくなった患者が，治療を終えてから移行するものと考えられていた（図3-上）が，現在の考え

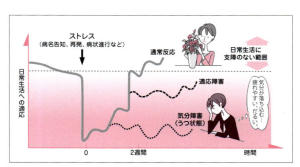

図1 ストレスへの心の反応

［国立がん研究センターがん対策情報センター・編著：がんと言われたあなたの心に起こること．患者必携 がんになったら手に取るガイド．学研メディカル秀潤社，東京，20〜25，2013．より］

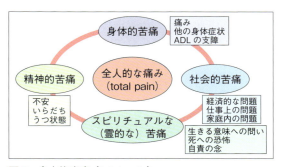

図2 全人的疼痛（total pain）

4 緩和ケア 213

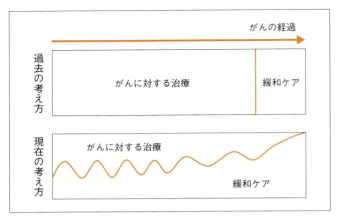

図3　がん治療と緩和ケアの考え方の変遷
　かつては，がんの治療と緩和ケアの各段階は上図のように区切られていたが，現在は下図のように，がんと診断されたときから両者を並行して行うものとされている．たとえば診断時に痛みがあれば鎮痛薬で痛みを緩和し，病名告知時は気持ちの落ち込みに対する心理的な支援を行う．また抗がん薬や放射線治療の副作用の予防や対処も緩和ケアに含まれる．

神的な苦痛を超えたもので自己の存在意味や価値に関する深いレベルの痛みとしてとらえる．
　例として，不公平感「なぜ私ががんに？」罪悪感「私が悪いことをしたから罰があったのか？」孤独感「誰も私の事をわかってくれない」無意味感「私の人生は無駄だったのか？」などの表現がこれにあたる．

*3 **がん対策基本法**
　がん対策基本法は平成19（2007）年6月に策定され，基本計画に基づきがん対策が進められた．平成24年に新たな課題を含めて見直しを行い，がん対策の総合的かつ計画的な推進を図り「がん患者を含む国民が，がんを知り，がんと向き合い，がんに負けることのない社会」を目指すと明記された．

*4 **がん患者の口腔機能管理**
　治療中の介入については5章-2, 3を参照のこと．終末期がん患者においても周術期口腔機能管理のⅢに含まれる．口腔の緩和医療は「症状緩和」をメインとして対応する．

*5 **WHOがん疼痛治療法**
　全世界のあらゆる国に存在するがん患者を痛みから解放することであり，医療が十分に行き渡っていない国や貧困の国であっても，痛みに苦しんでいるがん患者が存在するため，誰にでもできる疼痛治療法として作成された．

方は，がん治療と緩和ケアは診断時から行われ，すべての経過にかかわるものとなっている（図3-下）．しかし，緩和ケアとはがんが進行した患者に対するケアと誤解して，「まだ緩和ケアを受ける時期ではない」と思い込んでしまう患者や家族も少なくない．口腔に関してもこれらと同様に考え，がんと診断された早期から終末期まで介入する必要性がある*4．

1 終末期がん患者の全身状態

　終末期がん患者の主要な身体症状は，全身倦怠感，食欲不振，痛みがあげられる．痛みの訴えには，WHOがん疼痛治療法*5による鎮痛薬や医療用麻薬が使用される[3]．医療用麻薬に対し「中毒」「生命が縮む」「最後の手段」といった誤ったイメージをもたれていることもある．しかし，20年以上の経験から，がんの痛みの治療には，医療用麻薬による鎮痛が最も効果的であり，誤解されているようなイメージは認められていないことは明らかである．

　終末期後期になると悪心，嘔吐，嚥下困難，衰弱や意識低下により経口摂取や水分摂取，薬の内服が困難になる．これらの患者に点滴をすれば元気になるというものではない．終末期は体の中の細胞が水分を取り込めない状態（悪液質）*6を生じている場合がある．体そのものが水分を吸収できない状態になるため点滴によって強制的に水分を入れると，腹水や胸水，浮腫の症状が増し，呼吸が苦しくなるなどの辛い症状が出やすくなる．

　生活の空間はベッド上となり，座位や寝返りができなくなるため安楽ポジション*7などの工夫が必要な場合もしばしばある[2]．せん妄*8への対応も必要になる．

214　5章　チーム医療・連携医療および周術期口腔機能管理

② 終末期がん患者の口腔状態

口渇は終末期がん患者の56〜95％にみられる．輸液を500〜3,000 mL/日を投与していても口渇の程度と輸液量に相関がみられないという報告がある[4]．患者は口腔乾燥により口腔内の疼痛や，会話ができないなどの苦痛を感じている．しかし，全身のさまざまな苦痛症状の中で口腔の問題は後回しになりがちである．予防的なアプローチを含め早期に口腔衛生管理の介入を図ることで，患者の苦痛を軽減しQOLを維持することに努めなければならない[5]．

また，口腔に何らかの症状があるときは，細菌の感染が関与している場合がある．口腔衛生状態の評価とあわせて感染所見（口腔粘膜の色〈紅斑や白苔〉，腫脹や疼痛など）の有無，口臭などの不快事項の要因の評価を行う．

1）口腔乾燥（図4）

❶要　因……唾液分泌量の低下（禁食や経口摂取量の減少，加齢，医療用麻薬や抗コリン性薬剤による副作用）脱水，呼吸困難による口呼吸に対する酸素吸入や薬物療法，室内の乾燥など．

❷症　状……会話不明瞭，疼痛，義歯の適合悪化，味覚障害，違和感など．

❸対　策……苦痛なくできる範囲の口腔乾燥ケアを提案し，患者の好むものを選択する．【例】（可能なら）含漱をすすめる／少量の水分摂取や小さな氷片を口に含む／シャーベットやアイスクリームの摂取／患者が好む口腔用保湿剤の使用／加湿器の設置／ネブライザーの使用／ガムをかむなど．

2）口腔カンジダ症（図5，6）

❶要　因……抵抗力が低下している終末期がん患者は易感染宿主状態であり，さらにステロイドを長期間投与されている場合もあるため発症しやすい．

❷分　類……口腔カンジダ症には偽膜性，萎縮性，肥厚性などがある．また義歯の汚染による義歯性のカンジダ症がある．

❸症　状……灼熱感（ヒリヒリ感），食事時の疼痛（熱いものや刺激物で増強する）味覚異常（食事と関係なく渋みや苦味を訴える）．

❹対　策……抗真菌薬の投与により数日で症状は改善するため早急な対応が必要

---

*6 **悪液質**
がんの進行に伴って，栄養摂取の低下では十分に説明されない体重減少，栄養状態の悪化など体脂肪や筋肉量の減少が起こる状態を「がん悪液質〔cancer cachexia〕」という．悪液質はがん患者の20〜80％にみられ，患者のQOLや生命予後にも相関するといわれている．

*7 **安楽ポジション**
枕，クッションを利用して通気性を保ち，四肢が重なり合ったり体幹をねじらないようにし，筋肉の緊張を和らげるような関節の角度，姿勢を設定して身体を楽にできるような体位にすること．

*8 **せん妄**
せん妄は，意識，注意，思考，判断，知覚に変化が急速に生じることで認知機能が低下し，抑うつや不安，恐怖や焦燥，多幸，無感情などの精神不安や発語の増加および減少，睡眠覚醒のリズムの障害を生じ，日内変動（夜間は症状が増悪）することが特徴で，認知症との違いは，せん妄は急速に発症し，症状が可逆性であることである．

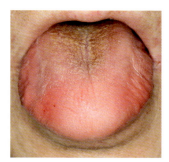
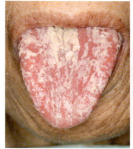
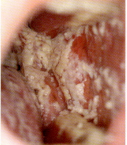
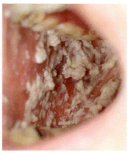

図4　がん患者の口腔症状例―①口腔乾燥　　図5　がん患者の口腔症状例―②口腔カンジダ症

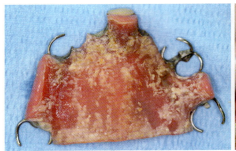
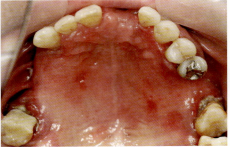

A：義歯の汚染　　　　　　　　　　　　　　B：義歯性カンジダ症

図6　がん患者の口腔症状例—③義歯性カンジダ症

となる．また，口腔衛生管理による口腔の清潔の保持（口腔の保湿や義歯の衛生管理）も重要となる．

3）口臭

病室内に臭いがこもり，患者だけでなく家族にとっても精神的な苦痛を生じるため早急な対応を検討する

❶要　因……生理的口臭（口腔乾燥，口腔衛生不良，開口状態での呼吸（努力呼吸，下顎呼吸）の他，全身状態による口臭（肝疾患：アミン臭，腎疾患：アンモニア臭），口腔がんや口腔内へのがん転移による口臭（壊死臭など）がある．

❷対　策……生理的口臭には，口腔衛生管理による汚染物の回収を優先し，口腔の保湿を頻回行う．口腔衛生管理を嫌がる場合は，揮発性硫化物に対する口臭予防剤の使用について検討してみる．がんの転移による壊死臭にはクリンダマイシン，メトロニダゾールなどの嫌気性菌をターゲットにした抗菌薬の使用を検討する．使い捨てタイプの保湿マスクの併用も検討してみる．

3　終末期がん患者とのコミュニケーション

コミュニケーションの語源は communicare＝「共有する」を意味する．それらは言語的・非言語的メッセージを含んでいる．終末期がん患者の精神状態を理解して歯科的介入を行うことはとても重要である．

終末期がん患者の8割が何らかの精神症状を呈している．その中でもいらだち，不穏，不安が多く，これらの精神症状は身体的苦痛と相関することがある[5]．身体的苦痛には口腔の問題も含まれている．口腔の痛みで会話をすることができなくなり疎外感（さびしさや孤独感）を感じたり，味覚障害で食べる楽しみを失い，抑うつ状態になったりする．患者の精神状態を把握し良好なコミュニケーションを獲得するためにコミュニケーション技術を学ぶ必要性がある．

1）言語的コミュニケーション

①聴く姿勢はベッドサイドに立って話すのではなく，患者の視線と水平になるように座って話を聴く．

②積極的に特別の関心をもって聴く（傾聴）．辛い思いなど感情に焦点を当てる．患者の言葉を反復したり相槌を打つ．患者の話を遮らない．

③安易な励ましを避ける．非現実的なことを保証しない．【例】「もっと頑張りましょう」「大丈夫，必ず元気になりますよ」など．

④わかりやすい言葉を使い，Yes/No で答えられない質問（オープンクエスチョン）を用いる．【例】オープンクエスチョン：「昨日はどうしましたか？」「どんな症状ですか？」．クローズドクエスチョン：「眠れますか？」「食欲はありますか？」．

⑤医療者側が患者の言葉を言い換えて理解・共感し，患者の気持ちをそのまま受け止め，患者の心に寄り添う．患者の言葉をできるだけ忠実に，あまり不自然ではなく問い返す．【例】「私はもうダメなのでしょうか？」「もうダメだ…そんな気がするのですね」．

2) 非言語的コミュニケーション

①手を握る，腕をさするなどのスキンシップが患者をなぐさめることが多い．
②笑顔で優しく接する．
③患者が衰弱し，言語的コミュニケーションができなくなっても，患者のベッドサイドでともに過ごすことができる．何かをするのではなく，そこに存在することが大切である（not doing, but being）．

4 最期まで食べるということ

「最期まで食べることを支える」――それは尊厳のある最期を迎えるために欠かすことのできないことである．口から自然な形で家族との思い出の味を味わいたい，それがわずかスプーン1杯のことであったとしても，がん患者とその家族の思いを歯科医療従事者として支えなければならない．栄養のあるものを食べさせたい家族の思いも傾聴しながら，それでも最期は患者の希望のものを食べてもらうように導き，患者の思いを尊重することも大切である．

いつでも患者が希望するものを食べてもらうためにも「食べられるくち作り＝口腔衛生管理」は重要である．口腔の清潔の保持は，患者が生きていることに価値を見出せるためのケアの1つであると考えられる．

References

1) Temel, J.S. et al.：Early palliative care for patients with metastatic non-small-cell lung cancer. *NEJM*, **363**（8）：733〜742, 2010.
2) 淀川キリスト教病院ホスピス・編：緩和ケアマニュアル：ターミナルケアマニュアル，第5版．最新医学社，大阪，31, 2007.
3) 特定非営利活動法人日本緩和医療学会緩和医療ガイドライン作成委員会編：がん疼痛の薬物療法に関するガイドライン2014年版．金原出版，東京，2014.
4) 日本緩和医療学会緩和医療ガイドライン委員会・編：終末期がん患者の輸液療法に関するガイドライン2013年度版．金原出版，東京，2013.
5) 的場元弘・編：在宅療養中のがん患者さんを支える口腔ケア実践マニュアル（がん研究開発費「がん患者の緩和療法の開発と多施設共同研究システムの構築に関する研究」（23-A-29）より）．国立がん研究センターがん情報サービス，2014.
6) 淀川キリスト教病院ホスピス・編：緩和ケアマニュアル：ターミナルケアマニュアル，第5版．最新医学社，大阪，175〜181, 2007.

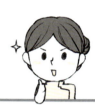

6章

口腔疾患の早期発見と予防および生活指導

口腔粘膜健診（口腔がん検診）

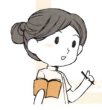

山根源之

1 口腔がん発生の現状と口腔がん検診の意義

1）口腔がんは全部のがんの中では発生頻度は低いが，死亡率が高い

　口腔がんとしての全国統計はなく，「口腔・咽頭がん」として集計されている．この中で60％以上が口腔がんといわれている．2019年の統計では[1]，全部位のがん患者総数が999,075人（男性566,468人，女性432,067人）であり，口腔・咽頭部のがん患者数は23,671人で2.4％と少ない．しかし，死亡率は32.8％で胃がんや子宮がん，乳がんより高い．口腔がんの死亡率が高い理由は，視診・触診が可能なのに初期病変に気づくのが遅れ，進展症例が多いためである．変化を早く見つけやすい皮膚がんの死亡率は7.0％と低い．

2）口腔がん検診で早期発見し，初期がんの状態で治療を行えば死亡率は下がる

　口腔は直接眼でみることができ，指で触診できる．そのため，歯科クリニックでは，口腔観察の環境も整っており，口腔がんなどの初期変化を見つけることは比較的容易である．口腔がんは長径2cm以内の病変でかつ転移がなければ5年生存率は90％を超え，治療後の顔貌の変化や口腔機能障害も軽度で社会復帰に有利である（図1）．口腔観察の機会が多い歯科衛生士は，う蝕や歯周病の検査と同様に口腔粘膜の色と形が変化している部位を探す必要がある．

　口腔がんは生命までおびやかすので，われわれはその早期発見と真剣に向き合わなければならない．

　30数年前から郡市自治体単位で歯科医師会と口腔外科学会が組んで，口腔がんに対する対策型検診（集団検診）*1を各地で行い，実施地域は拡大傾向にある．これ

*1「健診」と「検診」の違い

　検診：ある特定の病気にかかっているかどうかを調べるために診察や検査を行うこと．口腔がん検診は口腔がんを早期発見して，早期治療を目的にしている．対策型検診と任意型検診がある．

　健診：健康診断のことで健康であるか，病気になる危険因子があるかどうかを診察や検査で確認すること．口腔粘膜に問題がないか診る口腔粘膜健診はこれに相当する．

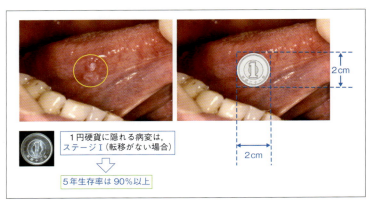

図1　長径2cm以内の病変で転移がなければ5年生存率は90％以上

に対して任意型検診（個別検診）も対策型検診と並行して進められている．各歯科クリニックで日々の歯科患者を対象として実施すれば受診者の数は急増する．定期的に歯科受診する患者であれば患者情報も豊富であり，過去との比較も正確にできるため，口腔粘膜の新しい変化に気づく機会が増える．

　歯科衛生士は日常診療で歯肉と歯にだけ視線が集中していないだろうか．舌や口蓋，頬粘膜，口唇粘膜など観察の視野を広げることで，がんなどの口腔粘膜疾患の初期の変化をとらえることができる．粘膜疾患の発見率は，歯科医師だけではなく歯科衛生士も含めた複数の眼で定期的な観察を繰り返すと高くなる．すでに海外では，口腔がんのスクリーニング観察を歯科衛生士の業務としている国もある．

2　口腔粘膜観察のポイント

1) 診療のつど，歯肉だけでなく，舌，口唇，頬粘膜，口底，口蓋など口腔全体の観察を行うことを習慣とする

　口腔がんの初期には疼痛などの自覚症状に乏しい．ほとんどの患者は，痛みがあればう蝕や歯周病を心配し，軟組織では口内炎しか考えない．まして初期には疼痛がない口腔がんは思い浮かばない．口腔がんは舌に多く発現し，ある程度進むと表面の色が白や赤に変化し，粘膜表面の隆起，ざらつき，陥凹などの形の変化が出現する．そうなると隆起した粘膜表面は歯や食物などの刺激で疼痛が発現して，会話や食事に支障が出るためようやく気がついて受診する．それでも口内炎のように自然治癒するのでは，と思い放置されると，急激に増殖，浸潤をきたし，誰が診てもがんとわかるようになる．

　舌がんに比較して歯肉がんのほうが進行した状態での受診が多い．これは，40歳以上では約80％の人が歯周病に罹患しているほど歯周病患者が多く，排膿や出血が続いても受診を先延ばしする患者がいるためである．歯周病という先入観は，歯科衛生士，歯科医師も歯肉がんを見落とす危険性につながる．

2) 口腔粘膜疾患をすべてアフタに代表される口内炎とまとめない

　粘膜疾患を口内炎でまとめてはいけない．アフタ以外に，原発する口腔がん，他の部位から転移したがん，口腔扁平苔癬や口腔カンジダ症，天疱瘡，類天疱瘡などの難治性疾患を含め，多種の粘膜疾患がある【← 2章-2参照】．

　歯や食物により病変が刺激され，水疱は破れてびらんになるなど症状が変化する．また，全身の健康状態や口腔衛生の自己管理の程度にも症状が左右されるため，口腔がんの初期症状との鑑別は困難である．

3) その他の留意点

　①日常臨床でいつも口腔粘膜全体を観察し，健常所見を知っておくこと．そうすればわずかな異常所見でも目が止まる．

　②口腔は狭い範囲に歯や舌などがあり，観察がしにくい．ミラーや手指で舌や頬粘膜をどけて観察する．

1　口腔粘膜健診（口腔がん検診）　　**221**

③観察部位のスタート地点と終点を決めておき，一定の順序で観察するともれがない．観察順序は毎回同じにするとよい．
　④少しの変化も見逃さず記載し，経過観察は病変が消失するまで続ける．図示または写真撮影が経過観察に有用である．
　⑤所見から無理に診断名を考える必要はない．「ちょっと変」と思った所見を記録することが重要である．

3 口腔粘膜の診かたの実際

1）何を診て，何を触るのか
　①視診で粘膜表面の色と形の変化をみる（表1）．黒色（色素性母斑・悪性黒色腫）にも注意する．
　②触診で粘膜表面の形の変化と深部組織の硬結を診査する．
　③疼痛を訴える場合は，疼痛の部位とその種類（自発痛，接触痛，圧痛，運動時痛，持続痛，間欠痛など）を確認する．

2）歯肉の診かた・触り方
　がんの病期変化であるびらんと潰瘍を歯周病の変化と見誤ってはいけない．
　触診は示指の指先で行う．開口させて示指を挿入したら少し閉口させると口唇，頬粘膜の緊張が取れて触診しやすい．歯肉だけでなく歯肉頬移行部も視診・触診する．視診で色に変化があった部位は特に慎重に触診する．
　潰瘍を形成したがんでは出血しやすく，組織の壊死を起こすことがあるので炎症性変化と間違えないようにする．歯肉が腫脹している場合は硬いか軟らかいかを診る（図2）．

表1　がんを疑う口腔粘膜の色と形

1．白斑（白色，被膜状・板状，紅斑との混在は危険）
2．紅斑（表面が紅色，無痛）
3．びらん（浅い欠損，紅色になる，刺激痛）
4．潰瘍（深い欠損，易出血，刺激痛）
5．腫瘤・腫脹（凸凹，硬さ，組織内腫瘤の表面は健常粘膜）

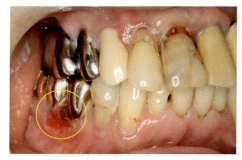

図2　歯周管理中に歯科衛生士が発見した歯肉がん

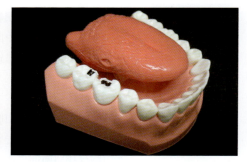

図3　舌触診用模型
［ニッシン（筆者監修）］

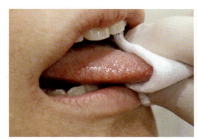 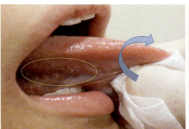 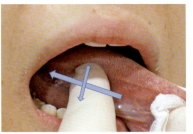

A：舌前方の中央部をガーゼを介して指でつかむ．

B：舌尖をつかんだ指を回転させて，舌の側縁から下方を明示する．同部は見落としやすいがんの好発部位．

C：舌の側縁の前方から後方へ，また上下方向へ視診しながら示指の先端腹部で触診する．

図4　舌の診かた

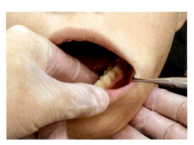 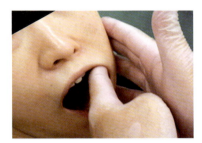

図5　口底の触診　　　　　図6　頰粘膜の触診

3）舌の診かた・触り方

舌がんの好発部位である舌側縁は慎重に診察する．研修用の模型での日頃の研修がよい（図3）．

（1）舌側縁（図4）

舌側縁は図4のA→B→Cの順で診る．

（2）舌尖と舌背

舌尖は歯の鋭縁の刺激や食事での火傷によるびらんや潰瘍が多い．これらの部位には口腔がんはほとんど発生しないが，疼痛や口腔乾燥，味覚異常など訴えは多い．舌組織内部の腫瘤の有無は，指で挟みながらの触診で確認する．

（3）舌下面と口底

舌を上方へ上げさせて診察する．口底は直接診られない場合はデンタルミラーを使用するが，触診は双指診を加える（図5）．

4）頰粘膜および口唇の診かた・触り方

粘膜表面は診察しやすいが，組織内の硬結を双指診で確認する（図6）【←1章-4：20頁参照】．

5）口蓋の診かた・触り方

びらんや潰瘍の有無と腫瘤・膨隆を確認する．義歯使用者は義歯を除去する．

References

1）がん情報サービス：国立研究開発法人国立がん研究センターがん対策情報センター ganjoho.jp．2019．

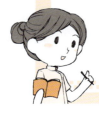

2 全身の健康を考えた口腔疾患の予防と指導

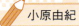

歯と口腔の健康状態は，QOLと結びついており，口腔の健康状態は，栄養状態，うつ，認知機能や社会参加などとも強くかかわっていることが，近年の研究で明らかにされている[1~3]．また，口腔と全身の健康の保持増進には，喫煙，飲酒，食生活など共通するリスク因子が関与し，基礎疾患や服用薬剤といった因子が口腔保健に及ぼす影響が大きい，すなわち患者が抱える問題を多面的にとらえる全人的なアプローチが歯科衛生士に求められている（図1）．

1 口腔疾患予防と歯科保健指導

1）歯科衛生士が行う予防的対応

歯科衛生士が行う歯科予防処置は，周術期などの合併症予防や誤嚥性肺炎予防を目的とした口腔衛生管理など，多様化している．歯科衛生士が行うプロフェッショナルケアは，感染予防に一定の効果があるとされている．しかし，プロフェッショナルケアのみを実施しても，長期的には患者に良好な結果をもたらさず[4,5]，患者のセルフケアの確立が前提条件となるため，歯科保健指導は，効果的にプロフェッショナルケアを行ううえで欠くことができない．

また，プロフェッショナルケアは，複雑な構造の補綴物周囲や深い歯周ポケット

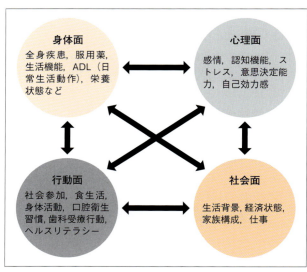

図1 全人的なアプローチ

などセルフケアを困難にしている口腔内状態に加え，全身状態，日常生活自立度（ADL）の低下など，日常的なセルフケアの質を低下させる要因を分析し，リスクの高い部位や不十分な部位について，選択的に行うことが望ましい．

2）歯科保健指導の重要性

歯・口腔領域の疾患や口腔機能の低下は，①本人の自覚がないまま進行すること，②長年の生活習慣に起因すること，③疾患の発症や機能低下の徴候がある程度予測可能であることなどの特徴があり，自ら気づき，自分の問題としてとらえるよう促すことや，行動変容を支援するための働きかけが専門職には求められる[6]．患者にとって，長年培ってきた生活習慣や価値観を見直し，望ましい保健行動を維持・定着させることは容易ではない．そこで歯科衛生士には，コミュニケーションスキルによって患者の真のニーズを把握し，健康行動理論を理解するとともに専門的な知識をもって，患者を支援する姿勢が求められる．

❷ 歯科保健指導の実際

1）長期的視点に立った保健指導計画の立案

歯科保健指導を実践するにあたっては，対象者のニーズを的確にとらえておく必要がある．対象者の抱える「問題点」のみならず，活用できる「強み」を十分把握しておく．患者の訴え，自覚症状などの主観的な情報と，ブラッシング技術や食事場面といった患者の状態観察，口腔内所見や検査データなどの客観的情報を十分に吟味，解釈する．そのうえで，歯科衛生士が対応すべき患者の抱える歯科衛生上の問題と原因を明確化し，将来起こりうるリスクも想定した長期的な計画立案を行う．

特に，フレイル，オーラルフレイルについては，患者の示す「ささいな変化」の徴候を見逃さない観察力が求められる（表1）．歯科保健指導を行う際は，短期目標と長期目標を患者の視点で立て，その達成度を評価する必要がある．

2）口腔機能の維持向上を目指した歯科保健指導

口腔機能低下を予防するための歯科保健指導では，患者が実施しやすく，かつ効果が分かりやすいプログラムを立案する．また，それぞれの実施内容の意義や目的，期待される効果などを十分説明し，同意を得たうえで実施する．

①口腔周囲の体操…肩と首，口と周囲，頰，舌の体操からなる（図2）．

②パタカラ体操…発音による口腔機能向上の運動訓練で，「パ」，「タ」，「カ」，「ラ」をそれぞれ繰り返して発音する（「パ」：口唇を閉鎖する動き，「タ」：舌尖を口蓋に打ち付ける，舌の前方への動き，「カ」：舌を後方に引く動き，「ラ」：舌尖を前歯部口蓋側につける，舌の上方への動き）．発音時の口唇，舌の動きや位置を意識しながら実施する．

セルフケアは，ブラッシングによるプラークコントロールだけでなく，機能面へのアプローチも重要であること，毎日少しずつ継続することの重要性を伝える．日常的なケアの方法やトレーニング方法を写真付きのリーフレットにして渡すなど，

表1　患者来院時の歯科診療室での気づきのポイント

患者が来院してからデンタルチェアに導入するまで
・待合室のイスからの立ち上がり：四肢のバランス，ふらつきの有無
・歩くスピード，歩き方，姿勢の変化・体形の変化：上肢・下肢の太さの変化
・デンタルチェアへの移動がスムーズか
・身だしなみの変化→服装や化粧の変化，髪型など整容に対する意識，洋服の季節感など

患者とのコミュニケーションで
・発音の明瞭度
・食生活の変化 　例）硬いものが食べにくくなった，食品の多様性の変化，お茶，汁物でのむせこみ
・大きなストレスがかかるようなライフイベントの有無（転居や近親者との死別など）
・前回来院時との体重に変化
・表情の変化　表情の乏しさ
・趣味や外出頻度の変化

診療室内で
・処置中のむせこみ 　例）超音波スケーリング中のむせ
・口腔清掃習慣の変化 　例）プラークや食物残渣の残留が多くなった，持参した歯ブラシの管理状況が悪い， 　　　口臭が気になりだした
・指導内容に対する反応の変化
・口腔清掃用具の把持等による握力や巧緻性の変化
・うがい（リンシング，ガーグリング）の実施能力→口唇閉鎖力や嚥下機能

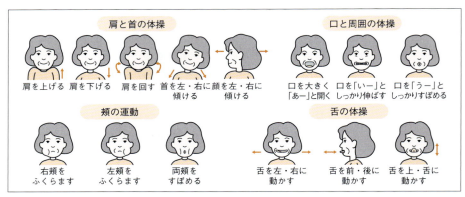

図2　口腔体操

患者が継続して自宅でも実施しやすいような工夫をする．また，実施頻度や回数など，患者が達成度を評価しやすい目標設定を行う必要がある．新しい行動を取り入れ，継続させるためには，早口言葉や吹き戻しなど，なじみのある手段を使い，楽しみながら実施できるような工夫を行うとよい．

3　地域における健康増進のかかわり

1）ポピュレーションアプローチとハイリスクアプローチ

　疾患を予防するための手段には，対象を限定せずに集団を対象とするポピュレーションアプローチ（図3）と，病気に対する高いリスクをもった人を対象にする方

*1 ポピュレーションアプローチとハイリスクアプローチの特徴

ポピュレーションアプローチは，多くの人びとが少しずつリスクを低減することによって，社会全体，集団全体の生活習慣の改善などに効果が得られる．一方，ハイリスクアプローチは，健康診査で異常値を示した人への指導など，対象者のニーズに沿ったサービスが提供できる．

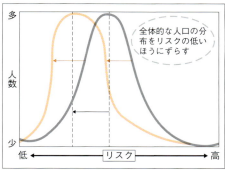

図3 ポピュレーションアプローチ

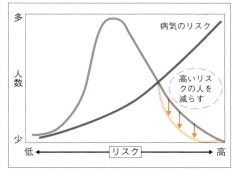

図4 ハイリスクアプローチ

法であるハイリスクアプローチがある（図4）．

ポピュレーションアプローチとハイリスクアプローチのそれぞれの特徴[*1]を踏まえた対策を検討していく．

2）ポピュレーションアプローチのあり方

地域においては，栄養，口腔機能，運動機能，生活機能の向上，社会参加の促進を目的としたポピュレーションアプローチの実践が，今後ますます重要になる．地域における効果的なポピュレーションアプローチの展開のためには，一人一人が主体的に参加する「住民参加型」学習の場をどのように提供できるかが課題となる．自助[*2]・互助[*3]の支援へとつながる体験型の学習や，参加者同士のグループディスカッションなどは，積極的に取り入れることが望ましい．

歯科受診患者に対する歯科保健指導は，全身の健康を保持増進するための広義のポピュレーションアプローチの1つとしてとらえることもできる．たとえば，喫煙がもたらす健康への影響，オーラルフレイルの予防に関する指導をハイリスク者のみならず，歯科に通院する患者全体に対して継続的に行うことによって，地域に住む人びとの健康に対する意識の底上げや行動変容につながることになる．

ポピュレーションアプローチは，地域における健康づくりにおいて欠くことのできない概念である．自分が勤務している歯科医院，病院という単体でとらえるのではなく，地域という目線で，健康を支援するという広い視点でかかわっていくことが求められている．

*2 自助

他人の力を借りることなく，自分のことを自分で管理すること．

*3 互助

ボランティア活動や住民組織の活動など自発的な助け合い．

References

1) Kikutani, T. et al.：Relationship between nutrition status and dental occlusion in community-dwelling frail elderly people. *Geriatr. Gerontol. Int.*, 13：50〜54, 2013.
2) Tamura, B.K. et al.：Factors associated with weight loss, low BMI, and malnutrition among nursing home patients：a systematic review of the literature. *J. Am. Med. Dir. Assoc.*, 14：649〜655, 2013.
3) Ohara, Y. et al.：Factors associated with self-rated oral health among community-dwelling older Japanese：A cross-sectional study. *Geriatr. Gerontol. Int.*, 15：755〜761, 2015.
4) Glavind, L.：Effect of monthly professional mechanical tooth cleaning on periodontal health in adults. *J. Clin. Periodontol.*, 4（2）：100〜106, 1977.
5) Needleman, I. et al.：Professional mechanical plaque removal for prevention of periodontal diseases in adults-systematic review update. *J. Clin. Periodontol.*, 42（Suppl 16）：S12-35, 2015.
6) 松本千明：医療・保健スタッフのための健康行動理論の基礎―生活習慣病を中心に．医歯薬出版，東京，1〜36, 2002.

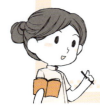

3 栄養の重要性と歯科衛生士の役割
——栄養指導に必要な栄養学(栄養素)の基本

中屋　豊

　栄養不良では疾患の治癒が遅延し，患者の予後を不良にする．高齢者においては，栄養不良の患者で誤嚥性肺炎が高頻度に起こる．誤嚥性肺炎になると，再発の予防のために食事摂取を止めてしまうことも少なくない．長期間嚥下機能を使用しないことによって廃用性萎縮が起こり，再び経口からの食事摂取が困難な症例も少なくない．

　歯科衛生士が嚥下訓練，早期の経口摂取の開始，筋力トレーニングを行うことは，長期予後の改善には有効である．高齢化が進んでいくわが国においては，今後さらに歯科衛生士の重要性が増してくることと思われる．

1　栄養管理に必要な栄養素の知識

　栄養素としては，三大栄養素（糖質，脂質，タンパク質）と13種の無機質，13種のビタミンがある．このうち高齢者ではタンパク質が不足することが多い．図1に各栄養素の役割を示す．エネルギーになる栄養素は主に糖質（炭水化物），脂質であるが，飢餓状態や侵襲時にはタンパク質も大量に分解され，グルコースに変換され

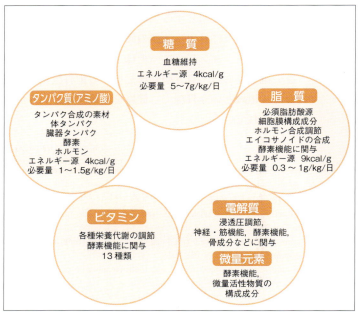

図1　栄養素の役割

（糖新生），エネルギー源となる．これらの患者に適切な栄養補給を行うことは重要である．

1）糖質

*1 多糖類
でんぷん，グリコーゲンはグルコースが結合して作られた高分子の多糖類である．高分子になることにより，浸透圧の上昇が防げ，細胞内に大量に蓄積できる．

糖質は単糖類（グルコース，果糖，ガラクトース），少糖類（ショ糖，乳糖など），多糖類*1（でんぷんなど）に分類される．摂取した糖質は構成単位である単糖類まで分解され，小腸から吸収される（図2）．大部分の糖は肝臓に取り込まれ，残りが大循環に回る．

グルコースは代謝を受け，有酸素下ではクレブス（クエン酸）回路（TCA回路）に入り，生体のエネルギーであるアデノシン三リン酸（ATP）の合成に用いられる（図3）．肝臓ではグルコースはエネルギーとして使われる以外に，グリコーゲンとして蓄積される．肝臓のグリコーゲンは，空腹時にはグルコースに変換され，血中に放出され血糖を維持する．脳，赤血球はエネルギー源としてグルコースのみを利用している．このため一定の血中濃度を保つ必要があり，飢餓時や侵襲時には脂肪

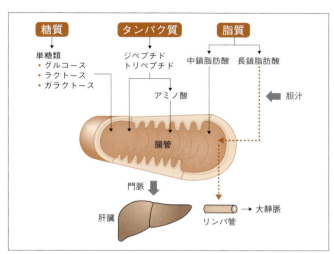

図2 三大栄養素の消化吸収

糖質は単一の分子である単糖類（グルコースなど）まで分解されてから吸収される．

タンパク質はアミノ酸でも吸収されるだけでなく，オリゴペプチド（ジペプチド，トリペプチドなどの数個のアミノ酸が結合したペプチド）でも吸収される．

通常の脂肪の長鎖脂肪酸は胆汁により小さな粒子となり乳状化され，消化される．腸管に吸収された脂肪は肝臓へ行かずにリンパ管に入り，胸部で大静脈に入る．

中鎖脂肪酸は他の栄養素と同じように吸収され門脈に入り，肝臓で代謝される．

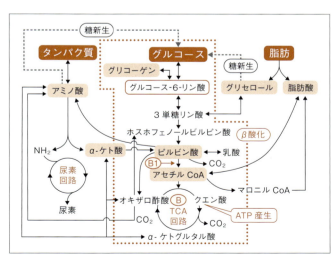

図3 各栄養素の代謝（各栄養素の代謝を簡略化した図）

グルコースは無酸素下でもピルビン酸まで代謝される．この際少量のATPが産生される．有酸素下ではTCA回路に入り大量のATPを産生する．この際にビタミンB_1などのビタミンが必要である．脂肪もβ酸化されTCA回路に入りATPを産生する．

アミノ酸は体タンパク質の合成に用いられるが，代謝されると窒素を含んでいるため，有害なアンモニアを産生する．尿素回路で水に溶ける無害な尿素窒素に変換され，腎臓から排泄される．

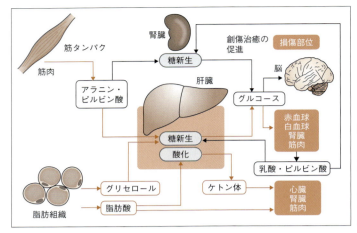

図4　侵襲時の代謝の変化

　侵襲時には筋肉や脂肪が分解され，肝臓でグルコースに変換される（糖新生）．これらは各臓器のエネルギー源となる．
　また嫌気性の代謝ではTCA回路には入らず，途中の段階で代謝が止まり，乳酸が産生される．この乳酸は肝臓で再びグルコースに変換される．心臓，筋肉などでは脂肪が中心の代謝になる．

およびタンパク質からグルコースが合成される（糖新生）．このように3大栄養素の一部は互いに変換される（図4）．

　ヒトの消化酵素で消化されない難消化糖質を食物繊維という．食物繊維は腸内細菌で分解され，一部は短鎖脂肪酸となってエネルギーを生じる．草食動物ではかなりのエネルギー源となっているが，ヒトではこの量はごくわずかである．しかしながら，短鎖脂肪酸は腸管の運動，絨毛上皮の発育に貢献している．NSTでは便通を整えるために食物繊維が投与されることがある．

　また，植物に多く含まれる各種のフラボノイドは，欠乏症が存在しないことから必須栄養素ではないが，ビタミンなどよりも強力な抗酸化作用を有する．

2）タンパク質

　タンパク質は細胞の生命活動を担う重要な栄養素である．筋肉，酵素，受容体，抗体もタンパク質である．骨や皮膚の構造も一部はタンパク質である．消化管からアミノ酸の形だけでなく，ジペプチド（アミノ酸が2つ結合したもの），トリペプチド（3つ結合したもの）の形でも吸収される（図3）．

　腸の障害時にもペプチドの形での吸収は保たれていることが多いため，疾患のある患者ではペプチド栄養剤が用いられることがある．タンパク質は糖質や脂肪と異なり，炭素，酸素，水素の他に窒素を含んでいる[*2]．

　食品中のタンパク質は約20種類のアミノ酸から構成されている．このうち8種類（ロイシン，イソロイシン，バリン，フェニルアラニン，トリプトファン，スレオニン，リジン，メチオニン）は人体内で作られない必須アミノ酸である．アミノ酸は，酵素などのタンパク質の原料となるだけでなく，種々の機能をもっている．たとえば，ロイシンはタンパク質の合成を促進作用があるため，サルコペニア症例に用いられる．グルタミンは必須アミノ酸ではないが，侵襲時には不足するために条件的必須アミノ酸ともよばれる．

　細胞でアミノ酸からタンパク質を合成するときに，1つ1つ定められたアミノ酸を遺伝子の暗号のとおりに一定の順序で連結して大きなタンパク質を作る（翻訳）．

[*2] **血清尿素窒素（タンパク質代謝産物）**

　タンパク質の代謝中に生じるアンモニアは有害であるので，水に溶ける尿素の形で腎臓から排泄される．
　血液検査で血清尿素窒素（UN）はタンパク質の代謝産物で，腎臓から排泄されるため腎機能の指標として用いられる．

1個の必須アミノ酸の不足で，その部位で合成が止まり，残るアミノ酸はどれだけ豊富に存在しても無駄になるのでアミノ酸バランス（量比）が重要である．人乳・鶏卵のタンパク質は適切な量比の必須アミノ酸を含んでいる．

筋肉量はタンパク質を摂取するだけでは増えず，余分のタンパク質は分解され尿素に変換されて尿中へ排泄される．特に，高齢者で筋肉量が減少するサルコペニアでは，タンパク質を多く投与しても無効で，筋肉運動が必要である．

3）脂質

脂質とは水に溶けず，エーテルなどの有機溶剤に溶け，しかも体内で利用される有機物をいう．脂質は必須脂肪酸の供給源でもある．脂溶性ビタミンの吸収も助ける．体内で脂肪はトリグリセリド（中性脂肪）の形で皮下および内臓に蓄積されている．

脂肪（長鎖脂肪酸）の消化吸収は他の栄養素とは異なる経路をとる．小腸から吸収されて，直接肝臓へは行かず，リンパ管に入り，それから静脈系に運ばれる．また，脂肪を水溶液中で小さな粒子に変換し，消化を助けるために胆汁酸が必要である（図2）．

飽和脂肪酸は動物の脂肪に多く含まれ，常温では個体である（漢字では"脂"を用いる）．他方，大豆油などの植物油，および魚の油（不飽和脂肪酸で，漢字では"油"）は液体である．魚油のエイコサペンタエン酸，ドコサヘキサエン酸などはn-3（あるいはω3）系脂肪酸とよばれ，心筋梗塞，認知症などの発症抑制作用が報告されている．また，n-3系脂肪酸は炎症を抑制する作用があり，経腸栄養剤に多く含まれている．中鎖脂肪酸（主に炭素数8個の脂肪酸）は天然の食品にはほとんど含まれていないが，胆汁を必要とせず，長鎖脂肪酸と異なり，肝臓へ送られるため，消化・吸収・代謝が速く，術後エネルギー補給，肥満予防，腎不全，消化器疾患などで経腸栄養剤として用いられている[*3]．

静脈栄養では糖質が中心になり，脂肪が補われないことがあるが，長期間の栄養では必須脂肪酸を補うためにも必要である．また脂肪は，同じ重量で大量のエネルギーを放出するためよいエネルギー源となるだけでなく，糖質過剰による副作用（胆汁うっ滞，肝障害など）の予防になる．

4）ビタミン

ビタミンは糖質，脂質およびタンパク質とは異なり，エネルギーとしては利用されないが，微量で生理機能を円滑にするために不可欠な有機物である．ビタミンは水溶性ビタミンと脂溶性ビタミンに大別される．体内で作られないため，食物からとる必要がある．それぞれのビタミンの欠乏症は特有な症状を示す．また，水溶性ビタミンは過剰症を生じないが，脂溶性ビタミンには過剰により重篤な副作用も生じる．

ビタミンB群は補酵素として酵素反応の担い手となり，代謝にかかわる（図4）．他方，脂溶性ビタミンにはホルモンのように，代謝の制御にかかわるホルモンのような役割が多い．ビタミンA，ビタミンDは活性型が細胞核内の中の受容体タンパ

[*3] トランス脂肪酸と副作用

不飽和脂肪酸に水素の添加で作られるトランス脂肪酸は固形化しているため，匂いも少なく，輸送にも便利なため多く使用されている．マーガリンやショートニング，菓子類などに使用されている．

トランス脂肪酸はLDLを上昇させHDLを低下し，飽和脂肪酸同等あるいはそれ以上に心筋梗塞の危険があり，欧米では規制されている．

ク質に結合して，遺伝子の発現を調節し，多様な作用を持っている．また，ビタミンAは視覚に関係するロドプシンとして，ビタミンKは血液凝固を助ける作用がある．

ビタミンは，輸液のみにて栄養補給を行うときには必ず補充する必要がある．最近は，末梢輸液でも1,000 kcal程度投与が可能となっており，完全静脈栄養でなくとも微量栄養素の補給は必要である．このうち，ビタミンB_1の欠乏症は生命に危機を及ぼす重篤な症状が出ることがあるので，臨床上特に重要である．

5）無機質（ミネラル）

生体に必要な無機質は，カルシウム，リン，マグネシウム，ナトリウム，カリウム，塩素，鉄，銅，亜鉛，セレン，マンガン，ヨウ素，コバルト，イオウ，モリブデン，クロムなどがある．また，これらの無機質のうち，鉄以下は体内の蓄積量が微量であるため，微量元素とよぶ．

マグネシウム，カルシウム，リンの3種はともに硬組織（骨，歯）を作る．ナトリウム，塩素，カリウム，マグネシウム，カルシウムなどは電解質とよばれ，体液のpH，浸透圧を正常に保ち，神経や筋肉の興奮に必要である．鉄，銅などの金属は酸化還元反応が起こりやすく，電荷の移動が容易に起こるため，酵素作用を補助する因子として働くことが多い．亜鉛は酵素反応を助ける他にタンパクの分子構造に貢献するために多くの作用がある．このため亜鉛の欠乏症は多彩である．

2　栄養状態の評価

アメリカを代表する2つの栄養学会がコンセンサス[1])として栄養不良診断における重要な所見として表1の項目をあげている．2項目以上を満たす場合に低栄養と診断される．わが国ではアルブミンを栄養評価の指標として用いる医療従事者が多いが，この2学会による報告では，アルブミンは栄養状態を表すのではなく，むしろ炎症の程度を表していることが多いと結論づけている[*4]．SGA，MNAなど多くの栄養評価ツールが報告されているが，これらのツールに含まれる重要な項目は表1に示される項目である．

①エネルギー摂取不十分では，食事がほとんどとれていない状態が1週間以上続く，あるいは半分程度が長期間続くなどで判断する．②体重減少は重要な指標で，高齢者における意図しない体重減少は死亡の予測因子となる．③皮下脂肪の減少は

[*4] アルブミン値による炎症の評価
アルブミンは肝臓で合成されるタンパク質で炎症などの際には合成が低下し，分解が亢進する（負の急性相タンパク質）．したがって，炎症が高度な場合には，どのようなよい栄養補給を行ってもアルブミン値は改善しない．

他方，アルブミン値は疾患により低下することが多いので，病気の重症度とはよく相関し，予後をみるにはよい指標である．

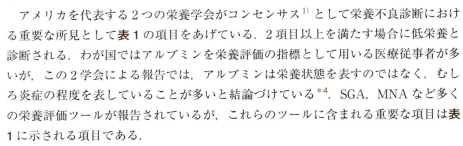

表1　アメリカ栄養士会と静脈経腸栄養学会の栄養評価

①エネルギー摂取不十分
②体重減少（1週間で1〜2％，1カ月で5％，3カ月で7.5％）
③皮下脂肪減少
④筋肉量減少
⑤握力測定による機能低下
⑥浮腫（やせを覆い隠す）

2項目以上に該当する場合に成人では低栄養と判断する．

エネルギーの蓄積が少なくなった状態で，診察により評価する．

体重減少の中でも，④筋肉の喪失が最も重要である．筋肉はタンパク質の最も大きな体内プールであり，タンパク質の量の測定の代替指標として栄養評価に用いられる．診察によりふくらはぎなどの筋肉量の減少を見る．正確にはCTやインピーダンス法にて計測する．筋肉の機能（歩行速度や握力）低下も栄養素の不足により生じ，解剖学的な変化，すなわち，筋肉量の減少より，早期に機能障害が現れる．

⑤握力は男性で26 kg以下，女性では18 kg以下を握力低下とする．また改善する場合にも筋肉量が増えるよりも早く筋肉の機能の改善がみられる．このため握力や歩行速度などの筋肉の機能測定は非常に有用な栄養評価の指標となる．⑥浮腫の有無についても検討する．

3 栄養補給

食事摂取量も重要で，通常入院患者では体重1 kg当たり，25～30 kcalのエネルギーを補給する．タンパク質は健常者では1 g/kg/日程度を，疾患の重症度に応じて増加し1.2～1.5 g/kg/日（熱傷などの特殊な例では2.0 gまで）が用いられている．

図5に栄養ルートの選択法を示す．可能な限り経口から投与するが，不可能な場合には静脈栄養や経腸栄養が用いられる．消化管の生理機能が明らかにされ，腸管を用いることの有用性が示されている．たとえば，消化管を使用しないと腸管の粘膜が萎縮し，細菌や細菌毒素（エンドトキシン）が，血液中に流れ込み（バクテリアルトランスロケーション），全身の炎症が亢進したり，静脈栄養よりも代謝性の合併症が少ない．消化管機能が保たれており，消化管が安全に使用できる場合は，生理的な投与経路である経腸栄養が第1選択となる．静脈栄養は経腸栄養が不可能な場合に行う．

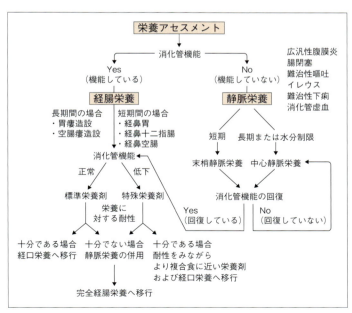

図5　栄養補給法

栄養評価を行い，腸管が機能している場合には経腸栄養を行う．短期間の場合には経鼻胃管などの方法を用いるが，長期間投与が必要な場合には胃瘻などを用いる．腸管が使用できない場合には静脈栄養を用いる．短期間の場合には末梢静脈栄養を用いるが，長期間では中心静脈栄養を用いる．これらの各状態でも再評価を行い，できるだけ腸を使用し，さらに可能であれば経口で投与できる方向にもっていく．

[ASPEN：*JPEN*, 26（1）Sup：8SA, 2002. より]

1）経腸栄養

　経腸栄養剤は成分栄養剤，消化態栄養剤，半消化態栄養剤に分類される．成分栄養剤はタンパク質源をアミノ酸のみとしており，脂質もほとんど含まれていない栄養剤で，消化態栄養剤は，タンパク質は消化を必要としないアミノ酸，ジトリペプチドを配合している．半消化態栄養剤は，普通の食事に近い形で，カゼインや大豆タンパク，糖質としてでんぷんやデキストリン，そして脂肪も配合している．半消化態栄養剤には，糖尿病，腎臓病，呼吸器疾患，重症疾患など病態に特化した栄養剤も販売されている．経腸栄養における頻度の高い副作用として下痢がある．浸透圧の高い液体が急速に小腸に達するために生じる．また，流動性が高いことより，逆流して嘔吐なども起こりやすい．これらの欠点を補うために，半固形化した栄養剤も販売されている．

　経腸栄養法は，鼻からカテーテルを胃あるいは十二指腸，空腸まで挿入する経鼻経管法と，腹部に瘻孔（小さな穴）を作成し，カテーテルを通して栄養剤を注入する経瘻孔法がある．通常，瘻孔の作成には内視鏡により胃瘻を作る方法（percutaneus endoscopic gastrostomy：PEG）が用いられるが，手術で小腸との間に瘻孔を作る方法もある．短期間の栄養管理には経鼻法が，長期（4週間以上を目安）にわたると予想される場合は経瘻孔法が選択される．

2）静脈栄養

　経口摂取あるいは経腸栄養ができない場合に適応となる．静脈栄養には中心静脈を使用する完全（あるいは中心）静脈栄養（total parenteral nutrition：TPN）と末梢静脈から注入する末梢静脈栄養（peripheral parenteral nutrition：PPN）がある．

　末梢静脈栄養（PPN）は経口摂取が不可能か外部から栄養素を吸収できない患者に用いるが，水分と電解質は補給できるが十分なエネルギーは補給できない．通常経口栄養が不十分なときの補助として，また経口栄養から摂取できない患者では2週間までの期間に栄養補給する必要がある場合に行う．

　TPNは静脈栄養が2週間以上必要な場合，末梢静脈による管理が制限されている場合，多くの栄養素あるいは水分制限が必要な場合に用いる．TPNではほぼ完全な栄養補給ができるが，長期間ではセレンなどの微量栄養素の不足をきたすこともある．

＊　　　＊　　　＊

　入院患者では高率に栄養不良が認められる．高齢入院患者では食事摂取量が低下していることが多い．食欲不振の原因に，残存歯や義歯の不具合，咀嚼力の低下，嚥下機能障害など口腔内の問題なども多い．このため歯科衛生士の役割も大きい．しっかりかんで，しっかり食べることが栄養状態を保つうえで最も重要である．

References

1) White, J.V. et al：Academy Malnutrition Work Group, A.S.P.E.N.：Consensus statement：Academy of Nutrition and Dietetics and American Society for Parenteral and Enteral Nutrition：characteristics recommended for the identification and documentation of adult malnutrition（undernutrition）. *JPEN. J. Parenter. Enteral. Nutr.*, **36**：275〜283, 2012.

索　引

あ

アウエル小体 …………………………… 147
悪液質 ……………………………… 214, 215
悪性貧血 ……………………………… 45, 61
悪性リンパ腫 ……………………… 166, 176
握力 ……………………………………… 233
朝のこわばり …………………………… 135
アジソン病 ………………………… 53, 105
アスピリン喘息 …………………… 140, 141
アセスメント …………………………… 200
アセトアミノフェン ……………… 112, 120
アデノイド ……………………………… 80
アテローム血栓性脳梗塞 ……………… 93
アトピー ………………………………… 140
アドレナリン ……………………… 125, 127
アナフィラキシー ……………………… 124
アナフィラキシーショック …………… 124
アフタ ……………………… 41, 55, 221
アフタ性口内炎 …………………… 41, 42
歩き方 …………………………………… 17
アルツハイマー病 ……………………… 157
アルデステロン症 ……………………… 104
アルテプラーゼ ………………………… 94
アルブミン ……………………………… 232
アレルギー検査 ………………………… 26
アレルギー性疾患 ……………… 124, 付11
アレルギー性疾患治療薬 …… 付11, 付12
アレルギー性紫斑病 …………………… 150
アレルゲン ……………………………… 124
暗順応の低下 …………………………… 177
安静時唾液 ………………………… 30, 62
安静時唾液分泌量 ……………………… 178

い

胃潰瘍 …………………………………… 107
医学的情報 ……………………………… 190
医学的に説明困難な症状 ……………… 72
医学的に問題のある患者 ……………… 2
易感染性 ………………… 102, 111, 112
萎縮 ……………………………………… 41
萎縮性胃炎 ……………………………… 146
萎縮性病変 ……………………………… 51
異常感覚の緩和 ………………………… 184
胃食道逆流症 …………………………… 107
移植片対宿主病 …………… 49, 66, 145
胃全摘手術後 …………………………… 146
痛みの評価 ……………………………… 212
Ⅰ型アレルギー ………………………… 26
1型糖尿病 ……………………………… 100
胃腸・食道疾患治療薬 ……………… 付10
一過性感染 ……………………………… 164
一過性脳虚血発作 ………… 91, 95, 96
遺伝性血管性浮腫 ……………………… 130
遺伝性出血性末梢血管拡張症 ……… 150
医療安全管理チーム …………………… 194
医療情報の収集 ………………………… 183
医療面接 ………………………………… 10
医療用麻薬 ……………………………… 214

医療連携 ………………………………… 194
インスリン ……………………………… 100
インスリン感受性 ……………………… 176
インスリン製剤 ……………………… 付9
インスリン抵抗性 ……………………… 100
咽頭 ……………………………………… 179
院内感染 ………………………………… 164
院内感染標準予防策 …………………… 168
インフュージョンリアクション ……… 204

う

ウイルス感染症 ………………………… 164
ウイルス性肝炎 ………………………… 108
うつ病 ………………… 153, 162, 176, 付16
うつ病の診断基準 ……………………… 153
運動麻痺 ………………………………… 46
運動療法 ……………………………… 67, 187

え

エイズ …………………………… 51, 166
エイズ指標疾患 ………………………… 166
栄養サポートチーム …………………… 194
栄養状態 ………………………… 8, 17
栄養状態の低下 ………………………… 51
栄養状態の評価 ………………………… 232
栄養素 …………………………………… 228
栄養評価 ………………………………… 232
栄養評価ツール ………………………… 232
栄養不良 ………………………………… 228
栄養療法 ………………………………… 187
栄養ルート ……………………………… 233
液状化検体細胞診 ……………………… 27
液性免疫 ………………………………… 176
壊死性潰瘍性歯肉炎 …………………… 166
エストロゲン …………………………… 176
エックス線 ……………………………… 28
エックス線 CT ………………………… 29
エナメル質 ……………………………… 177
エネルギー摂取不十分 ………………… 232
エネルギーになる栄養素 ……………… 228
エピベン ……………………………… 125, 127
嚥下機能低下 …………………………… 35
嚥下訓練 ………………………………… 228
嚥下障害 ………………………………… 189
嚥下造影検査 …………………………… 31
嚥下内視鏡検査 ………………………… 31
エンテロウイルス 71 …………… 43, 59
エンテロウイルスの混合感染 ………… 58
円背 …………………………… 99, 182
円板状エリテマトーデス ……………… 136
円板状の萎縮性紅斑 …………………… 136

お

往診 ……………………………………… 188
黄体ホルモン …………………………… 116
黄疸 …………………………… 9, 108
オーラルディアドコキネシス ………… 34
オーラルフレイル
　………… 3, 32, 35, 185, 186, 187, 225

オーラルヘルスプロモーション ……… 185
オーラルメディシン …………………… 2
お薬手帳 ………………………………… 11
オクルーザルアプライアンス ………… 67
オスラー〔Osler〕病 ………………… 150

か

外因感染 ………………………………… 164
外因系凝固因子の異常 ………………… 150
回帰発症 ………………………………… 58
壊血病 …………………………………… 150
介護認定審査会 ………………………… 181
介護保険制度 …………………………… 189
介護老人施設 …………………………… 195
概日リズム睡眠障害 …………………… 77
改訂 BDR 指標 ………………………… 184
改訂水飲みテスト ……………………… 31
開頭外減圧療法 ………………………… 94
潰瘍 ……………………………………… 40
外来性色素沈着 ………………………… 54
顔色 …………………………… 9, 17
化学療法 …………………… 202, 204
過活動膀胱 ……………………………… 110
過期産 …………………………………… 117
可逆性後白質脳症症候群 ……………… 204
核医学検査 ……………………………… 29
角化口腔粘膜 …………………………… 42
核型左方移動 …………………………… 22
顎関節 …………………………………… 178
顎関節症 …………………………… 45, 67
顎関節脱臼 ……………………………… 178
顎関節隆起増高術 ……………………… 71
核磁気共鳴現象 ………………………… 28
覚醒 ……………………………………… 77
覚醒維持検査 …………………………… 77
拡張障害型心不全 ……………………… 175
ガス交換 ………………………………… 138
画像検査 ………………………………… 21
家族歴 …………………………………… 11
片麻痺 …………………………………… 182
カタル …………………………………… 55
カタル性口内炎 ………………………… 55
顎骨 ……………………………………… 178
活性型トロンボプラスチン時間 ……… 23
滑舌 ……………………………………… 179
カットオフ値 …………………………… 21
カフ ……………………………………… 202
カフェオレ斑 …………………………… 54
カポジ肉腫 ……………………………… 166
過眠症 …………………………………… 77
ガム試験 ………………………………… 62
ガムテスト ……………………………… 30
仮面様顔貌 ………………………… 9, 18
かゆみ …………………………………… 177
カリフラワー状 ………………………… 41
顆粒球減少症 …………………………… 148
顆粒球減少症治療薬 ………………… 付15
顆粒状 …………………………………… 41
カルシウム拮抗薬 ……………………… 84

加齢性筋肉減少症……………177
肝炎……………108
感音性難聴……………177
感覚・運動神経の機能……………176
肝がん……………165
肝機能検査……………23
眼球結膜の充血……………38
眼球結膜の黄染……………38
眼瞼浮腫……………204
肝硬変……………108, 165
カンジダ感染症……………65
カンジダ性口角炎……………50
カンジダ特異性蛍光染料……………50
肝疾患……………150
間質性腎炎……………110
間質性肺疾患……………27
患者の ZONE……………170
患者の確認……………10
患者へのアプローチ……………6
がん性潰瘍……………41
肝性脳症……………108, 109
関節結節削除術……………71
間接的な検査法……………31
関節の変形……………136
関節リウマチ……………135
関節リウマチ治療薬……………付14
感染源……………163
感染症……………163, 付19
感染症の予防……………187
感染性心内膜炎……………87
感染対策……………191
感染の成立……………163
乾燥性角結膜炎……………38
肝排泄型の抗菌薬……………112
肝不全症状……………108
顔貌……………8, 17
顔面紅潮……………9
緩和ケア……………195, 213
緩和ケアチーム……………195
がんを疑う口腔粘膜の色と形……………222

き

既往歴……………11
期外収縮……………87
気管支喘息……………8, 27, 140
気管支喘息治療薬……………付15
気管挿管……………199
気管挿管患者……………200, 201
義歯不適合感……………74, 155
基準値……………21
基準範囲……………21
喫煙者口蓋……………49
喫煙による歯肉のメラニン色素沈着……………52
機能低下症……………97
亀背……………7
偽膜性カンジダ症……………50
逆流性食道炎……………107
ギャッジアップ……………189
キャリア……………165
嗅覚……………177
丘疹……………41
急性骨髄性白血病……………147
急性糸球体腎炎……………111

急性腎不全……………113
急性単球性白血病……………148
急性リンパ性白血病……………148
仰臥位性低血圧症候群……………120
狭心症……………82, 85, 86
頬粘膜および口唇の診かた・触り方……………223
局所麻酔薬……………118
棘融解……………134
虚血性心疾患……………82
巨赤芽球性貧血……………45, 61, 146
居宅療養管理指導……………189, 192
起立性低血圧……………174, 176
禁煙指導……………49
菌交代現象……………51, 54
菌交代症……………44
金属アレルギー……………26
金属による色素沈着……………54
筋肉の喪失……………233
筋肉量……………231
筋無力性顔貌……………9
筋力トレーニング……………228

く

クインケ浮腫……………129
空腹時血糖……………14
クームス分類……………124
口の衰え……………187
クッシング〔Cushing〕症候群……………104
グミゼリー……………35
くも膜下出血……………95
苦悶状顔貌……………8
クライアント中心療法……………74
クラミジア感染症……………64
クラリスロマイシン……………167
グリコーゲン……………229
グルコース……………229
グルコセンサー GS-Ⅱ……………35
クレアチニン……………25, 176
クローン病……………137
クロモアガー培地……………50

け

ケアマネジャー……………190
経過観察……………222
蛍光抗体法……………134
経口ステロイド療法……………133
経口挿管……………199
経口用鉄剤……………付15
経腸栄養……………233, 234
経腸栄養剤……………231
経腸栄養法……………234
経鼻胃管チューブ……………200
経鼻経管法……………234
経鼻挿管……………199
経鼻的持続気道陽圧療法……………80
頸部屈曲……………189
経瘻孔法……………234
劇症肝炎……………165
血圧……………83
血圧計……………191
血圧検査……………27
血圧値の分類……………83
血液学的検査……………21

血液凝固異常の検査……………151
血液凝固因子……………150, 151
血液疾患……………付15
血液透析……………113
血液のがん……………147
結核……………57, 168
結核感染……………168
血管外漏出時……………209
血管性神経性浮腫……………129
血管性認知症……………157
血行力学性……………93
結晶性能力……………176
血小板異常症……………150
血小板血栓……………93
血小板減少症……………150, 202, 207
血小板数……………23
血小板の機能異常……………150
血小板無力症……………150
血清クレアチニン値……………176
血清免疫学的検査……………130
結節……………41
血栓性……………93
血栓溶解療法……………89, 94, 149
血糖降下薬……………14
血糖値……………13, 100, 102
血友病……………150
健胃消化薬……………付10
幻覚……………155
言語的コミュニケーション……………216
献腎移植……………113
現病歴……………11

こ

抗 CCP 抗体……………135
抗 HIV 薬……………167, 付20
抗 IL-6 受容体抗体製剤……………136
抗 RANKL モノクローナル抗体による顎骨壊死……………99
抗 TNF-α 抗体製剤……………136
降圧薬……………82, 84, 92, 付2
抗アレルギー薬……………付11
抗ウイルス薬……………167
抗うつ薬……………付16
抗炎症作用……………133
口蓋の診かた・触り方……………223
口蓋扁桃肥大……………80
口角……………179
口渇……………215
抗がん薬……………51, 204, 208
後期高齢者……………174
抗基底膜抗体……………134
抗凝固薬……………114
抗凝固薬ワルファリンカリウムの投与……………151
抗凝固療法……………89, 149
抗菌薬……………付21
抗菌薬と併用薬との相互作用……………付21
抗菌薬予防投与法……………88
口腔咽頭機能の低下……………160
口腔咽頭吸引……………189
口腔衛生管理……………2, 51, 55, 57, 58, 59, 63, 134, 149, 160, 182, 183, 189, 190, 197, 203, 205, 217, 224
口腔衛生指導……………114

口腔衛生処置 ················205	甲状腺ホルモン ················176	在宅酸素療法 ·············142, 143, 144
口腔がん ···············44, 179, 220	甲状腺ホルモン製剤 ··········104	在宅歯科医療 ················188
口腔がん検診 ················220	紅色肥厚症 ················51	在宅診療 ················195
口腔観察 ················220	抗真菌薬 ················51	在宅透析 ················113
口腔カンジダ症 ······44, 48, 50, 166, 215	口唇ヘルペス ···········43, 57, 58	在宅訪問看護ステーション ········190
口腔乾燥 ·········34, 179, 200, 215	向精神病薬 ················付17	再発性アフタ ···········42, 55
口腔乾燥症 ·········46, 60, 114, 154	酵素 ················97	再発性アフタ性口内炎 ··········42
口腔乾燥症を生じる主な薬物 ········62	考想伝播 ················155	細胞診 ················3, 26
口腔がんの早期発見 ··········179	拘束性 ················138	細胞性免疫 ················176
口腔機能管理 ·········99, 182, 195	拘束性障害 ················140	作為体験 ················155
口腔機能管理加算 ············186	抗体 ················132	サクソン試験（テスト） ······30, 34, 62
口腔機能訓練 ············179, 187	好中球減少症 ···········148, 202	座瘡様皮疹 ················210
口腔機能障害 ················32	抗デスモグレイン抗体 ··········134	サルコペニア ················177
口腔機能低下 ·········187, 200, 225	後天性免疫不全症候群 ··········166	酸素療法中 ················8
口腔機能低下症 ·········3, 32, 186	口内法 ················28	三大栄養素 ················228
口腔結核 ················41	更年期障害 ················176	
口腔健康管理 ·······182, 183, 184, 205	紅斑 ················39	**し**
口腔灼熱感症候群 ············73	紅斑症 ················51	シェーグレン症候群 ·······26, 60, 61
口腔周囲の体操 ············225	紅板症 ················51	シェーグレン症候群診断基準 ········63
口腔常在菌 ················164	紅斑性（萎縮性）カンジダ症 ······50, 52	歯科衛生士業務記録簿 ··········15
口腔水分計 ················34	抗ヒスタミン薬 ················付11	歯科衛生指導 ················194
口腔清掃自立度 ············184	後鼻漏 ················38	歯科衛生士の業務 ············3
口腔清掃の自立支援 ··········184	高齢化 ················174	歯科衛生士法 ···········194, 195
口腔セネストパチー ············74	高齢者 ················174	歯科恐怖症患者 ················7
口腔苔癬様病変 ············48, 49	高齢者の医薬品適正使用の指針 ····付22	歯科金属アレルギー ············128
口腔体操 ················226	高齢による衰弱 ················181	視覚 ················177
口腔内科 ················2	誤嚥 ···········187, 201	歯科（口腔）心身症 ·······61, 62, 72
口腔内科の臨床範囲 ············2	誤嚥性肺炎 ·····182, 187, 189, 228	歯科診療の補助 ················194
口腔内細菌の誤嚥 ············182	誤嚥性肺炎予防 ················224	歯科訪問診療 ················188
口腔内常在菌叢 ················44	誤嚥防止 ················184	歯科保健指導 ·······194, 224, 225, 227
口腔内装置 ················79	誤嚥予防 ················184	歯科予防処置 ···········194, 224
口腔内の pH ················108	呼吸器 ················138	磁気共鳴画像検査 ············29
口腔粘膜 ················42, 178	呼吸器疾患 ········8, 138, 付15	色素沈着 ················53
口腔粘膜炎 ················204	呼吸機能検査 ················27	糸球体腎炎 ················110
口腔粘膜観察 ················221	呼吸ケアサポートチーム ··········194	糸球体濾過量 ················25
口腔粘膜疾患 ················221	コクサッキーウイルス A ··········58	シクロスポリン ················133
口腔粘膜の高度な萎縮 ··········147	コクサッキーウイルス A16 ·······43, 59	歯頸部う蝕 ················178
口腔のケア ················196	黒毛舌 ················45, 54	刺激時唾液採取法 ············30
口腔梅毒 ················41	骨格筋の筋線維数 ············176	刺激（時）唾液 ···········30, 62
口腔白板症 ················47	骨・カルシウム代謝薬 ··········付7	止血と血液凝固の機序 ··········149
口腔不潔 ················33	骨吸収抑制薬関連顎骨壊死 ········99	止血用亜鉛華軟膏 ············207
口腔扁平苔癬 ················44, 48	骨吸収抑制薬 ················200	思考伝播 ················155
口腔扁平苔癬様の口腔粘膜炎 ········66	骨強度 ················98	嗜好品 ················11
口腔毛様白板症 ················166	骨髄異形成症候群 ············145	自己抗体検査 ················26
口腔毛様白板症 ················166	骨髄抑制 ···········202, 205	自己免疫疾患 ·······43, 132, 付13
硬結 ················42	骨折・転倒 ················181	自己免疫疾患治療薬 ············付14
高血圧 ················204	骨粗鬆症 ·······98, 176, 177, 付7	自己免疫性血管性紫斑病 ··········150
高血圧症 ················14, 82	骨粗鬆症患者 ················7	脂質 ················231
高血圧症の予防 ················83	骨粗鬆症治療薬 ················付6	支持的精神療法 ················74
抗血小板療法 ···········89, 94, 149	骨量 ················177	歯周炎 ················166
抗血栓薬 ···········90, 92, 付4	固定薬疹 ················125	歯周組織 ················178
抗血栓療法 ·········82, 89, 149	コプリック斑 ················59	歯周病 ················102
高血糖 ················100	個別検診 ················221	自浄作用低下 ················200
抗原 ················132	コミュニケーション ············216	視診 ················222
咬合違和感症候群 ··········73, 155	コルチゾール ················176	歯髄腔 ················178
咬合力低下 ················34	混合腺 ················46	歯数の減少 ················177
交差感染 ················164	根面う蝕 ················178	姿勢 ················17
高次脳機能の障害 ············156	**さ**	自然出血 ················149
口臭 ················216	細菌性感染症 ················22	歯槽骨 ················178
口臭恐怖症 ················74	再診患者 ················11	持続感染 ················164
溝（状）舌 ················45	再生不良性貧血 ················145	シタネスト-オクタプレシン ·········118
甲状腺機能亢進症 ·········102, 103	在宅医療 ················188	湿潤剤 ················63
甲状腺機能低下症 ·········102, 103	在宅血液透析 ················114	歯肉出血 ················207
甲状腺クリーゼ ················103		篩分法 ················30
甲状腺疾患治療薬 ············付9		

索　引　**237**

脂肪 ……………………………231
習慣性脱臼 …………………………69
周術期 …………………………198, 224
周術期口腔機能管理
　　　　……189, 195, 198, 199
周術期口腔機能管理計画 …………189
集団検診 ……………………………220
十二指腸潰瘍 ………………………107
周辺症状 ………157, 158, 159, 160
終末期がん患者 ………………214, 215
住民参加型学習 ……………………227
終夜睡眠ポリグラフ（PSG）検査……77
手術標本 ………………………………3
主訴 ……………………………………11
手段的日常生活動作 ………………181
出血時間 ……………………………23
出血性素因 ………………145, 149
出血の原因となる抗がん薬 ………207
術中迅速診断 ………………………27
腫瘤 ……………………………………41
循環器疾患 ……………82, 付2
漿液腺 …………………………………46
照会 ……………………………………12
照会状 …………………………12, 13
上下顎骨前方移動術 ………………79
消化管出血 …………………………108
消化管穿孔 …………………………204
消化管ポリポージス …………………53
消化器疾患 ………………………付10
消化吸収の低下 ……………………175
消化性潰瘍薬 ……………………付10
消化態栄養剤 ………………………234
上気道を拡大する外科手術 ………79
上室性外収縮 ………………………175
脂溶性ビタミン ……………………231
掌蹠膿疱症 ………………59, 129
少糖類 ………………………………229
小児喘息 ……………………………140
上皮下水疱 …………………………43
上皮内水疱 …………………………134
静脈栄養 ………231, 233, 234
静脈血栓塞栓症 ……………………149
静脈路確保 …………………………4
初期がん ……………………………220
食事指導 ……………………………187
食事摂取量 …………………………233
触診 …………………………………222
褥瘡性潰瘍 …………………………41
食道静脈瘤 ………………108, 109
食物アレルギー ……………………127
食物繊維 ……………………………230
初診患者 ……………………………10
触覚 …………………………………177
徐脈 ………………………85, 87
自律神経失調症 ……………………176
腎機能検査 …………………………25
腎機能の低下 ………………………176
心筋梗塞 …………82, 85, 86
心筋の壊死 …………………………86
神経性あるいは薬物性の口腔乾燥症
　　　　…………………………61
神経痛 ………………………………46
心原性脳塞栓症 ……………………93
腎硬化症 ……………………………111

人工呼吸管理 ………………………199
人工呼吸器関連肺炎 ………199, 201
人工心臓弁置換術 …………………87
人工唾液 ……………………………63
人工透析療法 ………………………113
尋常性天疱瘡 ………………………133
心身症 ………………………………8
腎性高血圧 …………………………111
新生児期の口腔清掃 ………………122
新生児の口腔管理 …………………122
腎性貧血 ……………………………111
腎臓移植 ……………………………113
腎臓病 ………………………………110
心臓弁膜症 …………………………87
シンチグラフィー …………………29
心停止 ………………………………82
心電図検査 …………………………27
振動覚 ………………………………177
心拍出量 ……………………………83
心肥大 ………………………………175
心不全 ……………82, 85, 88
腎不全 ………………………………113
心房細動 …………14, 87, 175
診療情報提供 ………………………13
診療情報提供書 ……………………12
診療体位 ……………………………191
心理療法 ……………………………74

す

推算系糸球体濾過量 ………………25
垂直双指（手）診 …………………20
水痘・帯状疱疹ウイルス（VZV）…43, 58
水平双指（手）診 …………………20
水疱 …………………………………41
水疱性類天疱瘡 ……………………134
睡眠 …………………………………76
睡眠関連運動障害 …………………77
睡眠関連呼吸障害 …………………77
睡眠時随伴症 ………………………77
睡眠時無呼吸症 ……………………76
睡眠障害 ……………………………77
水溶性ビタミン ……………………231
数年分子標的薬 ……………………204
スクラッチテスト ………26, 131
スタビライゼーションスプリント……67
スタンダードプリコーション
　　　　……56, 164, 167, 168, 169
スティーブンス・ジョンソン〔Stevens
　Johnson〕症候群 ………55, 126
ステロイド …………………………133
ステロイドの副作用 ………………105
ステロイドパルス療法 ……………133
スパイロメータ …………27, 28
スパイロメトリ ……………………139
スピリチュアルな問題 ……………213
スプーン爪 …………………………147
スプリント …………………………67
スプリント療法 ……………………67
スリガラス状の不透過像 …………53

せ

生化学的検査 ………………………24
生活習慣 ……………………………11
性感染症 …………………56, 64

成人T細胞白血病 …………………148
精神・神経疾患 …………………付16
精神・神経疾患患者 ………7, 153
成人喘息 ……………………………140
精神発達遅滞患者 …………………7
生体検査 ……………………………21
生体情報モニター …………………9
生体腎移植 …………………………113
正中菱形舌炎 ………………………45
整腸薬 ……………………………付15
性病検査 ……………………………171
成分栄養剤 …………………………234
生理機能検査 ………………………21
脊柱後彎症 …………………………7
舌圧測定器 …………………………35
切開生検 ……………………………27
赤血球の疾患 ………………………145
舌口唇運動機能低下 ………………34
舌骨筋群前方牽引術 ………………79
摂食嚥下機能 ………………………179
摂食嚥下機能訓練 …………………195
摂食嚥下機能検査 …………………31
摂食嚥下機能評価 …………………189
摂食嚥下障害 ………………………182
摂食嚥下チーム ……………………194
摂食機能療法 ………………………189
接触性口唇炎 ………………………127
切除生検 ……………………………52
切除（摘出）生検 …………………27
舌痛症 ………………………………73
舌乳頭の萎縮 ………………………146
舌の診かた・触り方 ………………223
セネストパチー ……………………162
セビメリン塩酸塩 …………………63
セメント質 …………………………178
前期高齢者 …………………………174
潜在的悪性疾患 ………47, 48, 51
全身疾患に付随する色素沈着 ……52
全身状況および口腔内のアセスメント
　　　　…………………………199
全身性エリテマトーデス …55, 136
全身性紅斑性狼瘡 ………55, 136
全身性自己免疫疾患 ……132, 135
全人的苦痛 …………………………213
全身的な加齢変化 …………………174
先天性異常 …………………………150
潜伏感染 ……………………………43
前房蓄膿性ぶどう膜炎 ……………38
喘鳴 …………………………………140
専門職連携教育 ……………………197
専門的口腔機能管理 ……196, 197
専門的口腔清掃 ……………………200
線溶系亢進 …………………………23
前立腺がん …………………………110
前立腺肥大 …………………………110

そ

躁うつ病 ……………………………154
造影撮影法 …………………………29
臓器特異的自己免疫疾患 …………132
早期の経口摂取の開始 ……………228
双極性障害 …………………………154
象牙質 ………………………………178
造血幹細胞移植 …………65, 152

造血幹細胞移植患者	145
創傷治癒	178
創傷被膜保護材	211
蒼白	9
塞栓性	93
組織診	27
咀嚼機能検査	30
咀嚼機能低下	35
咀嚼筋の筋力低下	179
咀嚼能率判定表	30
咀嚼能力検査システム	35
速筋	177

た

第Ⅷ因子（AHG）濃縮製剤	151
退院時共同指導	190
体温調節機能	176
体格	8, 17
体格指数	8, 17
体感幻覚	162
体感症	162
大血管障害	101
対策型検診	220
代謝酵素活性	175
代謝性疾患	100
代謝・内分泌疾患	97, 付5
体重減少	232
帯状歯肉紅斑	166
帯状疱疹	43, 58, 166
苔癬型薬疹	125
大腿骨骨折術後の患者	7
胎齢	117
唾液腺	46, 178
唾液腺マッサージ	63
唾液・唾液腺検査	30
唾液分泌促進	63
唾液分泌低下	200
唾液分泌量の減少	4, 62, 179
多回睡眠潜時検査	77
タキサン系	208
多形滲出性紅斑	55, 126
多形滲出性紅斑症候群	125
多骨性線維性骨異形成症	53
脱感作	184
脱臼整復法	70
脱毛	210
多糖類	229
多発性骨髄腫	176
多発性脊椎圧迫骨折	99
多発性嚢胞腎	111
短鎖脂肪酸	230
単純撮影法	28
単純ヘルペスウイルスⅠ型	43
単純疱疹ウイルス	57
単糖類	229
タンパク質	230

ち

チアノーゼ	9
地域包括支援センター	181
チーム医療	194
遅延型アレルギー	127
知覚	178
知覚麻痺	46

地図状舌	45
遅発ジスキネジア	156
中核症状	157
中鎖脂肪酸	231
中心静脈栄養	234
中毒性表皮壊死症	55, 127
超音波	28
超音波検査	29
聴覚	177
蝶形紅斑	136
調査員による訪問調査	181
長鎖脂肪酸	231

つ

通院困難	188
つわり	115

て

手足口病	43, 59
低栄養	182, 201, 232
低血糖	14, 101
低呼吸	77
ディスコイド疹	136
定性検査	21
低舌圧	35
低タンパク血症	112
低分子ヘパリン	114
定量検査	21
テストステロン	176
デスモグレイン	43, 133
デスモグレイン1	133
デスモグレイン3	133
鉄欠乏性貧血	45, 61, 146
鉄欠乏性貧血治療薬	付15
デノスマブ	200
電解質	232
電気味覚計	32
点状出血	207
天疱瘡	43, 59, 133

と

統合失調症	155, 162
糖質	229
透析療法	110
糖尿病	14, 100
糖尿病性神経障害	101
糖尿病性腎症	101, 111, 112
糖尿病性足病変	102
糖尿病性網膜症	101
糖尿病チーム	195
糖尿病治療薬	付8
糖尿病の合併症	100
洞不全症候群	85
動脈硬化	83
特発性血小板減少性紫斑病	150
徒手整復	70
吐唾法	30, 62
独居高齢者の増加	189
ドライアイ	61
ドライマウス	46, 60
トランス脂肪酸	231
トロンボテスト	23
呑酸	107

な

内因感染	164
内因系凝固因子の異常	150
内分泌疾患	97, 100
ナディア	202, 206
難消化糖質	230
難治性付随運動	156

に

2型糖尿病	100
ニコチン性口内炎	49
ニコルスキー現象	134
日常生活自立度	225
日常生活動作	16, 181
二等分法	28
ニトログリセリン	86
ニトロペン舌下錠® 0.3 mg	86
ニフェジピン	84
乳頭腫	44
ニューモシスチス肺炎	166
尿 pH	23
尿ウロビリノゲン	23
尿ケトン体	23
尿検査	23
尿色素	23
尿失禁	110, 176
尿素窒素	25
尿タンパク	23
尿糖	23
尿毒症	113
尿比重	23
尿ビリルビン	23
尿量	23
任意型検診	221
妊娠期間	116
妊娠性エプーリス	116
妊娠性歯肉炎	115
妊娠中のう蝕や智歯周囲炎	121
妊娠中の口腔衛生管理	121
妊娠中の胎児への放射線被ばく	118
妊娠中の投薬	118
妊娠中の抜歯	122
妊娠による口腔の変化	115
妊娠齢	116
認知機能低下者	183
認知機能の障害	155
認知行動療法	75
認知症	8, 156, 181
認知症治療薬	付18
認知症の原因疾患	157
認知症の周辺症状	158, 付16
認知症の中核症状	158
認知症の治療	159
妊婦母親教室	123

ね

粘液腺	46
粘膜疹	39
粘膜優位型	133
粘膜類天疱瘡	134

の

脳血管疾患	91, 92, 181, 付5

脳血管障害の後遺症患者 ……………………7
脳梗塞 ……………………………………91
脳出血 ……………………………………91
脳卒中 ……………………………………91
脳卒中後遺症 ………………………92, 付5
脳内出血 …………………………………95
膿疱 ………………………………………41
嚢胞 ………………………………………41
膿瘍 ………………………………………41
ノンレム睡眠 …………………………76, 176

は

パーキンソン病患者 ……………………7
肺炎 ………………………………………8
肺炎起炎菌 ……………………………201
肺気腫 …………………………141, 142
バイタルサイン ……………9, 18, 83, 201
バイタルサインの確認 ………………191
バイタルサインモニター ………………9
梅毒 ………………………56, 65, 168
梅毒トレポネーマ ………………………56
排尿困難 ………………………………176
廃用性萎縮 ……………………………228
ハイリスクアプローチ ………………227
白内障 …………………………7, 177
白板症 …………………………………44
曝露 ……………………………………163
はしか …………………………………59
橋本病 …………………………………104
播種性血管内凝固亢進症候群 ………152
バセドウ病 ……………………………103
バセドウ病様顔貌 …………………9, 18
パタカラ体操 …………………………225
8020 運動 ……………………………177
8020 達成者 …………………………177
白金製剤 ………………………………209
白血球の疾患 …………………………145
白血病 …………………………………176
白血病細胞 ……………………………147
白血病裂孔 ……………………………147
パッチテスト ……………26, 128, 130
発熱性好中球減少症 …………………205
鼻カニューレ …………………143, 144
パニック値 ……………………………21
パノラマ撮影法 ………………………28
パフォーマンスステータス …………205
針刺し事故 ……………………165, 171
針刺し事故対策 ………………………170
パルスオキシメータ ………27, 139, 191
斑 ………………………………………39
汎血球減少症 …………………………145
半消化態栄養剤 ………………………234
ハンター〔Hunter〕舌炎 …45, 61, 146
反復唾液嚥下テスト …………………31

ひ

非角化口腔粘膜 ………………………42
皮下脂肪の減少 ………………………232
非経口摂取者 …………………………184
非言語的コミュニケーション ………217
肥厚性カンジダ症 ……………………50
鼻出血 …………………………38, 207
皮疹 ……………………………………39
鼻唇溝 …………………………………179

ビスホスホネート（BP）製剤
　…………………………99, 200, 付7
微生物検査 ………………………………3
ビタミン ………………………………231
ビタミン B₁₂ …………………………146
ビタミン B₁ 欠乏症 …………………232
ビタミン C 欠乏症 …………………150
ビタミン K 欠乏 ……………………151
ビタミン欠乏症 ………97, 98, 付5
ビタミン製剤 …………………………付5
鼻中隔矯正術 …………………………80
必須アミノ酸 …………………………230
非定型歯痛 ……………………73, 155
ヒト型 IgG2 モノクローナル抗体
　製剤 ……………………………………99
非特異的防御機構 ……………………176
ヒトパピローマウイルス ………………44
ヒトパピローマウイルス感染症 ………65
ヒト免疫不全ウイルス ………………166
皮内テスト ……………………26, 131
泌尿器 …………………………………110
泌尿器疾患 ……………………………110
鼻粘膜焼灼術 …………………………80
皮膚障害 ………………………………210
皮膚優位型 ……………………………134
ヒポクラテス（Hipocrates）法 ……70
ヒポクラテス顔貌 …………8, 17, 18
びまん性腫脹 …………………………42
病原体 …………………………………163
病原体の侵入・定着 …………………163
表在性真菌症 …………………………50
標準予防策 ……………………167, 191
表情筋の萎縮 …………………………179
表情筋の筋力低下 ……………………179
病前性格 ………………………………154
病歴 ……………………………………10
日和見感染 ……………………44, 176
日和見感染症 ………50, 164, 166, 167
びらん …………………………………40
びらん型扁平上皮がん ………………52
微量元素 ………………………………232
鼻漏 ……………………………………38
ピロカルピン塩酸塩 …………………63
ピロリ菌 ………………………………107
ピロリ菌除菌療法 ……………………108
ビンカアルカロイド系 ………………208
貧血 ……………………………176, 202
頻尿 ……………………………110, 176
頻脈 ……………………………………87

ふ

ファンギフローラ Y® …………………50
フィブリン血栓 ………………………93
フィブリン分解産物 …………………23
フードテスト …………………………31
フェリプレシン ………………………118
フォン ヴィルブランド
　〔von Willebrand〕病 ……………151
フォン レックリングハウゼン病 ………54
副腎皮質機能低下症 …………………105
副腎皮質ステロイド紫斑病 …………150
副腎皮質ステロイド軟膏 ……………133
副腎皮質ステロイド薬 ………133, 付13
腹水 ……………………………108, 109

腹水の出現 ……………………………108
腹膜透析 ………………………………113
副流煙 …………………………………52
不顕性誤嚥 ……………………………201
不整脈 …………………………85, 87
不眠症 …………………………77, 176
フラボノイド …………………………230
プランマー・ビンソン
　〔Plummer-Vinson〕症候群 ……45, 146
プリックテスト ………………26, 131
フレイル ………………32, 185, 225
フレイルの予防 ………………………187
プロゲステロン ………………………116
プロスタグランジン産生 ……………107
プロトロンビン時間 …………………23
プロフェッショナルケア ……………224
分子標的薬 ……………………66, 208

へ

平滑舌 …………………………45, 146
閉塞性 …………………………………138
閉塞性換気障害 ………………………138
閉塞性障害 ……………………………140
閉塞性睡眠時無呼吸症 ………………77
ペースメーカー ………………………87
ペースメーカー植え込み ……………85
ベーチェット〔Behçet〕病 ……38, 56
ぺこぱんだ ……………………………35
ヘパリン ………………………………114
ペプチド ………………………………230
ペプチド栄養剤 ………………………230
ヘマトキシリン-エオシン（HE）
　染色 ……………………………………27
ヘリコバクター・ピロリ ……………107
ペルオキシダーゼ染色陽性細胞 ……147
ヘルパンギーナ ………………43, 58
ヘルペスウイルス感染症 ……………65
ヘルペス性歯肉口内炎 ………57, 58
変性性認知症 …………………………157
便秘 ……………………………………175
扁平苔癬 ………………………………48
扁平苔癬様病変 ………………………125
弁別能低下 ……………………………177

ほ

ポイツ・ジェガース〔Peutz-Jeghers〕
　症候群 ……………………39, 40, 53
包括的がん医療モデル ………………213
房室ブロック …………………………85
放射線照射 ……………………………211
放射線性口腔乾燥症 …………………61
放射線性同位元素 ……………………28
放射線治療歴 …………………………200
放射線療法 ……………………………204
乏尿 ……………………………………113
訪問歯科衛生指導 ……………………192
訪問歯科診療 …………188, 189, 190
訪問診療 ………………………188, 190
訪問調査結果 …………………………181
飽和脂肪酸 ……………………………231
保健指導計画 …………………………225
保湿剤 …………………………………114
補体 ……………………………………132
発疹 ……………………………………39

ポピュレーションアプローチ ···· 226, 227
ホルター心電図 ····················· 27
ボルヘルス〔Borchers〕法 ············ 70
ホルモン ···························· 97

ま

麻疹 ································· 59
末期腎不全（透析期）················ 113
マッキューン・オルブライト〔McCune-
　Albright〕症候群 ················· 53
末梢血液検査 ······················ 22
末梢静脈栄養 ····················· 234
麻痺性兎眼 ························· 38
満月様顔貌 ··············· 9, 18, 104
慢性気管支炎 ·············· 141, 142
慢性甲状腺炎 ····················· 104
慢性骨髄性白血病 ················· 148
慢性再発性アフタ ·················· 42
慢性糸球体腎炎 ··················· 111
慢性疾患のコントロール ············· 187
慢性腎臓病 ······················· 111
慢性腎不全 ······················· 110
慢性副腎機能低下症 ················ 53
慢性閉塞性肺疾患 ··········· 8, 27, 141
慢性リンパ性白血病 ················ 148

み

味覚 ······························ 177
味覚検査 ······················ 4, 31
味覚障害 ························· 177
ミコナゾール ······················ 51
ミネラル ························· 232

む

無機質 ··························· 232
無呼吸 ···························· 77
無呼吸低呼吸指数 ·················· 78
無尿 ····························· 113
胸やけ ··························· 107
無欲様顔貌 ························· 8
無力性出血 ······················ 148

め

メトトレキサート ·················· 135
メラー・バーロー〔Möller-Barlow〕病
　································· 150
メラトニン ························ 76
メラニン色素沈着 ·················· 52
メランコリー親和型性格 ············· 154
免疫応答 ························· 124
免疫機能低下 ····················· 112
免疫グロブリン ···················· 132
免疫血清検査 ····················· 26
免疫チェックポイント阻害薬 ···· 204, 208
免疫低下 ························· 182
免疫抑制作用 ····················· 133
免疫抑制薬 ············· 51, 133, 付14

も

毛細血管抵抗性試験 ················ 23
毛状白板症 ······················· 51
妄想 ····························· 155
妄想性障害 ······················ 162
モダイオラス ····················· 179

や

薬害エイズ ······················ 167
薬剤による血管性紫斑病 ············ 150
薬物 ····························· 49
薬物有害事象としての嚥下機能低下
　································ 付22
薬物療法 ························· 67

ゆ

有熱顔貌 ·························· 9

よ

要介護 ······················ 180, 181
要介護高齢者 ·············· 183, 184
要介護者 ························· 180
要介護状態 ······················ 180
要介護認定 ······················ 180
溶血性貧血 ······················ 147
葉酸 ····························· 146
要支援 ··························· 180
要支援者 ························· 180
要支援状態 ······················ 180
抑うつ症状 ······················ 153
Ⅳ型アレルギー ·········· 26, 127, 128

ら

ラクナ梗塞 ······················· 93
ラテックスアレルギー ··············· 127
ラミニン332 ····················· 134
卵巣機能の低下 ··················· 176

り

リウマトイド因子 ·················· 135
リウマトレックス ·················· 135
流動性能力（記憶・計算）··········· 175
緑内障 ···························· 7
淋菌感染症 ······················· 65
臨床検査 ························· 21
リンパ球刺激試験 ················· 131

る

類天疱瘡 ·············· 43, 59, 134

れ

レーザー照射 ····················· 52
レジメン ························· 205
レトロウイルス ···················· 166
レビー小体型認知症 ··············· 157
レム睡眠 ························· 76

ろ

ロイケミー ······················ 147
老化 ····························· 174
老眼 ····························· 177
老人性紫斑病 ····················· 150
老人斑 ··························· 157
老年歯科診療 ····················· 174
老年人口割合 ····················· 174
老老介護 ························· 189
濾紙ディスク法 ···················· 32

わ

ワーファリン®の投与 ··············· 151

ワッテ法 ·························· 30
ワルファリンカリウム ··············· 51

欧　字

A

AD〔Alzheimer disease〕··········· 157
Addison's disease ················ 53
ADL（activities of daily living）
　················· 16, 181, 182, 225
ADL低下 ························· 160
AHI ····························· 78
AIDS〔acquired immunodeficiency
　syndrome〕················· 65, 166
APTT ···························· 149
ARONJ〔anti-resorptive agents-related
　osteonecrosis of the jaw〕········· 99
ART ····························· 166
ATL ····························· 148
ATL細胞 ························· 148

B

Barthel index ··················· 182
Behçet's disease ················· 56
BMI（body mass index）········· 8, 17
BP180 ··························· 134
BPSD〔behavioral and psychological
　symptoms of dementia〕········· 158
burning mouth syndrome ········· 73
B型肝炎 ························· 164
B型肝炎ウイルス ················· 164
B型肝炎ウイルス検査 ············· 171
B型肝炎ウイルスワクチン ·········· 170
B型肝炎治療薬 ················· 付19

C

C1-INH ························· 130
C1-インヒビター ·················· 130
CD4陽性Tリンパ球 ·············· 166
CD4陽性細胞 ···················· 51
CKD〔chronic kidney disease〕····· 111, 112
COPD〔chronic obstructive pulmonary
　disease〕··········· 8, 27, 141, 142
COPDの全身的影響 ·············· 144
COPDの治療 ···················· 142
CPAP（continuous positive airway
　pressure）······················ 80
CRP ····························· 26
C型肝炎 ························· 165
C型肝炎ウイルス ················· 165
C型肝炎ウイルス検査 ············· 171
C型肝炎治療薬 ················· 付19
C反応性タンパク ·················· 26

D

DIC ····························· 152
DLE〔discoid lupus erythematosus〕···· 136
D-ダイマー ······················ 23

E

EAT-10 ·························· 35

eGFR······25
EGFR 阻害薬······210
ELISA 法······134

F

FAST······160, 161
FDP······23
FN〔febrile neutropenia〕······205

G

GERD〔gastroesophageal reflux disease〕
······107
GFR······25
GVHD〔graft-versus-host disease〕
······49, 66, 145
γ-GT（P）······25

H

HAE〔hereditary angioedema〕······130
HbA1c······102
HbA1c 値······13
HBV（hepatitis B virus）······164, 165
HBV キャリア······164
HCV（hepatitis C virus）······165
HD（hemodialysis）······113
hemophilia······150
herpes simplex virus······57
HHD（home hemodialysis）······113
HIV（human immunodeficiency virus）
······166
HIV 感染······167
HIV 感染症······65, 166
home medical care······188
HOT（home oxygen therapy）······142
HSV-1······43
HTLV-1 感染症······65

I

IADL（instrumental activities of daily living）······181
ICU······201
ICU 患者······203
IgG······132
IgG 抗体······134

IMRT······204

L

LST（lymphocyte stimulation test）·····131

M

McCune-Albright syndrome······53
medically-complex/medically-compromised dental patient······2
MNA······232
MRI 検査······29
MR 現象······28
MSLT······77
MTX-LPD······135
MTX 関連リンパ球増殖性疾患······135
MUS〔medically unexplained symptom〕
······72
MWT······77

N

n-3（あるいは ω3）系脂肪酸······231
NRS（Numerical Rating Scale）······212
NSAIDs······107, 112
NYHA 心機能分類······88

O

OA（oral appliance）······79
OSA〔obstructive sleep apnea〕······77

P

PEG（percutaneus endoscopic gastrostomy）······234
PET······29
Peutz-Jeghers syndrome······53
PPN（peripheral parenteral nutrition）
······234
PRP（pressure rate product）······84
PS（performance status）······205
PT-INR······23, 90
PT-INR 値······13, 14
PT 検査······149

R

RA〔rheumatoid arthritis〕······135

RANKL······99
REM（rapid eye movement）······76
RF，RA テスト······135
RI······28
RNA ウイルス······166
RPP（rate pressure product）······84
RSST（repetitive saliva swallowing test）
······31

S

SGA······232
Sjögren syndrome······61
SJS〔Stevens Johnson Syndrome〕······126
SOAP 形式······16
STD〔sexually transmitted diseases〕···64
STI〔sexually transmitted infections〕···64

T

TCH······67
TCI（Tongue Coating Index）······34
TEN〔toxic epidermal necrolysis〕······127
TNF-α······137
t-PA 治療······89
TPN（total parenteral nutrition）······234
Treponema pallidum······168
Tzanck 細胞······134

U

UN······25

V

VaD〔vascular dementia〕······157
VAP〔ventilator-asssociated pneumonia〕
······199, 203
VAP 予防······203
VE（videoendoscopic examination of swallowing）······31
VF（videofluoroscopic examination of swallowing）······31
VZV（varicella zoster virus）······43, 58

Z

ZONE······170
「ZONE」の概念······169

編著者略歴（順不同）

山　根　源　之（やま　ね　げん　ゆき）
1970 年　東京歯科大学卒業
1974 年　東京歯科大学大学院歯学研究科修了
1996 年　東京歯科大学オーラルメディシン・
　　　　　口腔外科学講座 教授
1998 年　東京歯科大学市川総合病院副病院長
　　　　　（〜2010 年）
2004 年　日本口腔外科学会理事（〜2011 年）
2004 年　日本老年歯科医学会理事長（〜2010 年）
2006 年　日本口腔診断学会理事長（〜2011 年）
　　　　　日本口腔粘膜学会（2011 年日本口腔内
　　　　　科学会に改称）理事長（〜2011 年）
　　　　　東京歯科大学口腔がんセンター長
　　　　　（併任）（〜2011 年）
2011 年　東京歯科大学 名誉教授
2012 年　ジャパンオーラルヘルス学会理事長
　　　　　（〜現在）

酒　巻　裕　之（さか　まき　ひろ　ゆき）
1986 年　日本大学松戸歯学部卒業
2007 年　日本大学松戸歯学部顎顔面外科学講座
　　　　　准教授
2009 年　千葉県立保健医療大学健康科学部歯科
　　　　　衛生学科 教授

里　村　一　人（さと　むら　かず　ひと）
1988 年　徳島大学歯学部卒業
1992 年　徳島大学大学院歯学研究科修了
1995 年　米国国立衛生研究所（NIH）研究員
　　　　　（〜1998 年）
2001 年　徳島大学歯学部附属病院第一口腔外科
　　　　　講師
2009 年　鶴見大学歯学部口腔内科学講座 教授
2019 年　鶴見大学副学長（併任）

野　村　武　史（の　むら　たけ　し）
1995 年　東京歯科大学卒業
1999 年　東京歯科大学大学院歯学研究科修了
2006 年　東京歯科大学口腔外科学講座 講師
2009 年　カナダ・ブリティッシュコロンビア大
　　　　　学研究員
2014 年　東京歯科大学口腔がんセンター 准教授
2015 年　東京歯科大学オーラルメディシン・
　　　　　口腔外科学講座 教授
2020 年　東京歯科大学口腔腫瘍外科学講座 教授
　　　　　口腔がんセンター センター長

歯科衛生士のための口腔内科
　全身と口腔をつなぐオーラルメディシン　　　ISBN978-4-263-42262-5

2019 年 10 月 10 日　第 1 版第 1 刷発行
2024 年　1 月 20 日　第 1 版第 3 刷発行

編　著　山　根　源　之
　　　　酒　巻　裕　之
　　　　里　村　一　人
　　　　野　村　武　史
発行者　白　石　泰　夫

発行所　医歯薬出版株式会社

〒113-8612　東京都文京区本駒込 1-7-10
TEL. (03)5395-7638（編集）・7630（販売）
FAX. (03)5395-7639（編集）・7633（販売）
https://www.ishiyaku.co.jp/
郵便振替番号　00190-5-13816

乱丁，落丁の際はお取り替えいたします　　　　印刷・教文堂／製本・皆川製本所
© Ishiyaku Publishers, Inc., 2019. Printed in Japan

本書の複製権・翻訳権・翻案権・上映権・譲渡権・貸与権・公衆送信権（送信可能化権
を含む）・口述権は，医歯薬出版㈱が保有します．
本書を無断で複製する行為（コピー，スキャン，デジタルデータ化など）は，「私的使用
のための複製」などの著作権法上の限られた例外を除き禁じられています．また私的使用
に該当する場合であっても，請負業者等の第三者に依頼し上記の行為を行うことは違法と
なります．

JCOPY ＜出版者著作権管理機構 委託出版物＞
本書をコピーやスキャン等により複製される場合は，そのつど事前に出版者著作権
管理機構（電話 03-5244-5088，FAX 03-5244-5089，e-mail : info@jcopy.or.jp）の許諾を
得てください．